膳书堂医疗馆 two

新版

肠胃病

饮食宜忌·运动·瑜伽·灌肠

特效疗法

专家方案 科学疗法

主编／王 野

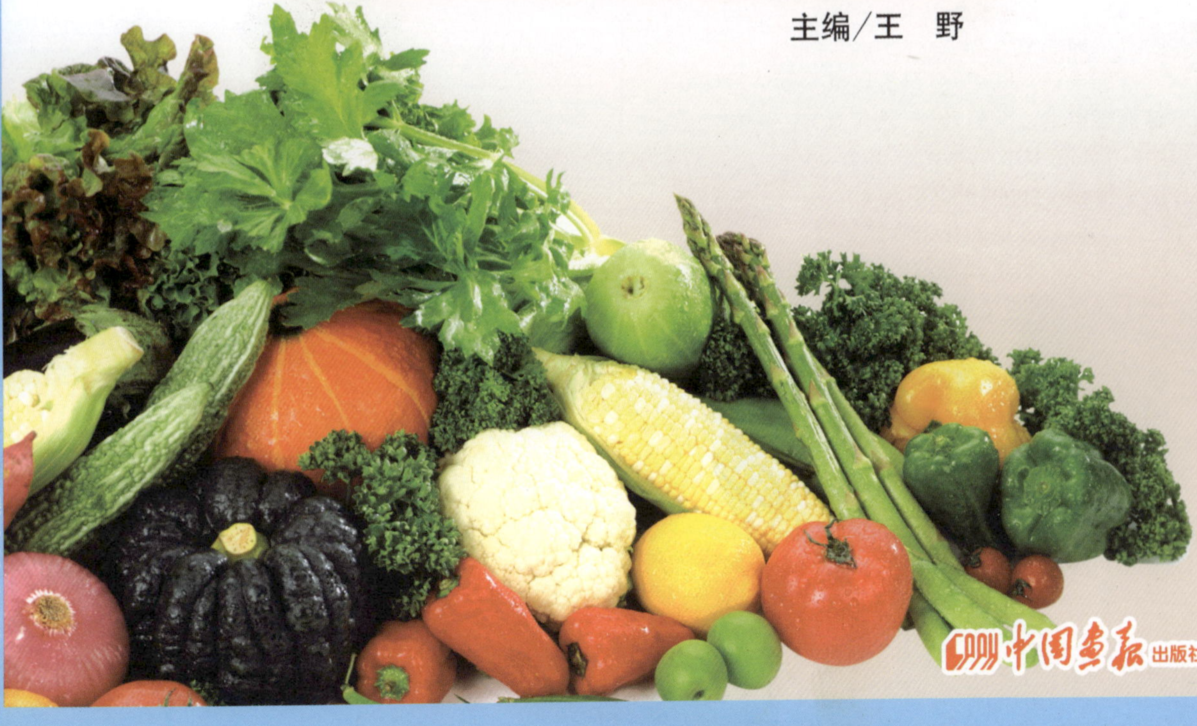

中国画报出版社

图书在版编目(CIP)数据

新版肠胃病特效疗法/王野主编.—北京：中国画报出版社，2008.4 (2008.6重印)
(膳书堂医疗馆．第2辑)
ISBN 978-7-80220-259-7

Ⅰ.新… Ⅱ.王… Ⅲ.肠胃病—疗法 Ⅳ.R570.5

中国版本图书馆CIP数据核字(2008)第033046号

新版 肠胃病特效疗法

XINBAN CHANGWEIBING TEXIAO LIAOFA

出 版 人：田 辉
主　　编：王 野
责任编辑：刘晓雪
出版发行：中国画报出版社
(中国北京市海淀区车公庄西路33号，邮编：100044)
策划制作：膳書堂文化
监　　印：敖 晔
发行部电话：88417417(兼传真)/68469781
总编室电话：88417359(兼传真)
网　　址：http://www.zghbchs.com
电子信箱：cpph1985@126.com
经　　销：各地新华书店经销
印　　刷：北京威灵彩色印刷有限公司
开　　本：889毫米×1194毫米 1/24
印　　张：35印张
字　　数：600千字
插　　图：1600
版　　次：2008年4月第1版
印　　次：2008年6月第2次印刷
标准书号：ISBN 978-7-80220-259-7
定　　价：99.00元(全5册)

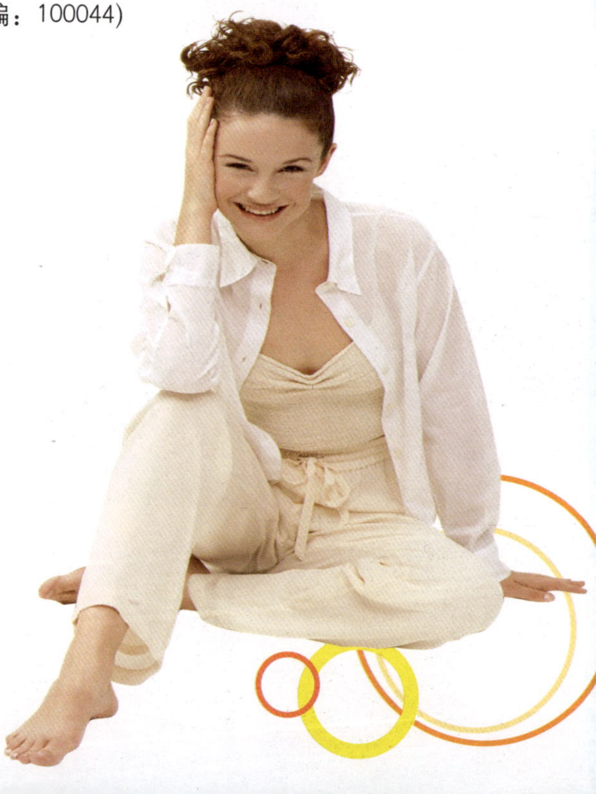

序

在现代社会中，随着生活水平的提高、物质文明的发展，肠胃病的发病率也开始直线上升，严重危害着人们的身体健康，给患者的正常工作和生活都带来了极大的不便和困扰。许多患者千方百计地求医问药，力图早日战胜病魔，再度恢复健康，却可能没有收到良好的疗效，于是有些患者开始变得抑郁消沉、精神萎靡，没有积极生活的劲头了。

为了帮助患者早日摆脱病魔的困扰，再次充满活力地投身于工作生活之中，本书编者特地搜集了各方面的医学资料，以图文并茂、通俗易懂的形式，介绍了国内外多种新潮、有效的肠胃病特效疗法，其中包括饮食疗法、运动疗法、瑜伽疗法、太极拳疗法、按摩疗法、推拿疗法、针灸疗法、艾灸疗法、穴位埋线疗法、刮痧疗法、灌肠疗法、矿泉疗法等。

俗语云：病来如山倒，病去如抽丝，由此可见，与病魔作斗争是一个长期的过程，首先需要患者有坚定的信心、顽强的意志，然后经过耐心的治疗调养，才能够最终痊愈；何况肠胃病作为一种病程较长的慢性疾病，就更需要患者采取科学有效的治疗方式，坚持不懈地进行治疗，才能够最终恢复健康，这也正是本书的意义所在。

此外，需要指出的是：本书所介绍的治病方例和方法只能作为医学科普知识供读者参考使用，一些药物剂量不具有普遍适应性。因此，读者在考虑应用时需征询专业医师的意见进行施治，以免发生危险。

愿通过编者的努力能够为您的康复带去一缕希望之光，助您早日登上健康的彼岸。

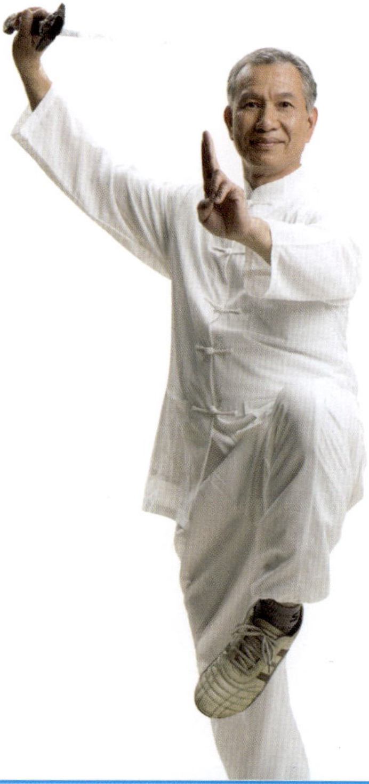

目录 CONTENTS

上篇 PART 1
疾病常识与防治措施

肠胃病知识导读

肠胃病是一种常见的慢性疾病，为了有效地对抗病魔，恢复健康，我们有必要全方位地了解该种疾病并对症治疗。

常见的肠胃疾病介绍

常见的肠胃疾病有哪些？它们的症状是怎样的？如何进行疾病辨识等等，本节将为您介绍这些内容。

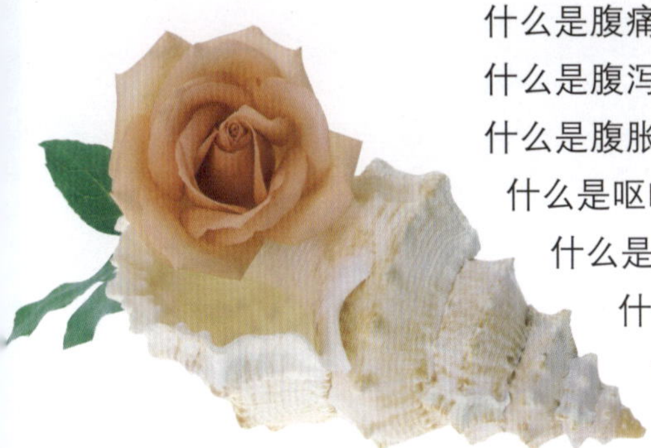

CONTENTS 目录

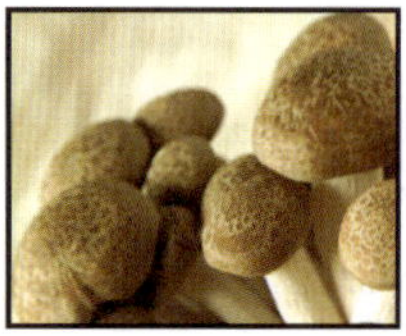
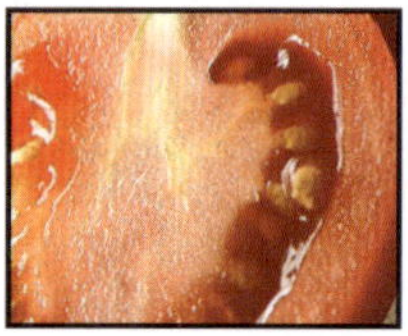
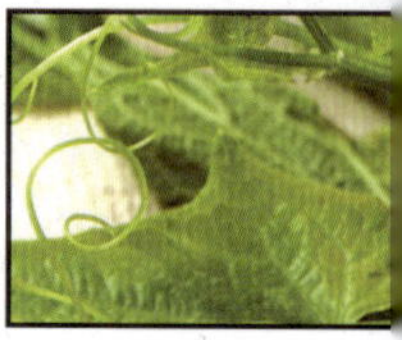

PART 1

生活习惯与肠胃病的关系

很多肠胃病都是由于患者平时饮食和生活习惯不规律而导致的，了解这方面的知识，有助于我们防治肠胃病。

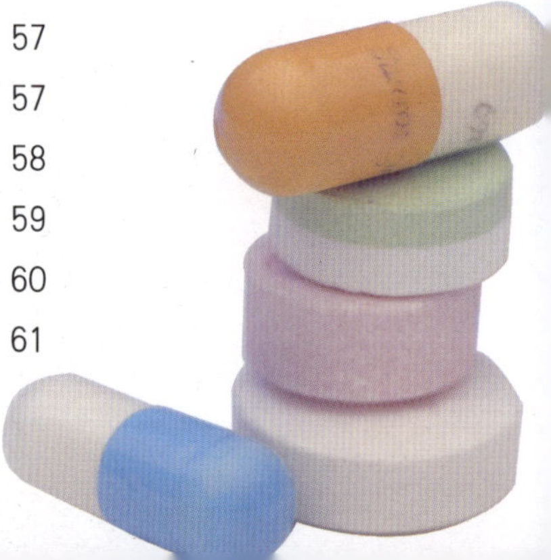

目录 CONTENTS

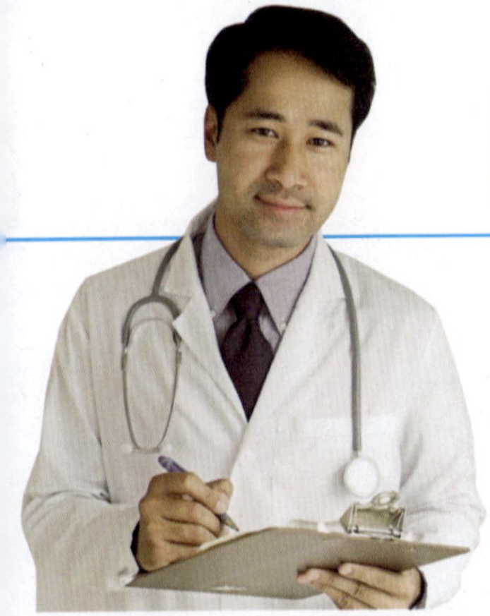

肠胃疾病的检查与防治

在自己觉得胃肠部不适时，可以通过一些简单的自我检查判断患了什么病，以便早期发现，早点防治。

下篇 特效疗法

PART 2

饮食疗法

饮食疗法，简称食疗，是指应用具有药理作用的食物防治疾病、保健强身的一种治病方法。

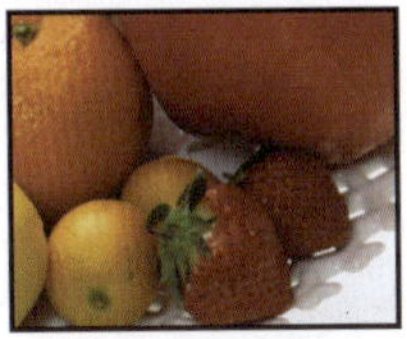

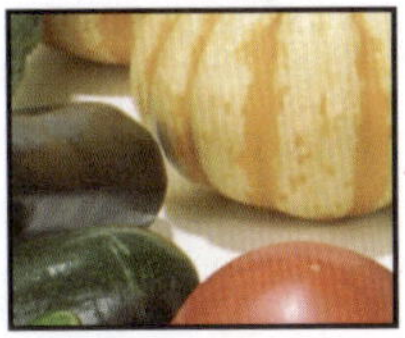

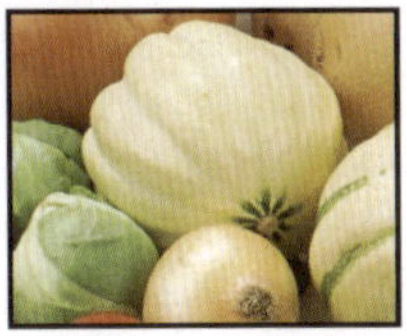

CONTENTS 目录

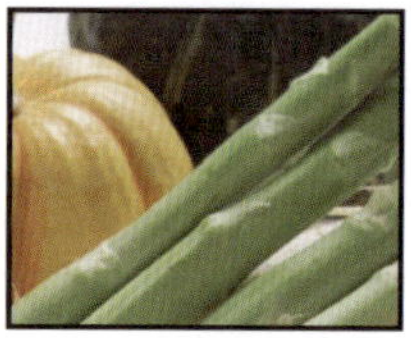
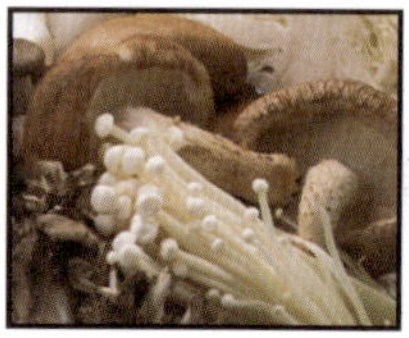
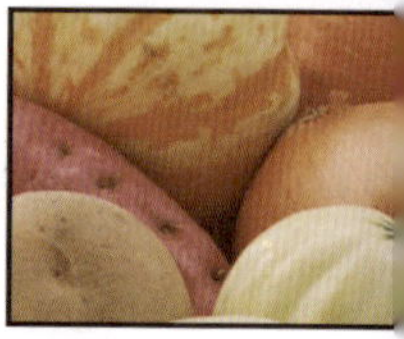

PART 2

运动疗法

运动疗法，是指利用器械、徒手或患者自身力量，通过某些运动方式(主动或被动运动等)，改善患者全身或局部运动功能、感觉功能的训练方法。

瑜伽疗法

瑜伽是一种达到身心和谐统一的运动方式，长期坚持练习，有助于改善人体健康状况，防治各种肠胃疾病。

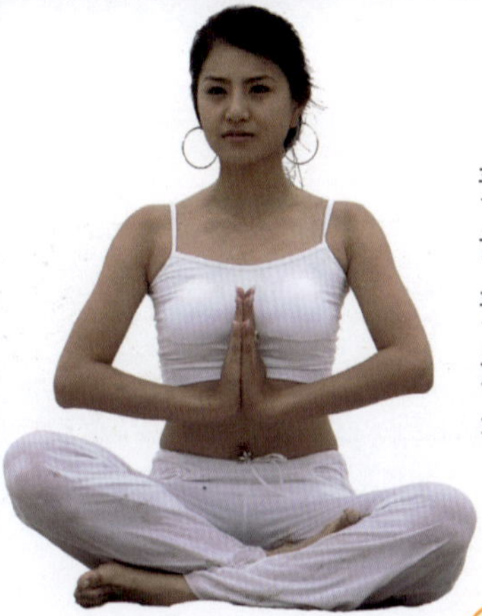

目录 CONTENTS

太极拳疗法

太极拳作为有着悠久历史的中华武术重要拳种之一，是普及率最高的一种拳术健身方式。

按摩疗法

中医按摩，是我国古代劳动人民和医学家在与疾病长期作斗争的实践中，不断发展充实起来的，是一项风靡世界的疾病疗法。

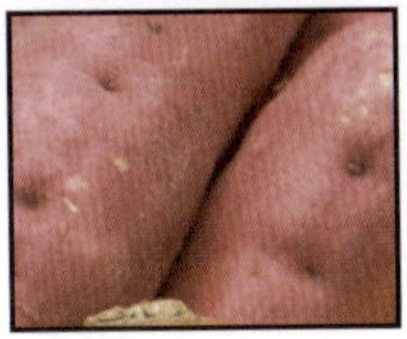

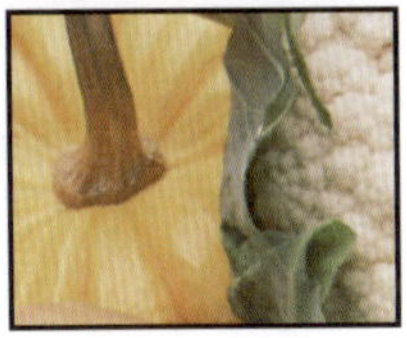

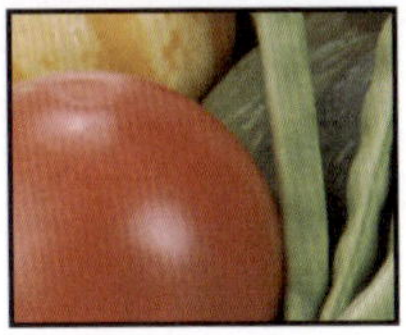

PART 2

CONTENTS 目录

PART 2

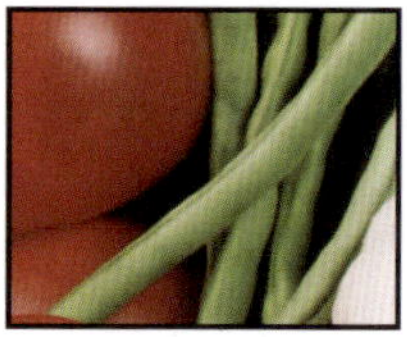
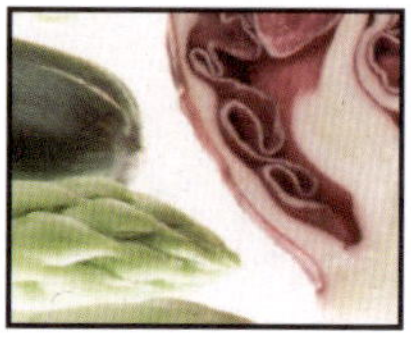
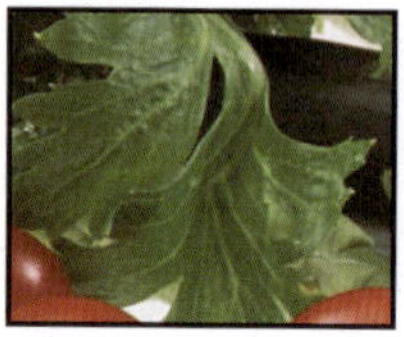

推拿疗法

中医推拿治病有着非常悠久的历史，古代就有推拿医疗的活动。当人们因患病而感到疼痛时，用手按摩痛处，就会感到疼痛减轻或消失。

针灸疗法

针灸疗法源于中医。它通过针刺、艾灸、激光、按摩、电刺激等方式刺激人体穴位，促进机体的“气”在经络中循环、流动，从而促进机体早日恢复健康。

目录 CONTENTS

艾灸疗法

艾灸疗法是使用艾绒制成的艾炷、艾卷，点燃后，在身体相应的穴位上施行熏灸，以温热性刺激，通过经络俞穴的作用，达到防治疾病目的的一种方法。

穴位埋线疗法

穴位埋线疗法是指将羊肠线埋入穴位，利用羊肠线对穴位的持续刺激作用治疗疾病的方法。

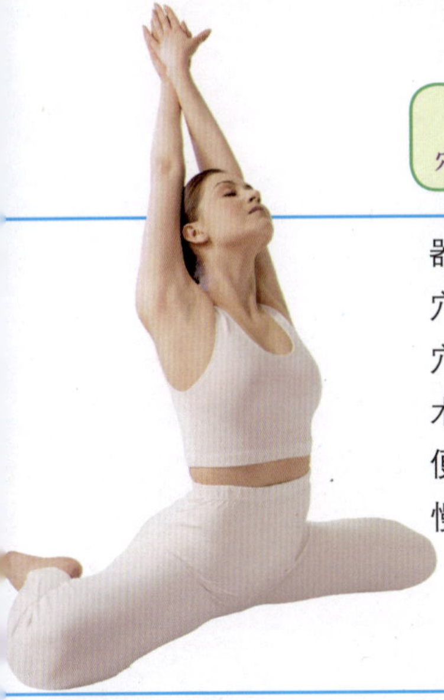

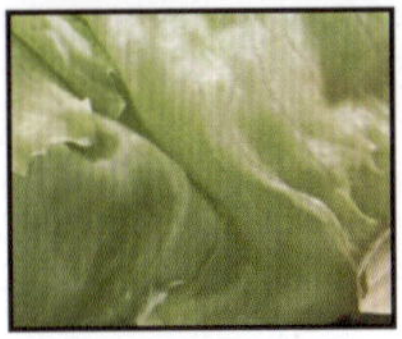

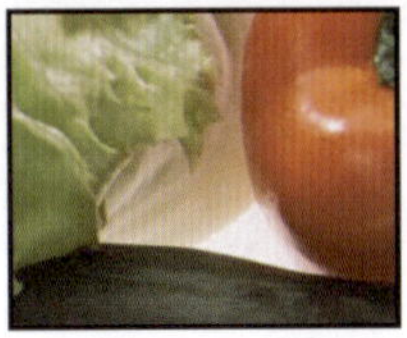

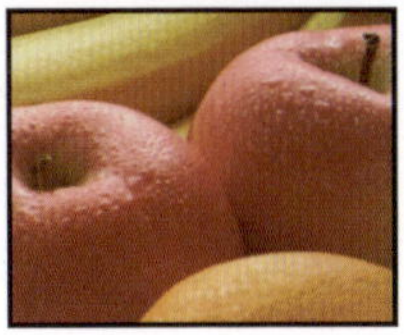

PART 2

CONTENTS 目录

PART 2

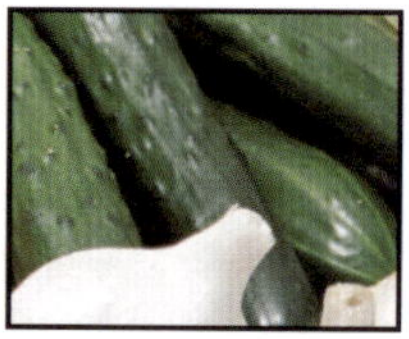
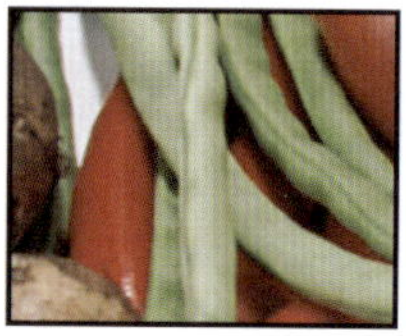
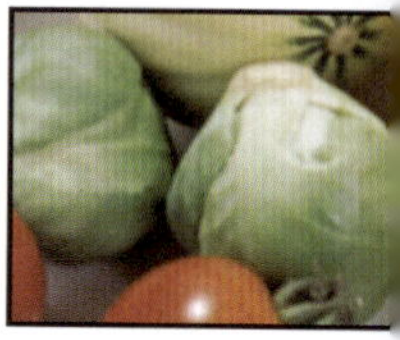

刮痧疗法

刮痧是传统的自然疗法之一，它是以中医皮部理论为基础，用刮痧器具在皮肤相关部位刮拭，以达到活血化淤、疏通经络、预防疾病之目的。

灌肠疗法

灌肠疗法是以药液或掺入散剂灌肠，以化淤、泻毒、理气等，可有效地治疗结肠炎这种常见的肠胃病。

矿泉疗法

矿泉疗法，是指利用矿泉水的物理和化学综合作用，达到有效防治疾病目的的一种疗法。

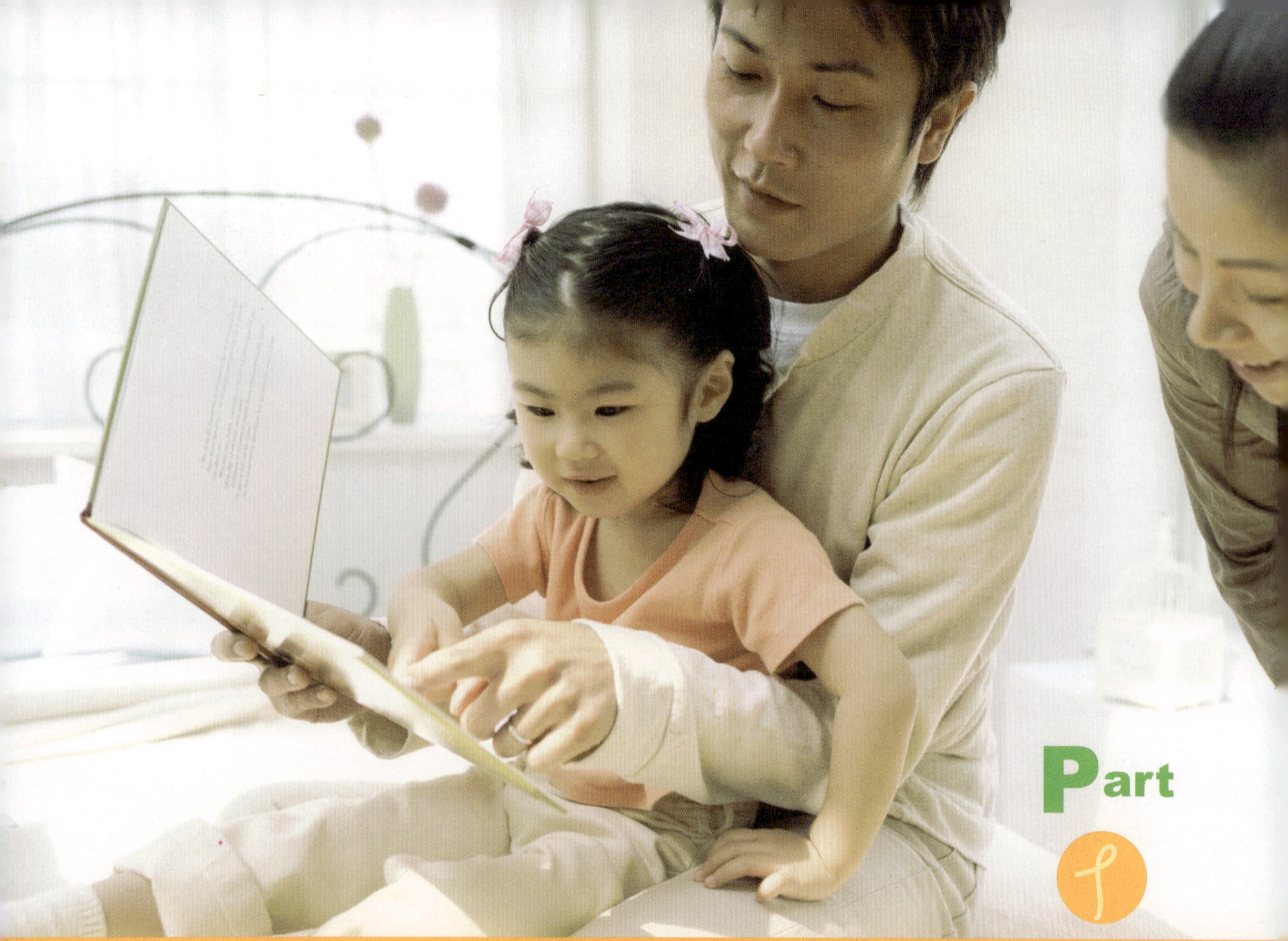

Part 1

上篇
疾病常识与防治措施

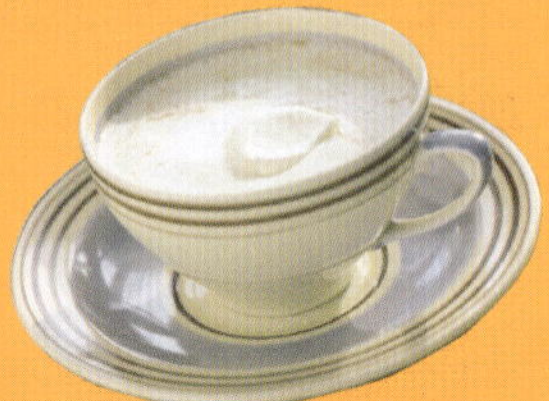
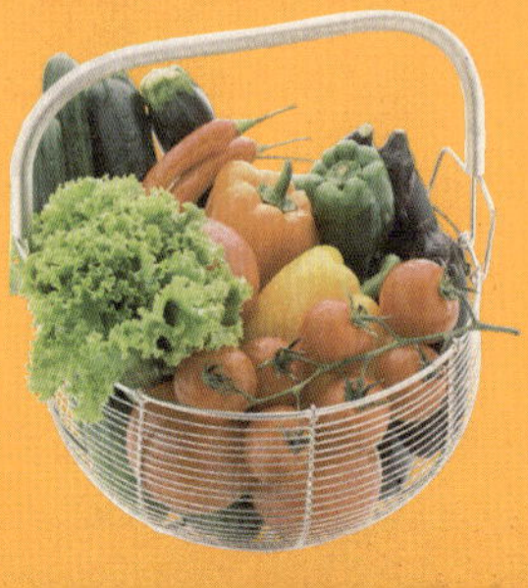

肠胃病知识导读

chang wei bing zhi shi dao du

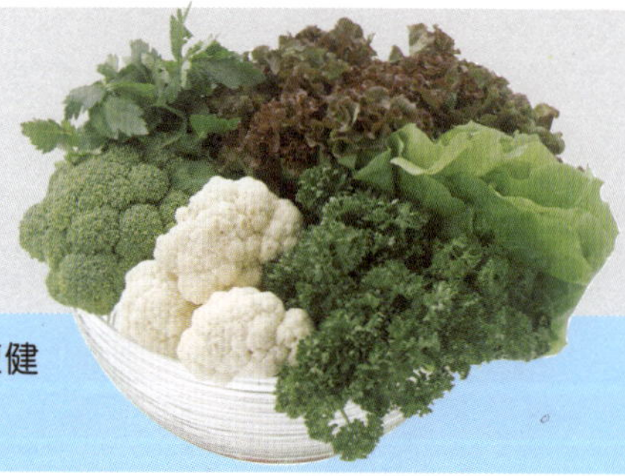

肠胃病是一种常见的慢性疾病，为了有效地对抗病魔，恢复健康，我们有必要全方位地了解该种疾病并对症治疗。

如何全方位认识胃肠道

1 结构

人体消化系统由实质性脏器和空腔脏器两部分组成。实质性脏器有肝脏和胰腺；空腔脏器包括口腔、咽、食管、胃、胰脏、大肠、小肠、胆管、胆囊。胃肠道是消化系统的主要器官，所以消化系统一般指胃肠道。

胃肠道（即消化道）如同一个弯弯曲曲的肌肉管道，长度9米左右，其中食管长约25～30厘米，小肠长约5.5米，结肠长1.6米。

(1)食管。为一条长管状肌性器官，上承咽下接胃的顶部夷门，绝大部分在胸腔内。食管的主要任务是将口腔中的食物运送到胃，食管上有上、中、下3个狭窄处，这些狭窄处容易滞留异物，也是肿瘤的好发部位。

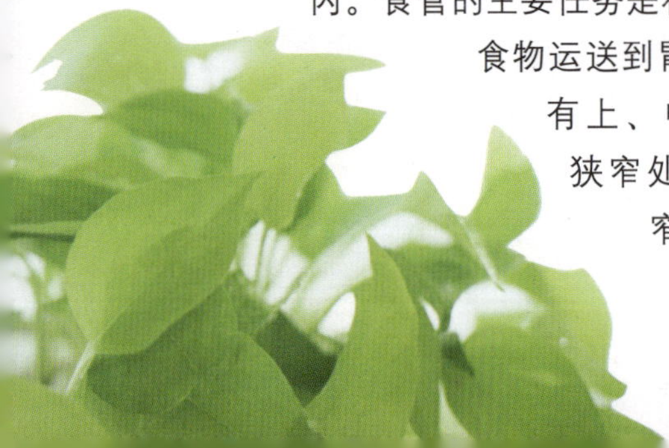

(2)胃。像一个有弹性的袋子，位于上腹部，上接食管，下通十二指肠。胃的入口是贲门，出口为幽门，具有前、后壁。在一般情况下，胃有很大的伸缩性，大量进食时可以装下1～1.5千克的食物。胃黏膜可以大量分泌保护黏液和起到杀菌及帮助消化作用的盐酸，还可以分泌一些分解食物的酶。值得注意的是，贲门部、幽门部附近是溃疡的好发部位。胃的贲门较固定，而幽门是可以活动的，当胃下垂时，幽门部常可垂入盆腔。

(3)肠。分大肠和小肠。小肠上接胃的幽门部，下端经回盲瓣连接大肠，共分为十二指肠、空肠和回肠三部分。十二指肠球部距离幽门甚近，是溃疡的好发部位。大肠可分为盲肠、升结肠、横结肠、降结肠、乙状结肠和直肠。

(4)肛门。它是消化道的出口，周围的血管和神经末梢都很丰富。

2 功 能

食物进入口腔，经过咽部、食管之后进入胃，在胃内经过短暂的停留，经胃分泌胃液帮助消化，接着进入小肠，在小肠内继续消化；经过一系列消化分解过程，变成氨基酸、葡萄糖、脂肪酸和甘油，再经过肠道黏膜细胞吸收进入血液，经血液运输到肝脏，再一次进行复杂的加工，变成体内营养物质，输送到全身供组织利用；不能被吸收的物质通过大肠运至肛门排出体外。

(1)食管。其生理作用就是通过蠕动作用，将经咽吞下的食物传送到胃。食管上的括约肌可将咽腔和食管明显分开，防止吸气时空气进入食管；食管下括约肌主要是防止胃内容物向食管返流。

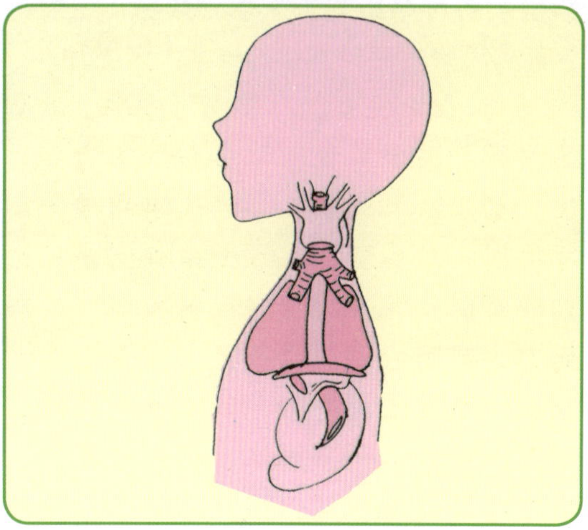

(2)胃。它的生理作用是接受和贮存来自食管的食团，将它们磨碎与胃液充分混合，形成半流体的食糜；通过胃的蠕动，从胃的中部开始有节律地推动食糜通过幽门进入十二指肠。胃排空的时间大约是4～5个小时左右。

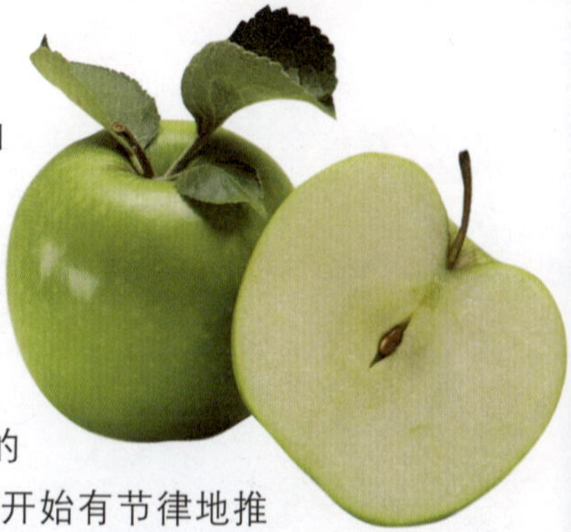

(3)十二指肠。它能分泌黏稠的液体和碳酸氢盐，在一定程度上保护近端十二指肠黏膜免受盐酸的腐蚀。回肠末端形成回盲瓣突出盲肠，内有括约肌可防止盲肠内液体返流，并保证营养物质在回肠内的吸收。

(4)小肠。通过其运动使食物与肠腔内的消化液充分混合，并使食糜与小肠黏膜不断接触，以利于食物的消化与吸收。小肠每天分泌约2～3升肠液，小肠液为弱碱性，内含少量黏蛋白及电解质。小肠液对胃酸有中和作用从而可以保护小肠黏膜，并给胰液、胆汁提供一个良好的消化环境；小肠液内的肠激酶可以激活胰蛋白酶。小肠液的分泌主要受小肠内分泌细胞所分泌的各种激素的调节。胰泌素、胆囊收缩素、胰高糖素对小肠液的分泌有刺激作用。

(5)大肠。它不是重要的消化场所，其

主要功能是吸收水分和暂时贮存消化后的残余物质。大肠通过其袋状往返运动，分节推进和蠕动，将粪便运送到结肠下端，然后推入直肠引起排便反射而自肛门排出体外。

Jian kang bao dian 健康宝典

胃部不适切忌随意止痛

有许多胃病患者在胃部不适症状出现之后，没有及时到医院检查，而是自己随意服用药物缓解不适。殊不知，这样做很容易掩盖一些严重的胃部或消化系统的疾病，像急性阑尾炎、胃及十二指肠溃疡穿孔、胃肠破裂、胃癌、结肠癌等，往往延误了治疗时机。对胃炎、胃酸过多、胃及十二指肠溃疡等疾病引起的疼痛，盲目服用止痛药还会导致胃黏膜损伤，从而使病情加重。因此，胃病患者如果出现胃胀、胃痛等胃部不适症状时，最好到正规医院就诊，在医生指导下服用药物，而不能自己随意服用药物。而对于一些久病不愈的胃病患者，出现胃痛症状时不要光凭以往的经验自行服药，尤其是出现和往常不一样的症状时更要多加注意，最好能定期到医院检查，防止病情出现恶化。

专家提醒

肠胃病对人体的危害有哪些

作为人体主要的消化吸收器官，肠胃患病将会影响到整个机体的免疫力及动作功能，如不及时治疗，在一定程度上对全身各脏器均有影响，尤其在疾病后期产生并发症时，危害更大。所以治疗要及时，以免疾病从急性转成慢性，由功能性转成器质性，由较轻的单纯的病变转成复杂的严重的病变，甚至发生癌变现象，那就为时已晚了。

1 腹泻的危害

(1)抵抗力下降。腹泻引起的营养不良、贫血及维生素缺乏等，可使人体对传染病及各种感染的抗病能力减弱，组织再生能力下降，感染疾病的概率大大提升。

(2)失调及紊乱。腹泻可令水、电解质失调和酸碱平衡紊乱。腹泻患者会丢失大量水分和无机盐，当失水超过一定程度时，就会随之出现一系列问题：比如缺钾时，可出现全身反射减弱，软弱无力，或有心律失常甚至心脏骤停的现象，也可能出现呼吸肌麻痹及肠麻痹等一系列症状。严重脱水、电解质紊乱及酸中毒都会对机体产生严重损害，抢救

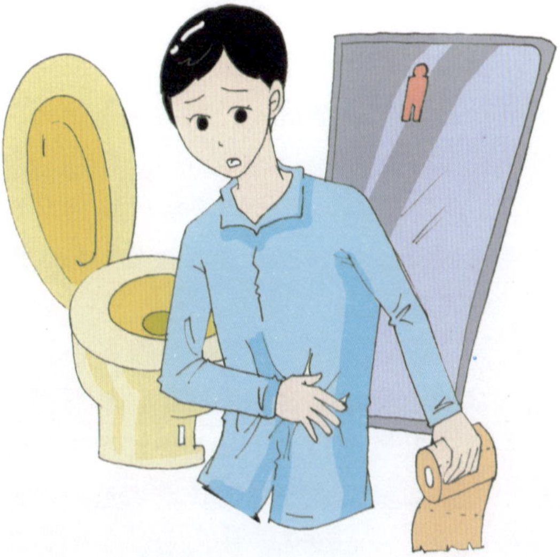

不及时还可能会危及生命。

(3)营养不良。

①维生素缺乏：长期腹泻可直接影响机体对维生素的吸收，引起维生素的缺乏，可能会出现头发干燥，皮肤缺乏光泽，甚至掉发等症状；还可能会出现不明原因的口角炎、舌炎、多发性神经炎等。

②能量供给不足：长期腹泻的患者，通常会感到神疲乏力、头昏眼花或不自主颤抖，甚至心悸气促，冷汗淋漓，这些都是因为能量供给不足而引起的。

③贫血：由于消化吸收障碍，蛋白质及其他造血原料如叶酸、维生素、铁质等吸收减少，可引起贫血，出现口唇、指甲淡白无华，皮肤干燥、脱屑，四肢无力，头晕耳鸣，注意力不集中等症状。

2 结肠炎的危害

结肠炎可引发肠穿孔、肠狭窄、中毒性巨结肠、肠梗阻、结肠癌等，对人体健康构成严重危害。如大量便血可导致贫血，长期腹泻可导致水电解质失调、酸碱平衡紊乱等。溃疡性结肠炎还可能发生肠穿孔，引起急性腹膜炎，直接威胁生命安全。长期慢性炎症刺激结肠，还可能发展为结肠癌。

3 胃炎、消化性溃疡的危害

慢性浅表性胃炎可合并糜烂性胃炎或转变为慢性萎缩性胃炎，甚至有少数患者还可能发生癌变，不仅带来极大的痛苦，而且威胁生命安全；消化性溃疡如不经正规、及时的治疗，可并发幽门梗阻、出血、穿孔、癌变；慢性胃炎患者由于不能充分、有效地吸收维生素和叶酸，可导致大细胞性贫血；而萎缩性胃炎患者可出现恶性贫血等。

4 便秘的危害

(1)早衰。食物分解时释放的毒素如不能及时排出体外，而被肠壁吸收进入血液循环的话，则会加速人体衰老过程。

(2)损伤大脑功能。便秘时，由于代谢废物过久地停留于肠道，在细菌的作用下，产生大量有害物质，如甲酚、烷、氨等，这些物质可以进入中枢神经系统，干扰大脑功能，表现为注意力分散，记忆力下降，嗜睡，反应迟钝等。

(3)紊乱胃肠神经功能。便秘患者因为粪便不能及时排除，长期滞留肠道，致使有害物质侵袭机体，可引起胃肠神经功能紊乱，出现恶心欲吐、口苦口臭、腹部胀满、进食减少、肛门排气增多等症状。

(4)影响性功能。排便时长时间用力，可使直肠疲劳、肛门收缩过紧及盆腔底部痉挛性收缩，以致出现性欲减退或不射精等情况。

(5)诱发肛肠疾病。便秘患者由于粪便坚硬干燥，排便困难，勉力为之常可直接引起或加重肛门及直肠疾病，如肛裂、痔疮、肛瘘、直肠炎等；另外，由于较硬的粪块压迫，使肠腔变得狭窄，以及盆腔周围结构阻碍了结肠扩张，使直肠或结肠受压而形成粪便溃疡，严重者可引起肠穿孔，还可能会诱发结肠癌。

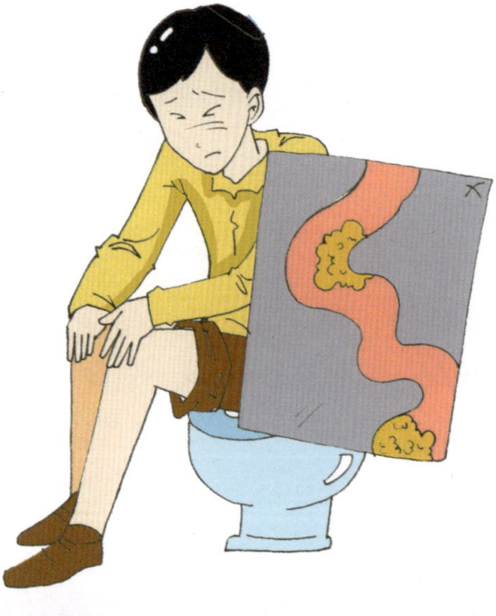

(6)诱发妇科疾病。便秘可使妇女发生阴道痉挛、痛经，严重者甚至出现尿潴留、尿路感染。

(7)诱发心脑血管疾病。很多心脑血管疾病的患者，就是因为便秘，从而不得不在排便时过度用力，从而增加腹压，造成心、脑血管疾病突然发作或加重，如诱发心肌梗死、心绞痛、脑出血、中风猝死等。

健康透视

肠胃病症状恶变的4个预兆

肠胃专家提醒：当你出现下列4个症状时就要高度警惕！

第一，胃痛、胃胀、胃酸明显加重，伴随着无规律的疼痛，发作周期越来越短。

第二，心窝部隐隐疼痛，疼痛呈辐射状，常规药物需要不断加量，很长时间才能缓解疼痛。

第三，食欲不振，饭量开始减少，经常恶心、呕吐，体重减轻，日渐消瘦，相继伴有乏力、贫血。

第四，肚子发重，大便时间无规律，不明原因的腹泻，便形异常，多为黏液便或溏薄稀便，排便时有轻微疼痛。

中医是从哪几个方面认识肠胃病的

1 气候影响

中医学的基本观点之一，就是说人生活在自然界中必将受到自然界各种因素的影响，随着这种外界影响的作用，人体会产生一系列相应的变化。一旦外界的致病因素过于强大，那么就可能出现人体功能随之失调的现象。中医学把能致病的自然因素归纳为“风、寒、暑、湿、燥、火”，这些因素侵袭人体脾胃后都能产生脾胃运化失调的一系列症状。如风寒直冲脾胃可出现胃脘痛、腹中冷痛、水样腹泻恶寒等；暑湿困脾后则可出现神疲倦怠、胃纳不佳、恶心胸闷、舌苔厚腻等；湿热之邪犯脾则可出现口苦口黏、大便不爽等。这些都是脾胃不能健运的结果，只是由于病因的特性不同，受影响的表现形式亦有所不同而已。

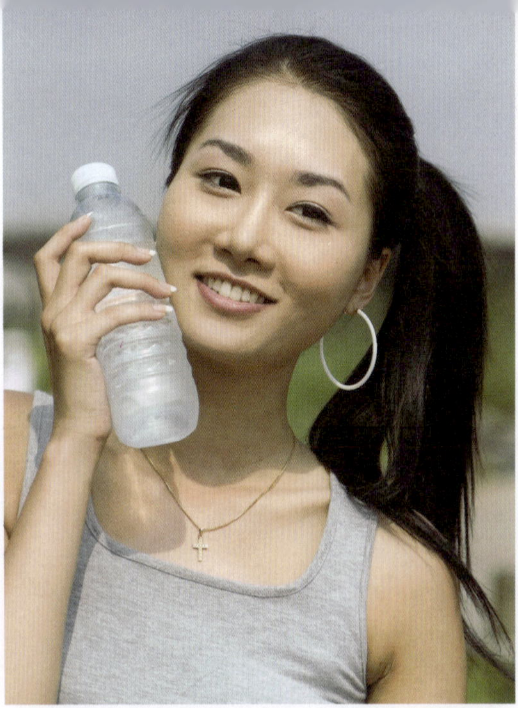

2 劳累影响

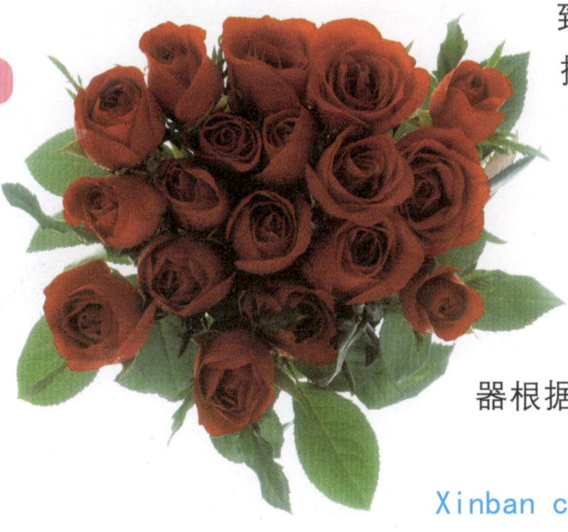

中医学认为气是人体的原动力，主要是由脾胃通过吸收饮食水谷中的精微物质产生，所以人们常说“脾胃是后天之本”、“脾胃为生化之源”。一样的道理，如果各种过度的劳累(如过度运动、过度紧张忧虑、过度思考、过度房劳等)，使得“气”被消耗过多，反过来就会影响人的正常生理功能，这其中以对脾胃之气的影响最直接、最密切。一旦由于上述原因而致脾胃运化的原动力——“脾气”亏损不足，也就必将导致脾胃的功能不能充分发挥，而引起一系列消化吸收不良的病症。

3 情志因素

中医学把人体内的脏器根据其特性，与组成自然界的五

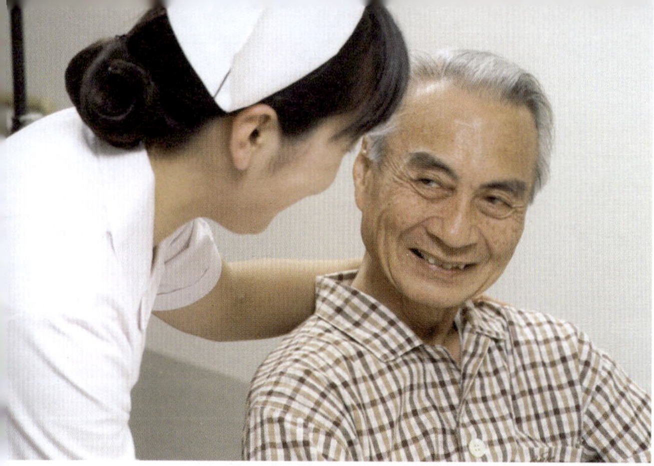

种基本物质金、木、水、火、土互相联系起来，如肺属金、肝属木、肾属水、心属火、脾属土等。此五行之间不是孤立的，而是互相联系、互相制约地构成了一个有机和谐的统一整体。如脾土可以滋养肺气，同时又受到肝木的制约，使其功能不致出现偏差。但这种制约是有节制的，一旦肝木之气过于亢奋，那么脾胃之气必将受到严重的影响而发病。而最能引起肝气亢奋的就是人的精神情志，如果长期的忧思、恼怒或者情志过于暴躁，超过了人体本身的调节功能，就可以使肝气过于亢奋而克伤脾土，使脾胃运行不利。脾胃的气机运行不畅，可导致饮食不思、胃脘痞满作胀、腹痛肠鸣不断、腹泻或便秘等。

4 饮食影响

饮食是直接与脾胃相接触的物质，是人体能量的源泉，从口而入的饮食应按人体的需要合理配制，并且要做到保证清洁卫生、营养易于吸收、寒热性味平和的要求。同时进餐也应有规律，不应过饥和过饱。如果饮食不清洁，不易于消化吸收，过食冷饮和辛辣油煎之品，饮食无规律、饥饱不均匀等，不但影响下一步的消化吸收功能，而且这些因素本身也可以对脾胃产生损害。

以上四种因素所造成脾胃运化功能的障碍，可使脾胃之中气的升降运动也随之紊乱、停滞。久而久之，气不行则血液的运行亦随之不畅，从而发生血淤络脉的证候，临床上可见到腹痛而拒按，痛有定处局限，舌色变紫，脉行晦涩不利等。另外，脾胃是人体气血、津液的产生之源，脾胃虚弱、运化不利，不但使气血生成不足，还可造成亏虚不足。同时，由于日常饮食中的辛辣之品，自然界的燥热之邪，人体内的肝郁之火都容易损伤津液阴精，因此在临床上可见到口干舌燥、胃中灼热干涩、酸液亏乏、舌质发红而舌苔剥脱等现象。

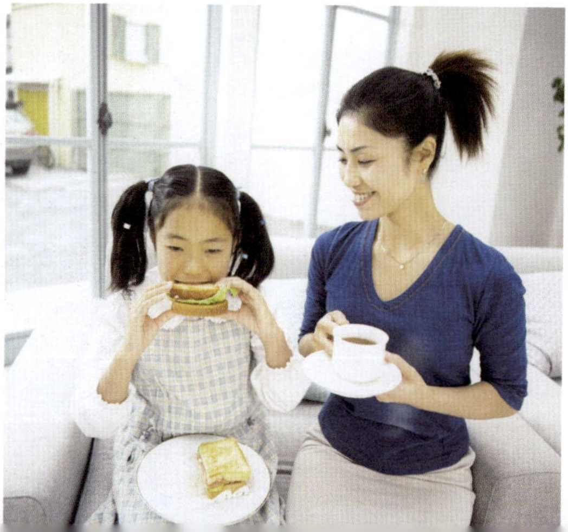

常见的肠胃病有哪些

1 慢性胃炎

主要是由于幽门螺杆菌所引起的胃黏膜慢性炎症，根据炎症部位和破坏程度(指对腺体)分为慢性浅表性胃炎和慢性萎缩性胃炎。慢性胃炎患者中有相当一部分没有临床症状表现；有症状时大多表现为上腹部不适、饱胀、钝痛、烧灼痛等，疼痛无明显规律，一般进食后较重；有胃黏膜长期少量出血者可发生缺铁性贫血，并可出现心慌、头晕、乏力等症状；恶性贫血的患者可出现全身衰弱、神情淡漠、消瘦等症状。

2 急性胃炎

指由多种原因引起的胃黏膜急性可逆性的炎症病变。病变部位可以是局限在胃底、胃体或胃窦的某个局部，也可弥漫于全胃。

3 消化道出血

这是临床常见的严重疾病。消化道出血分为上消化道出血和下消化道出血，通常前者常见。通常而言，最常见的是各种

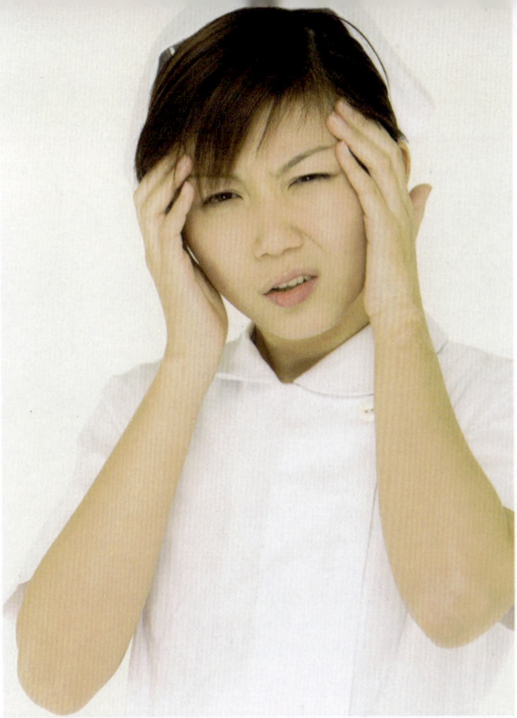

胃炎、消化道溃疡、胃癌、食管癌、胆道出血以及全身性疾病、胃肠道邻近器官病变等引起的消化道出血。

4 肠道易激综合证

肠道易激综合证是最常见的一种肠道功能性疾病，其特点是肠道无结构上的缺陷，但对刺激产生的生理反应有过度或反常的现象。主要表现为便秘、腹痛或腹泻，或便秘与腹泻交替，有时便中有黏液。

5 胃下垂

如果人体站立时胃的下缘达到盆腔，

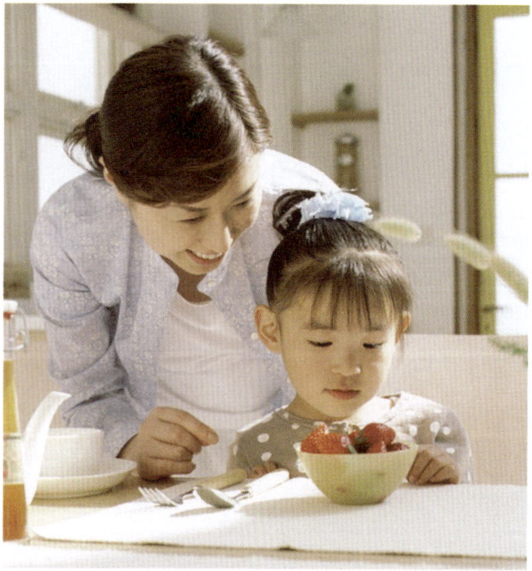

胃小弯弧线的最低点降到髂嵴连线以下部位，这样的病变便是胃下垂。一般多见于体弱瘦长体型者、腹肌松弛的经产妇、消耗性疾病进行性消瘦者等。胃下垂常伴有慢性胃炎及其他脏器下垂，如肝、肾及结肠下垂等。轻度胃下垂者多无症状，下垂明显者可见上腹部不适，常在餐后、站立及劳累后加重，易厌食、饱胀、恶心、嗳气及便秘等。

6 胃及十二指肠溃疡

胃及十二指肠溃疡是根据发病的部位来命名的，乃最常见的疾病之一。典型的胃溃疡常于剑突下偏左处疼痛，好发于餐后不久；十二指肠溃疡常于中上腹偏右处疼痛，好发于餐后3小时之后或半夜痛醒。疼痛常伴有泛酸、烧心、嗳气、恶心、呕吐等症状；久病患者可出现穿孔、出血、幽门梗阻、癌变等并发症。

7 便　秘

大便次数减少和粪便干结排出困难，临床上称为便秘。引起便秘的原因可为肠道本身疾患所致，也可为全身疾病所致，还可由神经病变引起。临床上按病变性质分为器质性便秘和功能性便秘两种。

8 溃疡性结肠炎

溃疡性结肠炎按病情程度分，有重度、中度、轻度之分。按其病变分期，有活动期和缓解期的区分。溃疡性结肠炎的临床表现，在活动期，腹泻可达每天2次以上，腹痛明显，粪便中可夹血，或出现黏液便，并有明显的大便未净感，患者易厌食、饱胀、呕吐、恶心、嗳气，有时还会出现低热或高热；缓解期一般腹泻每天2～3次，或转为正常，腹痛偶尔发生，大便有时出现黏液，便后会有重垂感。腹痛腹胀不常见。

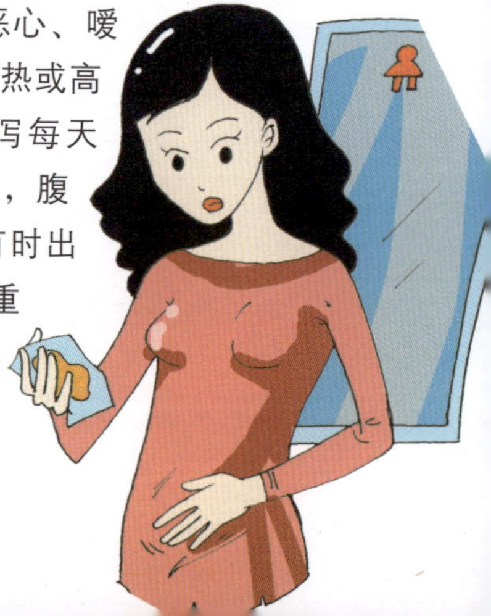

9 消化不良

这是常见的消化道综合证，称为急性胃肠炎，婴幼儿腹泻消化不良起病时表现为不同程度的腹泻；如有酸中毒、脱水及电解质紊乱者，则诊断为中毒性消化不良。

10 急性阑尾炎

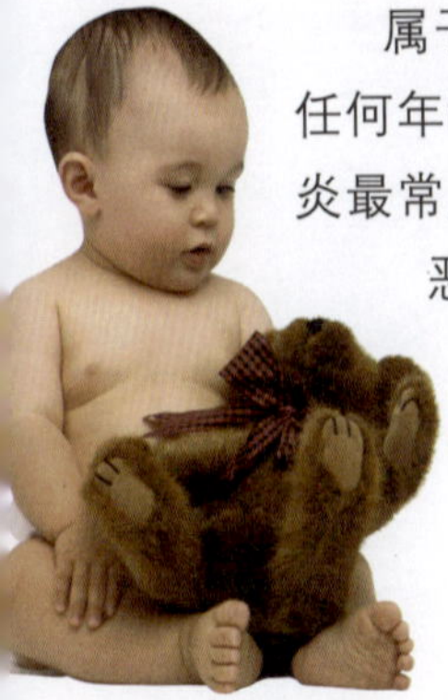

属于最常见的急腹症之一，可发于任何年龄，尤以青壮年为多。急性阑尾炎最常见的重要症状就是腹痛，呕吐，恶心也较常见，腹泻、食欲减退、头痛、头晕、发热也是急性阑尾炎的症状。

11 胃 癌

它是由胃黏膜表面的上皮细胞发生的癌，乃最为常见的恶性肿瘤，50岁前后的中老年最多见。早期胃癌，病变只限于胃黏膜层及黏膜下层。肉眼可见肿物隆起或凹下，中期、晚期肿物向深度和广度侵犯，可犯及全层胃壁，并向胃外侵犯或转移。

12 肠梗阻

是指肠腔内容物不能顺利通过肠道，以腹痛、腹胀、呕吐，停止排便、排气为临床特征的一种常见的急腹症，具有病情多变、病因复杂、发展迅速等特点。

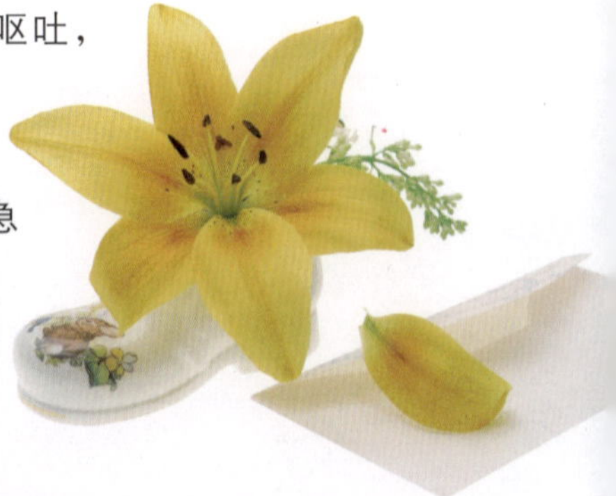

Kangbing 抗病最前线

慢性胃炎患者应注意饮食

慢性胃炎患者应适当增加营养素，多吃高蛋白食物及高维生素食物，以保证机体的各种营养素充足。同时要增加高维生素的食物和新鲜蔬菜及水果的摄入，如绿叶蔬菜、西红柿、茄子、红枣等。除此之外，每餐最好吃2～3个新鲜山楂，以刺激胃液的分泌，增强胃的消化能力。

还应当多喝一些酸奶，因为酸奶中的磷脂类物质会吸附在胃壁上，对胃黏膜起保护作用，使已受伤的胃黏膜得到修复。另外，酸奶中特有的乳糖、乳酸和葡萄糖醛酸能增加胃内的酸度，抑制有害菌分解蛋白质产生毒素，同时使胃免遭毒素的侵蚀，有利于胃炎的治疗。当口服抗菌素治疗某些慢性胃炎时，饮用酸奶，既补充了营养，又避免了抗菌素对人体产生的副作用。因为酸奶中含有大量的活性杆菌，可以保护胃黏膜。

胃肠道感冒是怎么回事？怎么治疗？

胃肠型感冒主要是由腺病毒、流感病毒、杯状病毒、冠状病毒等病毒感染所引起的，多发生于消化道功能较弱的人，感冒病毒会乘虚而入钻进消化道，引起消化道黏膜反应，主要表现为食欲差、上腹部发堵、反酸、烧心，以至恶心、呕吐，有时还伴有轻微腹痛、水样腹泻等，而感冒常见的上呼吸道症状反而不明显，所以很容易与急性肠胃炎相混淆。

胃肠型感冒的治疗与典型感冒基本相同，主要是对症治疗。由于胃肠型感冒主要表现为腹泻和呕吐，患病后更要注意饮食调节：病人应吃一些清淡的、好消化的半流食或流食，如米汤、粥、面条等少渣的清淡食品，一次不要吃得太多，少吃多餐，根据病人胃肠道的能力逐渐增加进食量。患者由于发生腹泻，造成体液不同程度地丢失，所以需要注意补充水分和电解质，轻度腹泻的患者可采用少量多次饮淡盐水的办法，腹泻、呕吐严重的病人可暂时禁食，重度腹泻的患者须静脉补充水分和电解质。这种类型的感冒病人服用抗生素治疗是无效的，反而会因抗生素对胃肠道的刺激加重胃肠道的症状。

因此，不要一看到腹泻就认为是肠道感染而随便使用抗生素，病人可到医院进行大便常规检查。别看胃肠型感冒的主要临床表现是以腹泻、呕吐等消化道症状为主，但它的传播途径也和感冒一样是从呼吸道感染，要预防胃肠型感冒，除保护鼻子外，还要注意保护胃肠道功能。

对于胃肠型感冒可根据病情酌情使用抗病毒药，如板蓝根冲剂、双黄连等，并对症处理，如发热可选用退热药；呕吐可用胃复安或吗丁啉；另外还可用多酶片、酵母片及得每通等助消化药，促进消化液的分泌，帮助消化，改善食欲。如果合并细菌感染应选用黄连素、氟哌酸等。止泻可用吸附收敛止泻药思密达，它在肠道内可以吸附肠内化学物质、毒素及病毒，还可保护肠黏膜，起到收敛止泻作用。

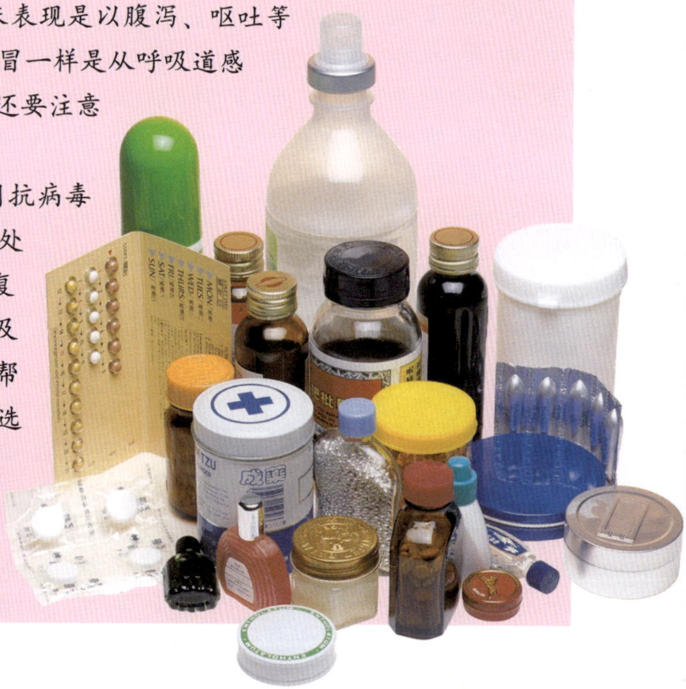

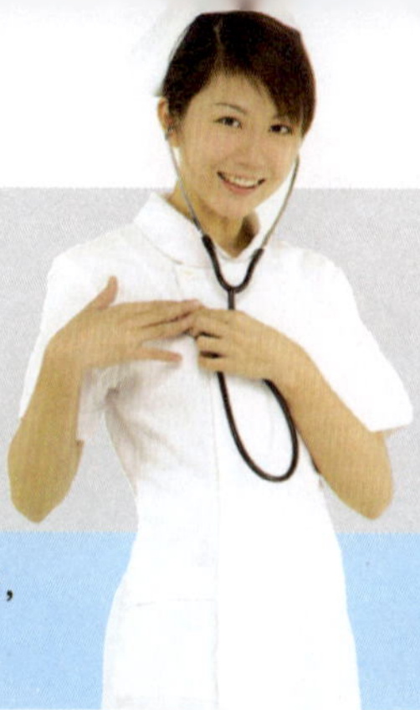

常见的肠胃疾病介绍

chang jian de chang wei ji bing jie shao

常见的肠胃疾病有哪些？它们的症状是怎样的？如何进行疾病辨识等等，本节将为您介绍这些内容。

什么是食欲不振

食欲或胃纳即一般人所称的“胃口”，是一种想吃食物的愉快感觉。健康人有良好的食欲，既想吃又能吃，而且觉得味道很好。有病时常缺乏食欲，不想吃或一吃就饱，而且觉得食之无味，所以食欲可作为健康的指数。食欲不振是指进食欲望减低，严重者可完全不思饮食，称为厌食，是临床上极为常见的症状。

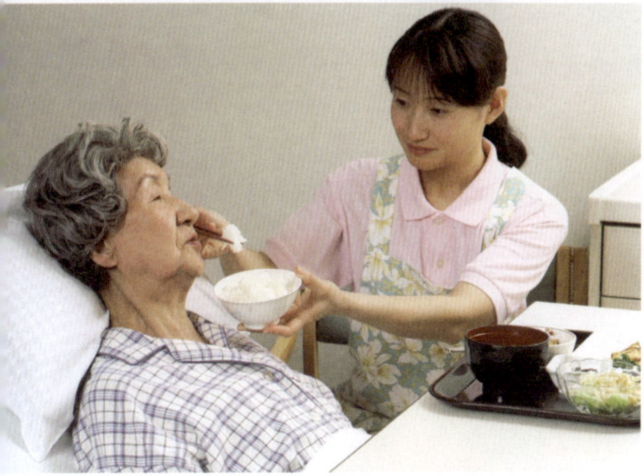

食欲不振应与畏食（纳食恐惧）相区别。食欲不振是由各种功能性或器质性病变引起的胃肠道蠕动减慢及消化液分泌减少所致，空腹时也无进食的欲望。畏食（纳食恐惧）并非无食欲，而是恐惧进食，如胃溃疡患者因进食后引起胃痛而食量明显减少。

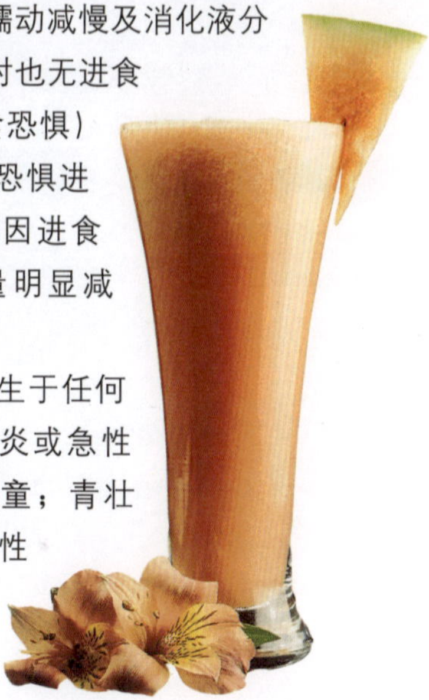

食欲不振可发生于任何年龄，但急性胃肠炎或急性胃炎等易发生于儿童；青壮年则多见于急、慢性肝炎，肝硬化及慢性胃炎等；中年以上的男性患者，突然食欲不振或有较顽固而不明原因的厌食，应警惕胃肠道恶性肿瘤的可能，而青年女性应想到心理性厌食，已婚育龄妇女要排除早孕反应。

健康小卫士

食欲不振快查原因

所谓的“食欲”，是一种想要进食的生理需求。一旦这种需求低落，甚至消失，即称为食欲不振。简单地说，就是没有想吃东西的欲望。食欲不振的原因有多种：

1.疲劳或紧张。一般如上班族由于疲劳或精神紧张，可能导致暂时性食欲不振，这属于比较轻微的现象。

2.过食、过饮、运动量不足、慢性便秘，也都是引起食欲不振的因素，但要注意一些潜藏的危机，例如无缘无故或连续不断的食欲不振等。

3.精神因素：想要维持身材苗条，不想吃东西，体重因而大幅度减轻，因此拒绝进食。

4.怀孕：女性在怀孕初期，或由于口服避孕药的副作用，也可能导致食欲不振或呕吐。

5.疾病因素：食欲不振通常会让人直接联想到胃肠问题，如慢性胃炎、胃迟缓、胃癌，都有可能出现这样的症状。肝病的初期症状也会引发长期食欲不振。事实上，因肝病而引发的食欲不振通常呈极端化，严重时根本没有食欲。患者的亲朋只要稍加注意，即可看出病人对食物的严重排斥。

什么是腹痛

腹痛为常见症状，不仅腹内脏器的病变可以引起腹痛，腹外脏器以及不少全身性疾病，在病程的某一阶段也可以出现腹痛。由于引起腹痛的原因复杂，牵涉到的范围较广，所以要全面正确地了解腹痛，是一件很不容易的事。有些急性腹痛起病急、病情重、痛苦大、变化快、容易产生并发症，常可危及生命。

可以说，了解一些腹痛知识实在大有必要。

1 发病年龄、性别与职业

婴幼儿可能为先天性肠道畸形；儿童以胆道蛔虫、蛔虫性肠梗阻、肠套叠、嵌顿性腹股沟疝为多见；青壮年以消化性溃疡、胃和十二指肠溃疡急性穿孔、急性阑尾炎、急性胰腺炎、胆道蛔虫症等为多见；中老年则以胆囊炎、胆石症、胃肠道肿瘤、肠系膜血管栓塞为多见。男性

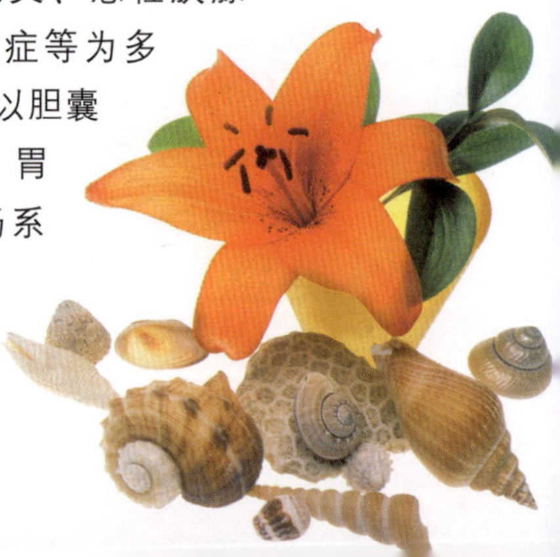

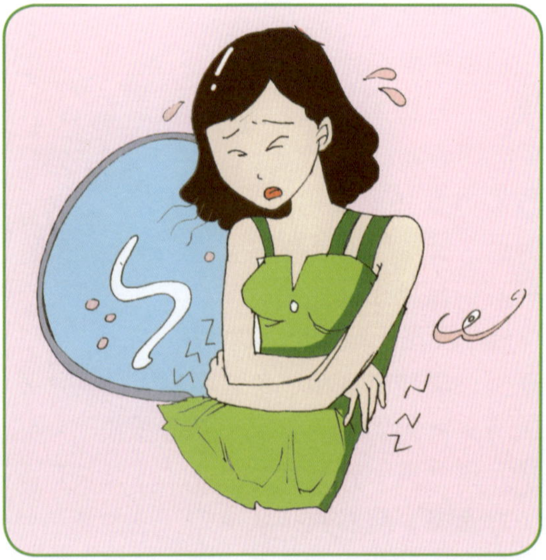

内脏穿孔显著多于女性，而急性胆囊炎、胆石症的女性患者多于男性，女性患者尚须考虑急性输卵管炎、卵巢囊肿蒂扭转、异位妊娠破裂、卵巢滤泡破裂与黄体破裂等引起的腹痛。有长期铅接触史者，要注意慢性铅中毒所引起的腹痛。

2 既往病史和起病诱因

十二指肠溃疡穿孔常有反复发作的上腹痛史，疼痛与饮食有关；肾绞痛、胆绞痛等常有既往类似发作史；胆道蛔虫及蛔虫性肠梗阻常有吐蛔或排蛔史；肠套叠常与突然改变饮食有关；急性胃扩张、胃和十二指肠穿孔、急性胰腺炎每因暴饮暴食而激发；胆绞痛往往在进食肥腻，特别是用油煎炸的食物后发作；小肠扭转多发生在重体力劳动过程之中；腹部创伤后发病，应考虑可能为内脏破裂；既往有腹部手术史者，有发生黏连性肠梗阻的可能；起病时有上呼吸道感染症状者，要注意胸膜炎、肺炎等引起的腹部放射性疼痛。

3 腹痛部位

腹痛最初开始的地方，大多是病变所在的部位。如急性胆囊炎、胆石症起始于上腹或右上腹部，急性胃、十二指肠溃疡穿孔，也始于上腹部而后蔓延至全腹。但也有例外，急性阑尾炎时，腹痛开始部位有时在上腹部或脐周，数小时或1～2天后才转移至右下腹部，这在诊断上有重要价值。

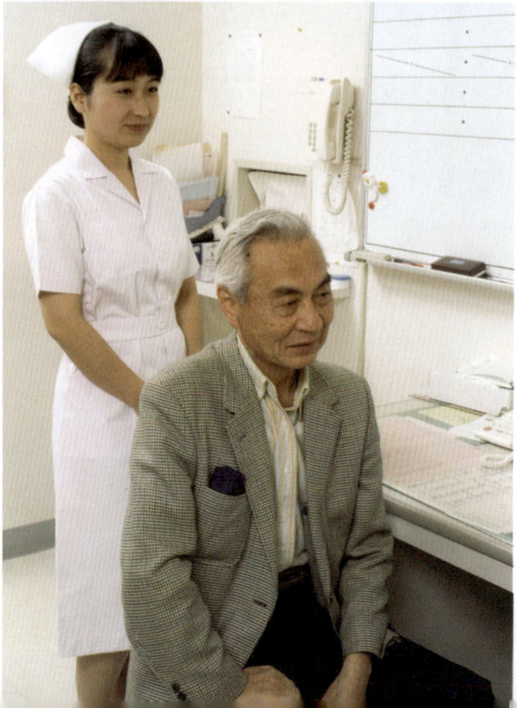

4 腹痛性质和程度

突然发生剧烈的刀割样、烧灼样、持续性上腹痛，常被迫弯腰静卧以减轻疼痛，见于急性胃、十二指肠溃疡穿孔；阵发性腹部绞痛，疼痛时辗转不安、冷汗淋漓、呻吟，见于胆绞痛、肾绞痛与肠绞痛；持续性腹痛，多见于炎症性疾病，如急性阑尾炎、腹膜炎、胰腺炎等；隐痛可见于消化性溃疡活动期、肝癌、胰腺癌、肠道寄生虫病等；阵发性钻顶样痛是胆道、胰管或阑尾蛔虫梗阻的特征；在持续性疼痛的基础上阵发性加剧，多表示炎症同时伴有梗阻，如胆道结石合并感染。约半数胆囊炎、胆石症的疼痛向右肩背部放射；胰腺炎的疼痛往往向左腰背部放射；输尿管结石绞痛常向会阴部或大腿内侧放射；子宫与直肠痛常放射至腰骶部。

5 伴随症状

伴血尿可见于泌尿系统感染、结石和

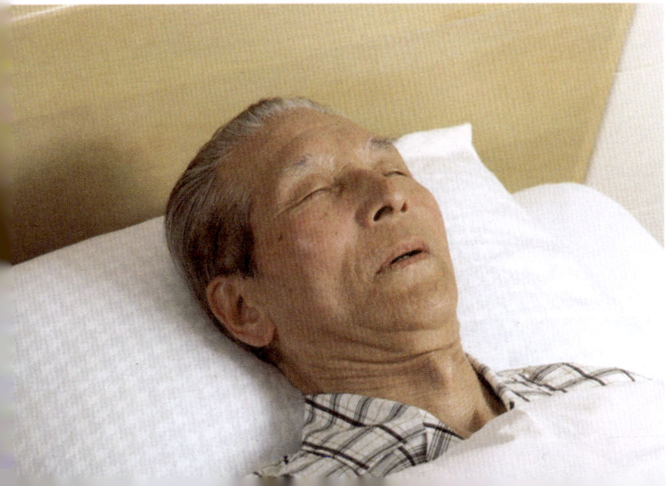

肿瘤；伴血便可见于细菌性痢疾、绞窄性肠梗阻、肠套叠、急性出血性坏死性肠炎、肠系膜动脉急性栓塞、结肠癌等；伴呕吐主要见于腹膜炎、急性胰腺炎、胃肠道梗阻、急性胃肠炎、肝胆系统感染等；伴腹泻多见于肠道感染、肠结核、结肠癌、慢性胰腺炎等；伴黄疸可见于胆囊炎、胆石症、胰头癌、急性黄疸性肝炎等；伴休克须注意腹腔内脏器出血、急性梗阻性化脓性胆管炎、急性坏死性胰腺炎、胃和十二指肠溃疡急性穿孔、腹腔脏器扭转、急性心肌梗塞等；伴发热应考虑腹腔内炎症、大叶性肺炎等；伴便秘、腹胀主要见于肠梗阻与习惯性便秘。

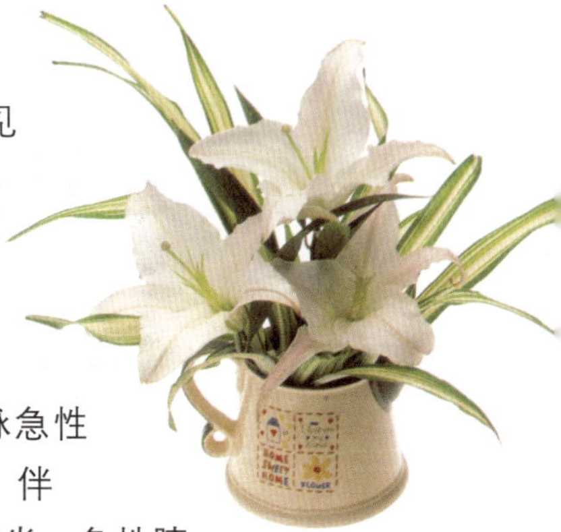

什么是腹泻

一般健康人每天排便1次，但也可多至2～3次或少至2～3天才排便1次，粪便成形，外附少量黏液、无脓血；而腹泻则是指原来的大便习惯发生变化：次数增多、粪便不成形，呈稀薄状或水样，或带脓血，或含脂肪。

突然频排不成形的大便，每日超过

10次者，称为急性腹泻。多见于急性胃肠炎、细菌性食物中毒、急性细菌性痢疾、霍乱、副霍乱、变态反应性肠胃病、急性血吸虫病等；腹泻持续或反复超过两个月，每日排便次数不超过10次者，称为慢性腹泻。常见于慢性细菌性痢疾、肠菌群失调症、慢性血吸虫病、慢性阿米巴痢疾、慢性非特异性溃疡性结肠炎、类癌综合证、结肠癌、甲亢及糖尿病性肠病等。

大便呈稀薄状或水样，多见于急性肠炎、变态反应性肠胃病；大便有黏液、脓血，以急性细菌性痢疾为多见，阿米巴痢疾的粪便呈暗红色果酱样，并有腐败恶臭味；金黄色葡萄球菌性肠炎，呈黄绿色水样便，内含蛋清样或黏液样物质；消化不良，大便呈稀水样，常带有泡沫；嗜盐菌性肠炎、急性出血性坏死性肠炎，粪便呈洗肉水样，并具有特殊的腥臭味，而米泔水样便可见于霍乱、副霍乱与急性砷中毒。

生活中，许多人认为，发生腹泻时吃油腻食物会加重病情，于是想方设法多吃一些新鲜蔬菜，以为这样对病情有利。其实不然，此举不仅对康复不利，相反还有害。

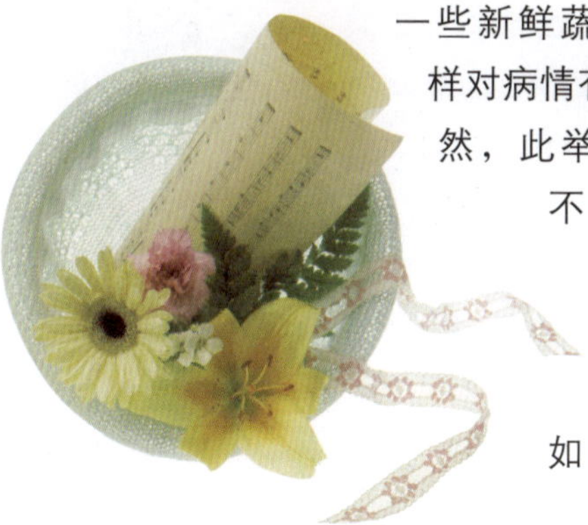

许多新鲜蔬菜如小白菜、韭

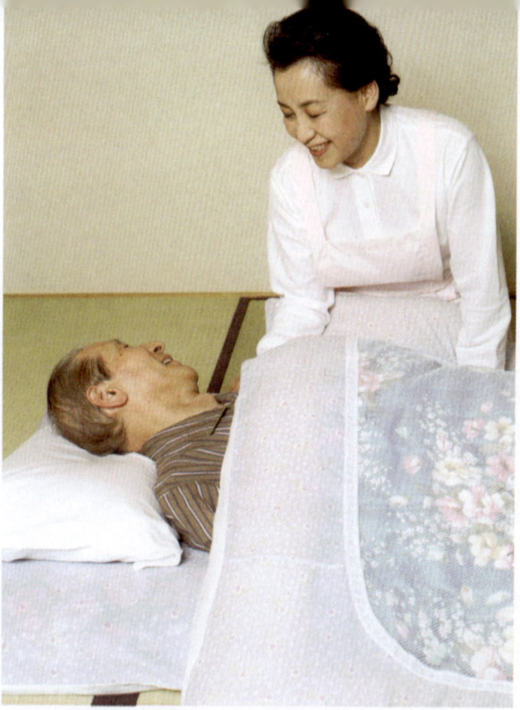

菜、甜菜、菠菜、卷心菜等均含有亚硝酸盐或硝酸盐。一般情况下这些蔬菜对身体没有什么不良影响，但若煮熟后放置过久或腌制时间太长，蔬菜里的硝酸盐被还原菌还原为亚硝酸盐，食入过量则会引起中毒。当消化功能失调或胃酸过低时，肠内硝酸盐还原菌大量繁殖，此时食入上述蔬菜，即使蔬菜非常新鲜，也会导致中毒而引起肠原性紫绀。

当发生肠原性紫绀时，亚硝酸盐引起血液中无携氧能力的高铁血红蛋白剧增，从而造成机体缺氧，表现出相应的各种症状。食菜引起的肠原性紫绀多在餐后1～3小时骤然起病，轻者除黏膜、指(趾)甲呈灰蓝色外，可无其他症状。重者可有头晕、头痛、恶心、呕吐、气促、血压下降等症状，皮肤、黏膜及指(趾)甲呈蓝褐色。严重者可出现神志不清、昏迷、惊厥、呼吸困难、心律不齐、瞳孔散大等症状，如不及时抢救可发展为呼吸和循环衰竭。

因此，当消化功能不好时，最好到医院就医，在医生指导下合理选择饮食，并应减少蔬菜进食量。

专家提醒

腹泻别随便吃抗菌药

日常生活中，许多患者遇到便秘或腹泻就随便吃药，虽然当时管用，但不能解决根本问题。特别是腹泻型的肠易激综合证病人，不能随便使用抗菌药，如氟哌酸等。因为长期服用会引起菌群失调性腹泻，而且一旦真正得了细菌性腹泻，可能会因体内细菌的耐药性，使这些药物失去作用。

就目前的医学条件，肠易激综合证还难以根治，腹泻症状明显者，可在医生指导下，酌情使用药物控制症状。

专家建议，如果已经明确诊断为肠易激综合证，病人就不用再担心还有其他的疾病，如“早期癌”的存在。此时，病人应消除紧张情绪，此举有助于缓解症状；同时，病人应该认真检查自己的饮食习惯，避免那些能引起或加重症状的东西、环境；日常饮食上，还要避免粗糙、油腻、刺激性食物；忌用冷饮，少食多餐，避免烟酒和咖啡等。

什么是腹胀

正常人胃肠道内存在100～150毫升气体，主要分布于胃及结肠部位。当胃肠道存在过量的气体时，称为腹胀。引起腹胀的因素往往不是孤立的，而是互相影响，或几个因素同时存在。腹胀是常见的临床症状之一。应与气腹气体存在于腹腔中、腹块、腹水和肥胖等引起的腹胀不适相鉴别。气腹在临床上除人工气腹外，多由胃肠道穿孔后，使胃肠道内的气体进入腹腔中所致；中老年人或经产妇常有腹壁脂肪积聚，活动较少者尤为显著，有时亦可特殊地感到腹胀，应加以区别。

1 发病年龄与饮食习惯

儿童多见于消化不良、营养性疾病、腹腔内结核、肠道寄生虫病及肠梗阻等；中老年人则多见于胃下垂。进食含大量不易被消化的碳水化合物和纤维素的食物，如蔬菜(韭菜、芹菜、卷心菜等)和豆类(如扁豆、大豆等)，以及暴饮暴食、习惯用口呼吸、喜嚼口香糖者，均易引起腹胀。

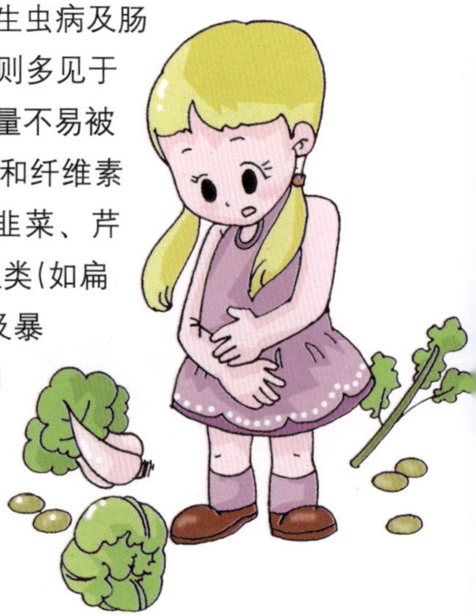

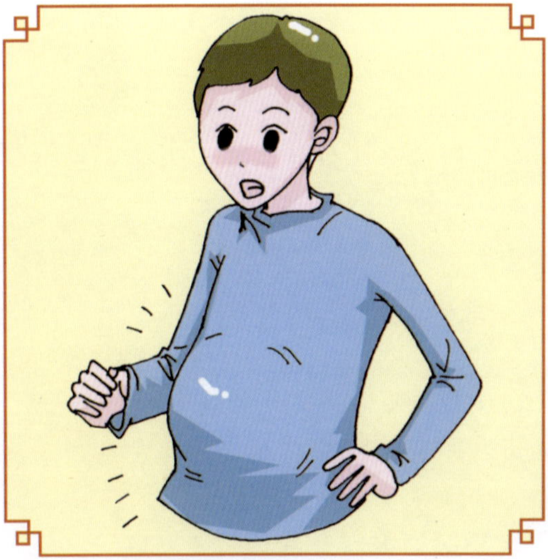

2 腹胀部位

腹部膨隆位于上腹部，见于幽门梗阻、胃扩张及胃癌；位于左下腹部可能为扩大的结肠，如巨结肠；位于右下腹部可见于阑尾脓肿、回盲部结核和肿瘤、阿米巴或血吸虫性肉芽肿、克隆氏病等；位于下腹部可见于慢性结肠炎、乙状结肠癌等；而全腹膨胀可见于肠梗阻、顽固性便秘、肠麻痹、胃肠神经官能症、低钾血症、吞气症及服用阿托品类药物等。

3 伴随症状

伴嗳气，常见于吞气症、慢性胃炎、胃下垂、幽门梗阻；伴矢气（放屁）多见于结肠胀气，如肠道功能紊乱等；伴腹痛，可见于机械性肠梗阻、胰腺炎、急性腹膜炎、胆囊炎及肠系膜血管病变；伴呕吐可见于急性胃扩张、幽门梗阻、急性胆囊炎、肠梗阻、急性胰腺炎、低钾血症等；伴便秘可见于习惯性便秘和肠梗阻；伴腹泻多见于肠道感染、结肠过敏、慢性胆道与胰腺疾病、肝硬变、不完全性肠梗阻及胃酸缺乏；伴发热应考虑伤寒、肠道感染、败血症、腹膜炎等疾患所致的中毒性臌肠；若伴有连续性嗳气与其他神经症状（如失眠、头痛、健忘），多见于胃肠神经官能症。

什么是呕吐

呕吐是使胃或一部分小肠的内容物，反流经食管自口腔吐出的一种防御性反射，发生在许多消化系统疾病以及其他疾病刺激延脑的呕吐中枢时。

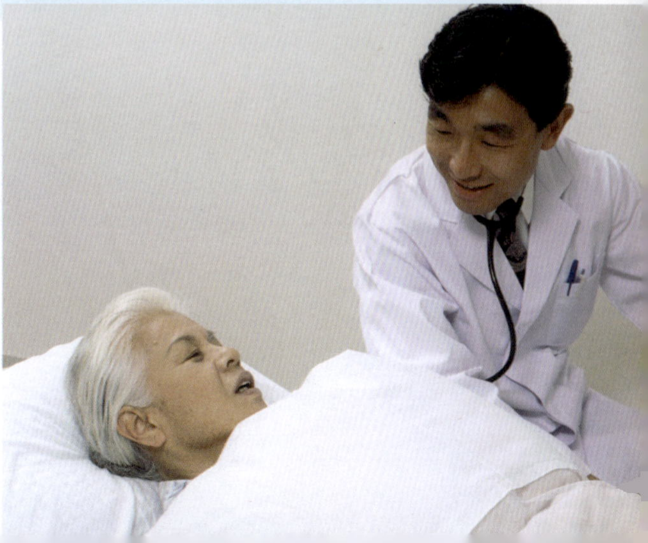

呕吐前多伴有恶心和唾液增多，呕吐时可有出汗、心跳、脸色苍白等症状。呕吐虽具有保护色彩，但是长期的或严重的呕吐，使体液丧失过多，可造成脱水和代谢紊乱，颇伤身体。

1 发病年龄和性别

小儿呕吐可能为先天性幽门肥厚梗阻；青壮年呕吐多见于急性胃炎、阑尾炎、胃肠炎、肠梗阻、腹膜炎、脑膜炎等；老年人呕吐则应注意胃癌；精神性呕吐多见于女性，如果青年妇女出现原因不明的呕吐时，首先要想到妊娠的可能。

2 呕吐发生的时间

晨间呕吐多见于早期妊娠反应、尿毒症及酒精性胃炎等；食后不久即呕吐，提示幽门痉挛、胃炎、神经性呕吐等；食后5小时左右或更长时间发生呕吐，量多，有宿食，为幽门梗阻的典型表现。

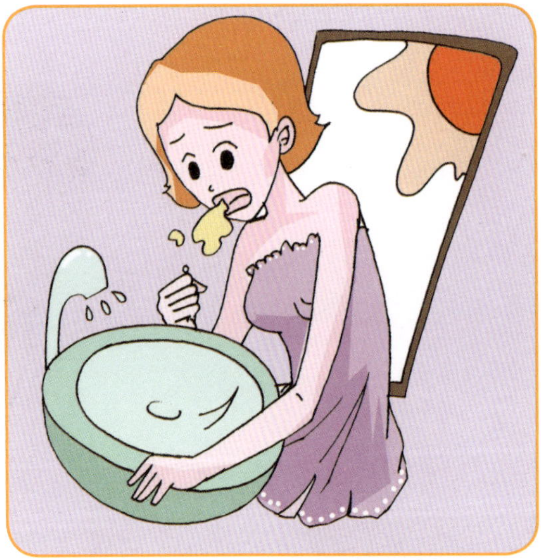

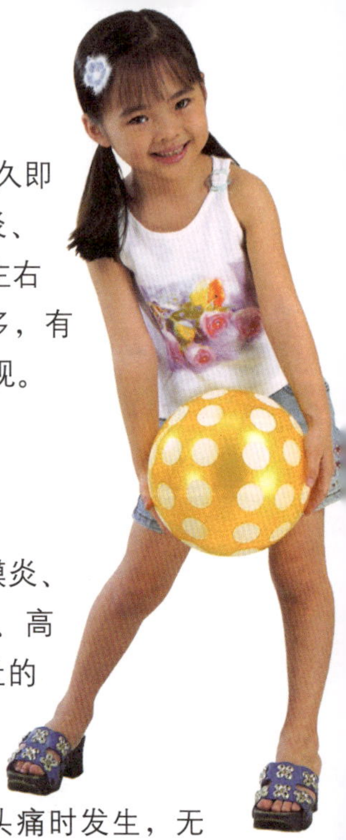

3 呕吐的性质

中枢性呕吐多见于脑膜炎、脑炎、脑肿瘤、颅内出血、高血压脑病等颅内病变，呕吐的特点是呈喷射状，胃内容物常急剧有力地喷出，吐后不感轻松，且常在剧烈头痛时发生，无恶心先兆，与饮食无关；反射性呕吐常见于腹腔脏器急性炎症或受其刺激而引起的呕吐，如咽部刺激、胃炎、十二指肠炎、胃内异物、胃和十二指肠溃疡、急性胃肠炎、急性阑尾炎、腹膜炎、急性胰腺炎、急性胆囊炎、肝炎、胆石症、幽门梗阻、肠梗阻、急性心肌梗塞、肾绞痛、急性青光眼等。此种呕吐一般与进食有关，多在进食后数小时内发生，呕吐物量较多。

4 呕吐物的量和质

呕吐物量大，有酸臭味，含有隔餐或隔宿食物，见于幽门梗阻；呕吐物量大，含有胆汁，见于高位肠梗阻；若有粪汁，则见于低位肠梗阻。呕吐物含血或褐色物，见于消化道出血；呕吐物量少，见于神经性呕吐和妊娠呕吐等。

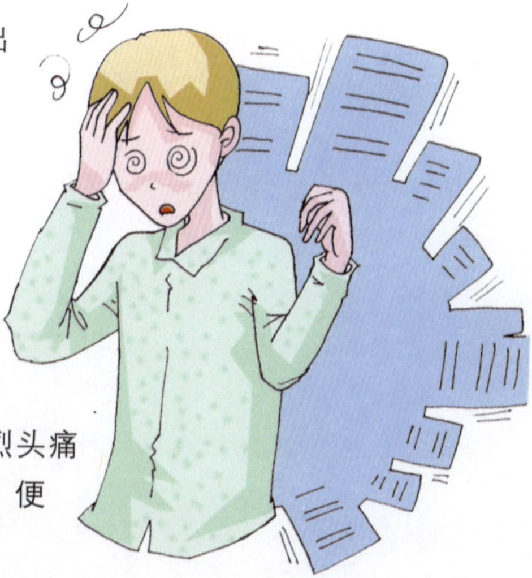

5 伴随症状

伴眩晕可见于梅尼埃病、晕动病、急性内耳迷路炎等；伴腹泻可见于急性胃肠炎、食物中毒等；伴腹痛可见于阑尾炎、腹膜炎等；伴黄疸可见于急性黄疸性肝炎、急性胰腺炎、急性胆道感染、胆道蛔虫症等；伴剧烈头痛可见于颅内压增高、偏头痛、青光眼等；伴腹痛、腹胀、便秘，应注意肠梗阻。

Kangbing 抗病最前线

预防肠胃病：多运动、喝酸奶、常检查

下面列出的4种肠胃道疾病，是可以预防和避免的。

1.胃灼热：食道是条“单行线”，只允许食物从上而下经过。然而，胃里的酸液偶尔也会倒冲上来，引起一阵剧烈的疼痛，这就是胃灼热。

预防胃灼热应少摄取脂肪，并加强身体锻炼。研究显示，每周游泳、慢跑或是打球超过30分钟，能使横膈膜变得更加有力，从而避免胃灼热。

2.胃溃疡：大量喝咖啡或幽门螺杆菌感染都会导致胃酸灼伤胃壁，引起胃溃疡。

对付胃溃疡，最好的方法是多摄入维生素C，防止幽门螺杆菌感染。但要少喝橘子汁，因为它太酸，会加重胃溃疡。

3.肠炎：免疫系统能帮助人体抵御外来微生物，不过偶尔也会把食物错当成外来入侵者，并发起攻击。肠壁极有可能在这一过程中受伤，从而引起肠炎。

对付肠炎最有力的武器是喝酸奶，它富含益生菌，能抵抗其他微生物的入侵，并让免疫系统恢复正常。

4.结肠癌：结肠镜检查可以较早发现结肠癌。因此，50岁的时候做一次结肠镜检查，以后最好每10年做一次结肠镜检查。如果家族中有人患过结肠癌，应在更早的时候就开始做检查，并且要做得更频繁些。此外，多吃鱼肉和禽肉，也有助于预防结肠癌。

什么是霍乱

霍乱是由霍乱弧菌所致的烈性肠道传染病。临床表现轻重不一，患者多为无症状的隐性感染或仅有轻度腹泻，少数病情严重者可有剧烈呕吐、脱水、代谢性酸中毒、微循环衰竭和急性肾功能衰竭等症状。患者和病菌携带者是本病的传染源，主要借水传播，被污染的食品、苍蝇等对疾病传播也有一定的作用。

本病潜伏期1～3天，短者数小时，长者7天左右。多起病急剧，少数患者在发病前1～2天可有头晕、腹胀、疲倦、轻度腹泻等前驱症状。典型病例一般可分为泻吐期、脱水期和恢复期三期。在泻吐期，绝大多数患者以急剧腹泻、呕吐开始。腹泻为无痛性，少数患者可因腹直肌痉挛而引起腹痛，不伴有里急后重。大便开始时为泥浆样或水样，尚有粪质；之后，迅速成为米泔水样或无色透明水样，无粪臭，微有淡甜或鱼腥味，含大量片状黏液，少数重症患者偶有血性便。大便量多，每次可超过1升，每日10余次，甚至难以计数。呕吐多在腹泻后出现，常为喷射性或连续性，呕吐物先为胃内容物，以后呈米泔水样或清水样。本期持续数小时至1～2天。在脱水期，由于频繁的腹泻和呕吐，大量水和电解质丢失，患者迅速出现脱水和微循环衰竭。患者神智淡漠、表情呆滞或烦躁不安，并有声音嘶哑、口渴、呼吸增快、耳鸣、眼球下陷、口唇干燥、皮肤发凉等症状。肌肉痉挛多见于腓肠肌和腹直肌。此期一般为数小时至2～3天。在恢复期，患者脱水得到控制后，多数症状消失而恢复正常，腹泻次数减少甚至停止，声音恢复、皮肤湿润、尿量增多。少数患者可有发热症状。本病根据临床表现还可分为无症状型、轻型、中型、重型和暴发型等。本病治疗不当或不及时，病死率可达25%左右。

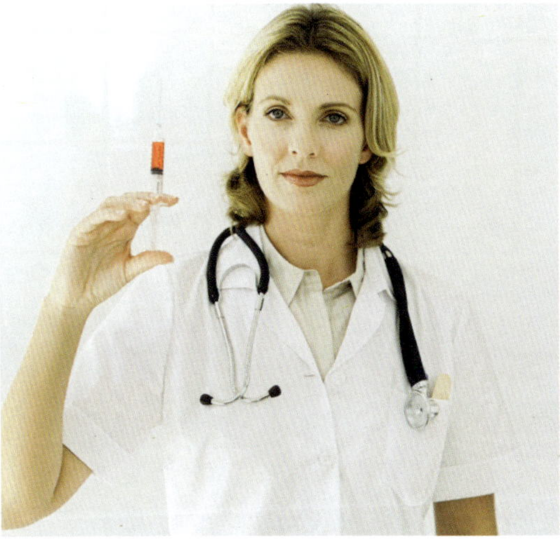

在治疗上，首先要补充液体，并适量补充电解质。抗生素可采用氯霉素和四环素。在预防上要控制传染源，及时

查出患者，尽早隔离。改善环境卫生，加强饮水消毒和食物管理，消灭蚊蝇，注意个人卫生。

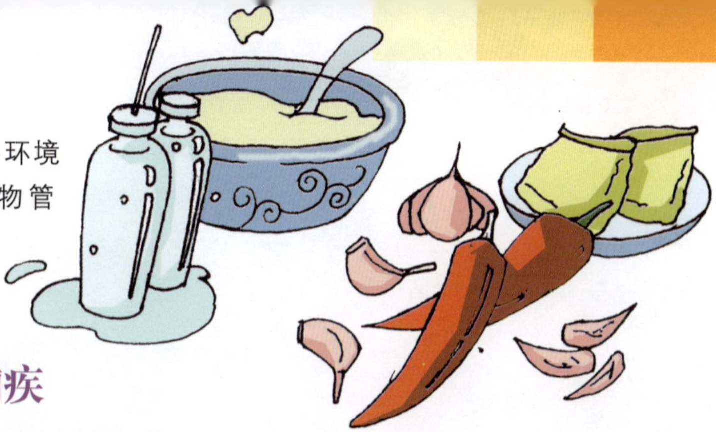

什么是细菌性痢疾

细菌性痢疾简称菌痢，是由痢疾杆菌引起的急性肠道传染病，以结肠化脓性炎症为主要病变。表现为全身中毒症状、腹痛、腹泻、里急后重、排脓血便等。本病全年均可发病，但以秋夏季为最多。患者和带菌者为传染源，其中慢性患者排菌时间可达数年之久。传染途径主要借染菌的食物、饮水等经口感染。不论男女老幼，对本病普遍易感。

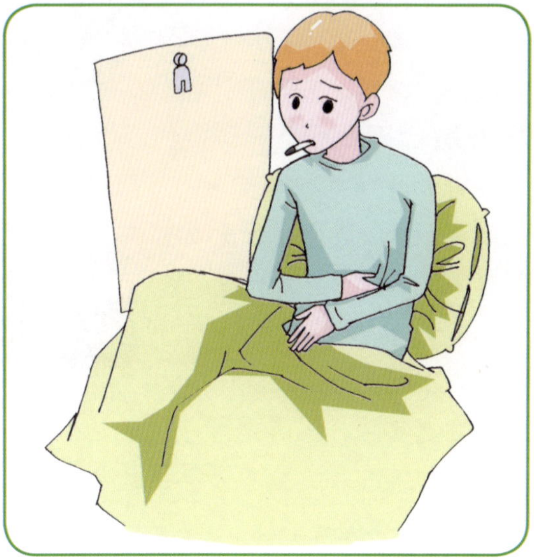

本病潜伏期为数小时至7天，多数为1～2天。由于痢疾杆菌菌群与菌型众多，且人体反应各不相同，因此临床症状多种多样。通常可分为急性和慢性两种，病程2个月以下的为急性，2个月以上的为慢性。

急性菌痢主要表现为全身中毒与胃肠道症状两方面。根据其严重程度，又可分为轻型、普通型、重型和中毒型。轻型患者多无全身中毒症状，体温正常或稍高，腹痛不显著，腹泻每日不超过10次，大便呈糊状或水样，含少量黏液，里急后重感亦不明显，可有呕吐，病程约3～6天。普通型患者起病多急骤，有中度毒血症表现，体温可高达39摄氏度，儿童可有惊厥；患者早期可有呕吐，继而出现阵发性腹痛和腹泻，每天排便10～20次，呈脓血便，量少，失水不显著，里急后重感较显著，病程持续10～14天。重型患者多有严重中毒症状，起病急剧，高热，伴呕吐，大便次数多以至失禁，并带血脓黏液；腹痛剧烈，里急后重感明显，失水明显，四肢寒冷，全腹压痛；随

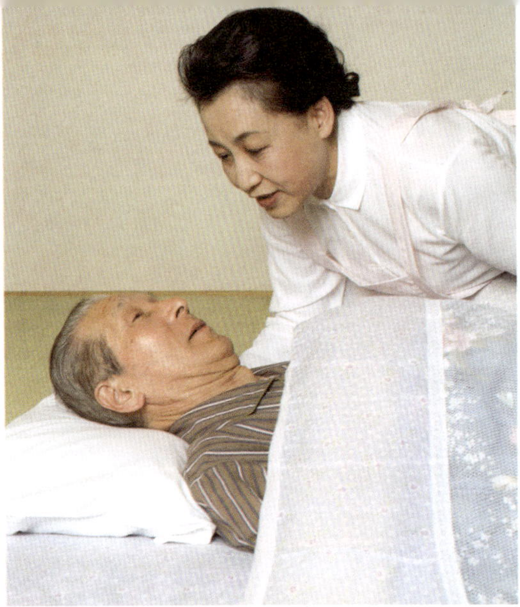

后患者极度衰弱、意识模糊、血压下降以至休克。中毒型大多发生在2～7岁体质较好的儿童。起病急剧，在腹痛腹泻尚未出现时，即有高热、面色青灰、精神萎靡、神智不清等症状。本型以重度毒血症、休克和中毒性脑炎为主要症状，而呕吐、腹泻等不一定严重，出现也晚，大便次数不一定很多。急性菌痢因治疗不及时、营养不良等因素，可形成慢性菌痢。

在治疗上，多采用对症治疗，患者应采用隔离和卧床休息。饮食一般以半流质或流质为主，忌食多油或有刺激性的食物。有失水现象的，可给予口服补液盐。同时应给予大剂量抗生素治疗。在预防上，应早期发现患者和带菌者，并予以隔离和治疗。要注意个人卫生，做到饭前便后洗手，要管理好水、粪和食物，积极消灭苍蝇，以切断疾病传播途径。

给您支招 Zhizhao

痢疾可能留下拉肚子“后遗症”

痢疾是诱发肠易激综合证的一个重要因素。相关调查研究表明，22%的痢疾患者在发病一两年后会发生持续性肠功能紊乱，有10%的人会发生肠易激综合证。所以患过痢疾的患者有可能患上肠易激综合证。因此人们要注意饮食卫生，预防痢疾，尤其是在夏季更要注意。而诱发肠易激综合证的另一个重要原因就是心理因素。北京协和医院专家做的调查显示，肠易激综合证的患者心理异常倾向高。因此除了采取药物治疗，肠易激综合证的另一个治疗手段便是心理治疗，进行生活起居的规律和饮食的调理，在精神上保持放松，调整心态。

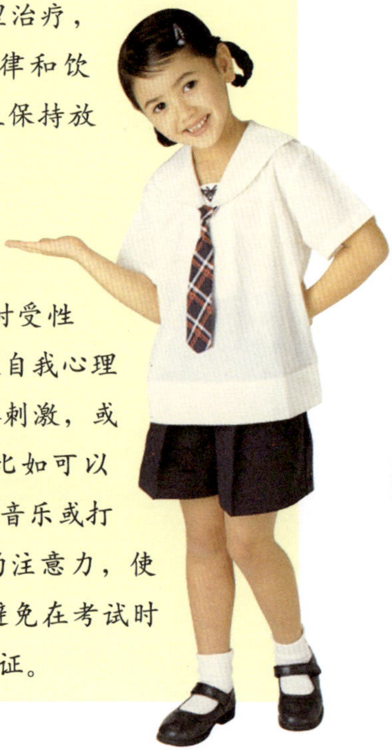

肠易激综合证病人通常都较敏感，对外界的刺激耐受性比较差，所以应通过自我心理调整来主动适应外界刺激，或求助于心理医生。比如可以让孩子在考试之前听音乐或打球，总之要转移他的注意力，使其身心适度放松，避免在考试时再次发生肠易激综合证。

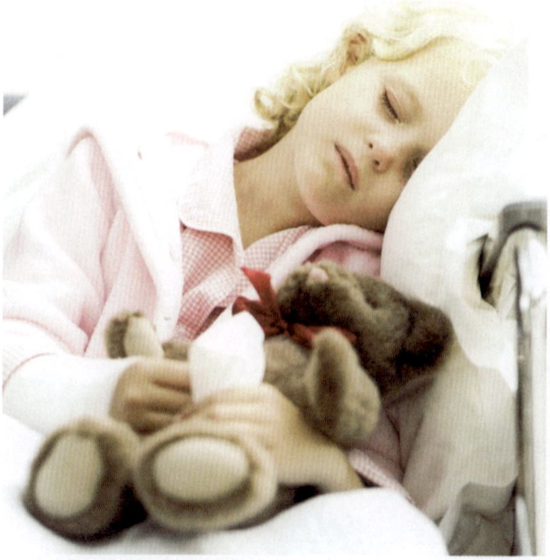

什么是伤寒

伤寒是由伤寒杆菌引起的急性消化道传染病。典型症状包括持续高热、腹部不适、肝脾肿大、白细胞数量低下等。伤寒杆菌仅寄生于人类，感染者是唯一的传染源。病菌主要从粪便中排出，偶尔呕吐物、呼吸道分泌物、其他体液中也有细菌。传播途径主要是粪、口传播，卫生条件较差的地区还可经手、苍蝇或其他昆虫传播。本病发病以青少年最为多见，病后可获持久性免疫力。本病全年均可发生，以夏季最为多见。

伤寒的潜伏期一般10天左右，其长短与感染菌量有关。因食物引起的疾病流行，可在48小时内暴发。因水源引起的流行，其潜伏期可长达30天。典型的伤寒自然病程约持续4周，本病临床上可分为初期、极期、缓解期和恢复期。在初期，多数患者起病隐匿、缓慢，以发热、头痛、腹部不适或腹痛为最常见的早期症状，伴有全身不适、厌食恶心、肌肉酸痛、畏寒等。起初体温呈弛张热，以后随病情逐日递增。多有腹胀、便秘症状，患者有轻度、中度腹泻。大多伴有干咳。极期出现在病后5～7天，高热可持续2～3周，呈稽留热或弛张热，体温可达39～40℃。患者极度虚弱、厌食，神智淡漠、反应迟钝，或谵妄、昏睡，并出现肝脾肿大。部分患者于第7～10日出现玫瑰疹，散在分布于前胸和上腹部，2～5毫米大小，呈暗红色，压之褪色，略高于皮肤表面，数目不多，2～4天后消失，但可复发。缓解期出现在

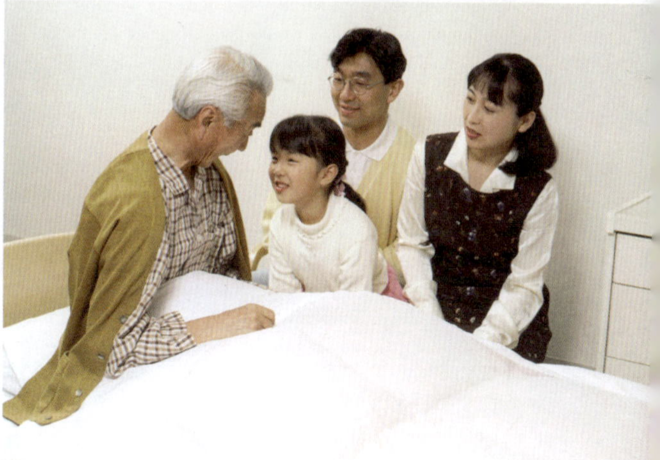

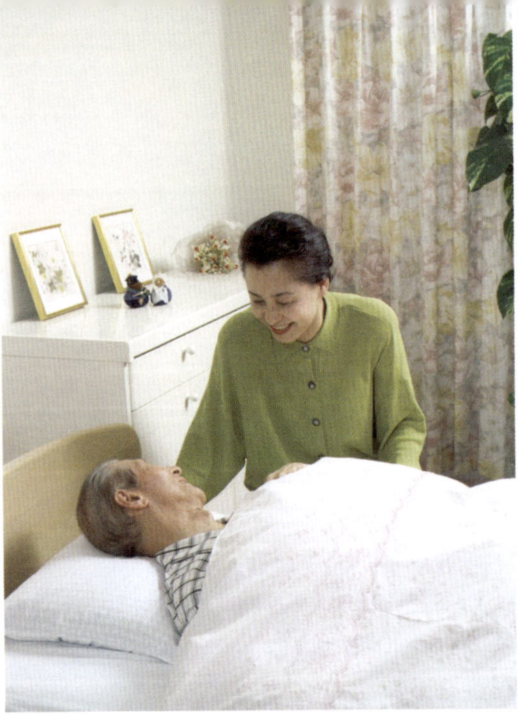

病程第3周，患者更见虚弱，体温于数日内逐渐下降，病情开始改善。第4周后患者进入恢复期，体温恢复正常，症状和体征也随之消失。本病常伴有肠穿孔、肠出血、中毒性心肌炎等并发症。伤寒在临床上还可分为轻型、重型、迁延型和逍遥型等四型。

在治疗上，首先要对症治疗，发热期要卧床休息，并予以物理或药物降温。氯霉素是治疗本病的首选药物。疗程不应少于2周。

在预防上，要及时控制传染源，要隔离患者和带菌者，患者用过的一切物品都要消毒。要加强饮食饮水卫生，保护水源，做好粪便、污水、垃圾的管理和处理。切断传播途径是预防本病的重要措施。此外，对易感者注射菌苗可起到良好的预防作用。

什么是阑尾炎

阑尾炎是外科最常见的疾病之一，常为一般医院中急腹症的首位。过去有些人误称它为“盲肠炎”，实际上盲肠一般并不发炎，而是盲肠下部伸出的，形如蚯蚓的阑尾出现了炎症。由于阑尾腔细小，又是盲管，所以腔内粪石、异物或寄生虫等容易滞留而造成梗阻。尤其因为阑尾动脉为终末动脉，一旦血液供应发生障碍，就会造成阑尾缺血坏死和穿孔。阑尾炎在临床上可分为急性和慢性两种。

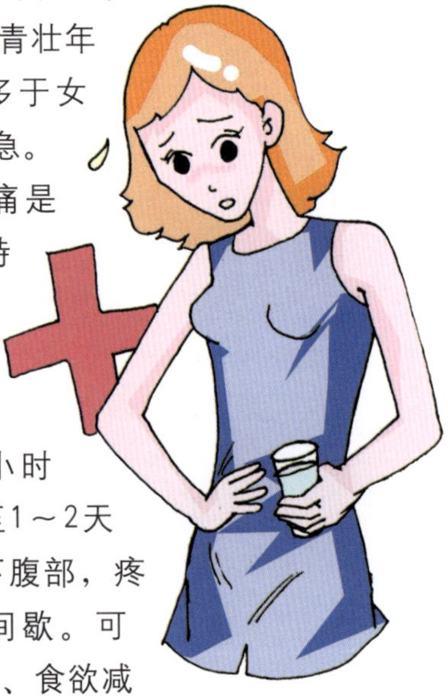

急性阑尾炎可发生在各种年龄，但以青壮年为多见，男性多于女性。一般发病较急。转移性右下腹痛是急性阑尾炎的特点，有75%左右的患者疼痛开始于上腹部或脐周围，数小时至十几小时甚至1～2天后才转移至右下腹部，疼痛持续而没有间歇。可伴有恶心、呕吐、食欲减

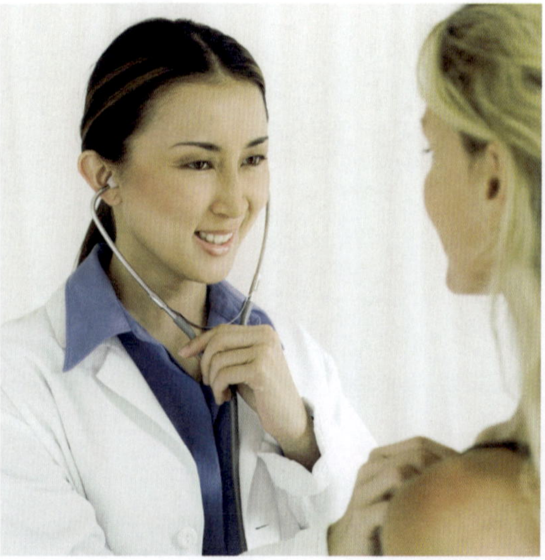

退。发热一般在37.5～38.5℃之间。腹部检查随阑尾的病理改变而各异。纯性阑尾炎，患者腹部柔软，右下腹有固定压痛点；化脓性阑尾炎表现为局限性腹膜炎，右下腹可有压痛，反跳痛和腹肌紧张；坏死穿孔性阑尾炎，炎症可扩散至左下腹或全腹部，引起弥漫性腹膜炎；若病程较长，可形成阑尾周围脓肿，右下腹可触及肿块并有压痛。如果化验血液，白细胞会有不同程度的升高。根据以上表现，急性阑尾炎的诊断多无困难。但是由于阑尾炎的解剖位置变异很大，不同程度的阑尾炎表现也不相同，治疗不及时或处理不当，可出现严重并发症，甚至发生死亡。因此绝不可放松警惕，对疑为阑尾炎的患者，应立即送医院进一步检查，以明确诊断。

治疗阑尾炎的有效方法是手术切除阑尾。多年来，中西医结合治疗急性阑尾炎的经验总结认为，如病例选择适当，也能取得良好效果，可使一部分人避免手术。非手术疗法包括卧床休息、流质饮食或禁食，静脉补液并同时给予庆大霉素或青霉素等抗感染药物。中医治疗以清热解毒、行气活血和通里攻下为主。内服中药大黄牡丹皮汤加减(川楝子10克、赤芍15克、牡丹皮15克、连翘15克、大黄12～15克、二花30克)，每日1剂，分2次服；阑尾周围脓肿可内服中药薏苡败酱散(薏苡仁30克、冬瓜仁30克、赤芍15克、桃仁10克、穿山甲12克、皂刺15克、败酱草30克、地丁30克)，肿块局部外敷消炎散、蒜硫糊剂或双柏散等。非手术治疗经12～24小时，未见好转或有加重趋势者，即应考虑手术治疗，以免发生穿孔合并腹膜炎。急性阑尾炎早期穿孔，手术切除阑尾尚无特殊困难，但术后应按急性腹膜炎处理。

急性阑尾炎如经中西医结合非手术疗法，常转变为慢性阑尾炎。患者经常有右下腹隐痛或不适，剧烈活动或饮食不节可使疼痛加重，并常伴有上腹不适、反酸、腹胀和便秘等消

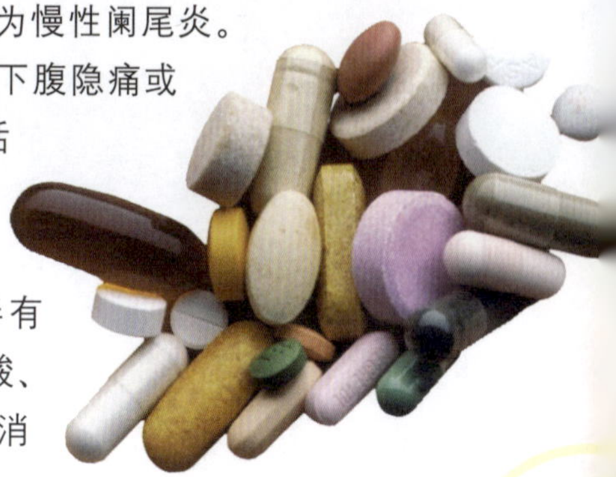

化不良症状。有时可反复急性发作，类似急性阑尾炎。检查时，患者右下腹有局限性压痛。X线钡餐检查或钡灌肠可协助诊断。慢性阑尾炎必须手术切除阑尾，才可治愈。

需要注意的是，本节中提供的药方及剂量仅作参考，在实际治疗时应谨遵医嘱或在专业人士指导下服用。

什么是胃肠息肉

凡是黏膜上隆起的病变，除癌以外，都可称为息肉。因此息肉实际上包括许多性质不同的病变：有的是肿瘤，例如腺瘤和乳头状瘤；有的是黏膜增生的结果，例如增生性息肉；有的继发于结肠的炎性病变，例如炎性息肉。胃肠息肉是一种凸向胃腔和肠腔的肿瘤样物，可单发或多发，有蒂或无蒂。本病可能为癌前期病变。

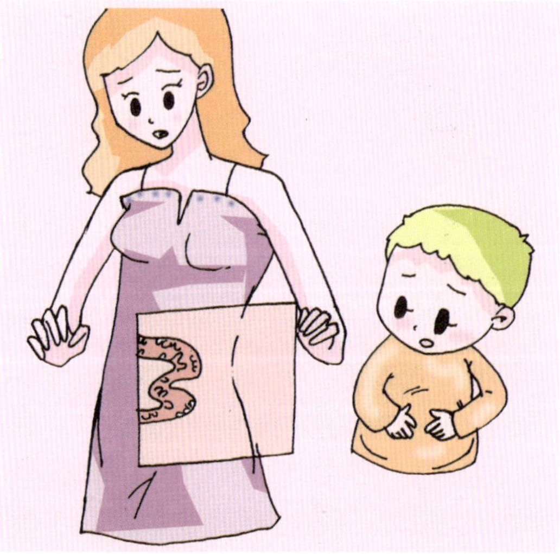

胃息肉病为胃黏膜的腺瘤，是一种上皮性良性胃肿瘤，呈息肉样隆起，故又称胃息肉。可为广基、窄基或带蒂。常位于胃窦部，向贲门方向逐渐减少。腺瘤样息肉大都是单个的，多发性息肉较罕见。胃息肉早期无明显

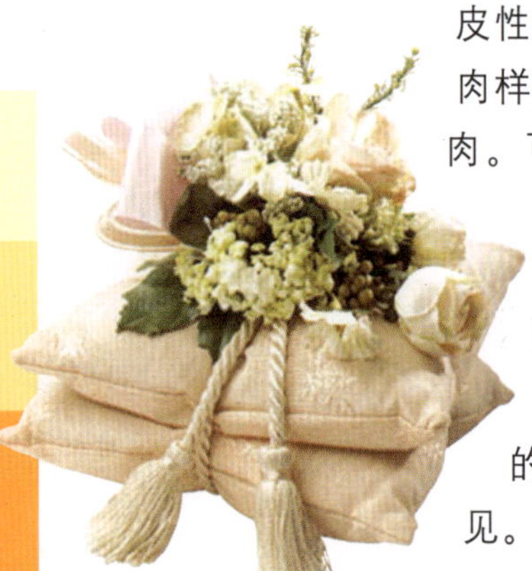

症状，仅在有合并症时才出现上腹部不适、疼痛、恶心、呕吐或出血。幽门部带蒂的息肉，侵入幽门时可引起间歇性幽门梗阻。胃息肉主要多见于慢性萎缩性胃炎，因此85%左右的患者多伴有低酸或无酸症。

黑色素斑——胃肠息肉病，可在颜面、手、前臂、前胸的皮肤，以及唇、口腔黏膜、结膜有棕黑色色素沉着斑。并可出现不完全性肠梗阻、肠绞痛、便血，甚至严重贫血的症状。本病为先天性疾病，与遗传有关。

结肠和直肠息肉，其息肉的数目和形态各不相同。增生性息肉是多发的露滴样的小隆起；炎性息肉是成簇的短指状的隆起；乳头状瘤隆起的基底较广，表面呈绒毛状；在儿童中最常见的儿童型息肉和多见于成人的腺瘤，是基底较广的隆起，或

球形或卵形的肿块，有蒂与肠黏膜相连，数目可以从一个到多个；有一种家族性腺瘤病，是能遗传的，一家人可同时患有此病，患者有多发性的腺瘤，结肠和直肠可以布满腺瘤样的息肉。增生性息肉、炎性息肉和儿童型息肉都不会癌变；腺瘤可能癌变，广基的比有蒂的癌变机会大，直径小于1厘米的癌变机会小；乳头状瘤癌变的机会较大；而家族性腺瘤病则几乎迟早会发生癌变。息肉的主要症状是慢性间歇性便血。在近端结肠的表现为黑便，在远端结肠或直肠的表现为鲜血，量少、不与粪便相混。或大便成形，可能一侧有凹陷性压迹。近肛门的带蒂息肉常可在排便时从肛门脱出，在肛门口可见一紫红色的肉块。

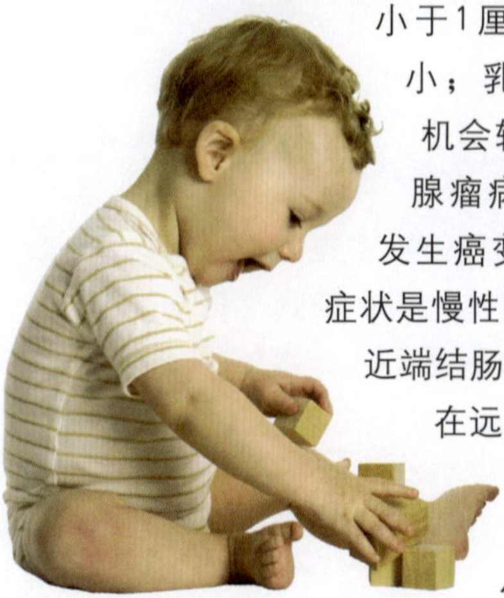

增生性息肉或炎性息肉都无需手术。离肛门7.5厘米左右的腺瘤，可以通过肛门予以切除；位置较高的有蒂的或无蒂且小的，可以通过乙状结肠镜或纤维光束结肠镜，电灼切除；如在结肠镜内切除有困难或者不安全，瘤体小于1～1.5厘米的可以不切除，但要随访观察，大于1～1.5厘米的应该剖腹切除；儿童型息肉位置低的切除方便，位置高的如果切除困难，可不必勉强，因它有自行脱落的可能；乳头瘤一般范围较大，常须做肠段切除术；家族性腺瘤患者常须做广泛的肠切除，有时连直肠也不能保留，需要做人工肛门。胃息肉病的治疗，有蒂息肉可经内镜行息肉摘除或电刀切除术；无蒂息肉可经内镜行酒精注射或手术切除。

什么是急性胃炎

急性胃炎，又称急性胃黏膜病变，是指由于各种原因引起的胃黏膜急性炎症，病变可以局限于胃底、胃体、胃窦的任何一部分。也可以整个胃出现弥漫性炎症，是临床常见疾病之一，特别是夏秋季节气候温暖时由于饮食因素引起的急性胃炎更为常见。

急性胃炎的分类方法也有很多，一般按照病因和临床表现的不同可划分为4类：急性单纯性胃炎、急性感染性胃炎、急性糜烂性胃炎、急性腐蚀性胃炎。

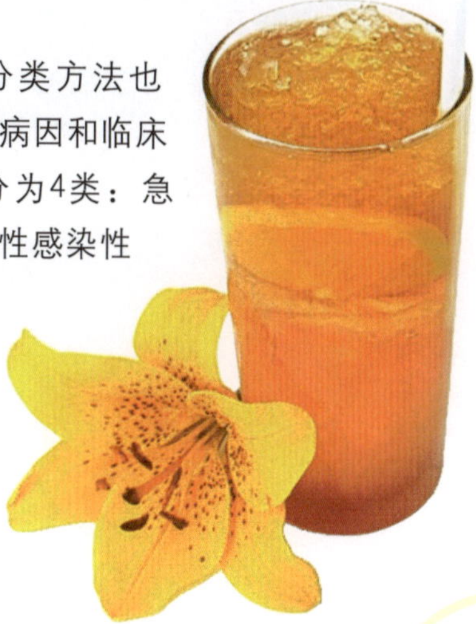

中医认为急性胃炎属于胃痛、呕吐等病范

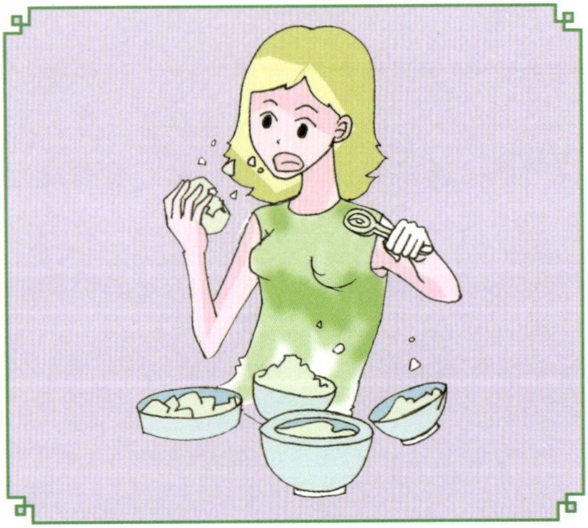

畴，在病因病机上多为寒邪克胃、热邪伤胃；暴饮暴食、秽浊之气伤胃等。通常的治疗原则是急则治标为先，然后再进行辩证治疗。

如果是腐蚀性或化脓性胃炎则可以出现寒战和高热等全身中毒症状。但是较多的急性胃炎患者并无明显临床症状，只是在胃镜下才可发现胃黏膜产生病变。

急性胃炎患者检查时可见上腹部或脐周压痛，肠鸣音亢进。实验室检查多无特殊情况，如伴出血则可有大便潜血试验阳性，如有全身中毒症状则可出现血白细胞升高等。

什么是慢性胃炎

慢性胃炎主要是由幽门螺杆菌感染所引起的胃黏膜慢性炎症，多数是以胃窦为主的全胃炎，胃黏膜层以淋巴细胞和浆细胞浸润为主。部分患者在后期可出现胃黏膜固有腺体萎缩和肠化生。慢性胃炎患者男性多于女性，且发病率与年龄的增长呈正比关系。

临床上通常将慢性胃炎分为慢性浅表性胃炎和慢性萎缩性胃炎。鉴别二者最主要的区别是胃黏膜组织的活检。

根据病变的部位，可划分为慢性胃窦炎和慢性胃体炎。

中医把慢性浅表性胃炎归入“胃痛”范畴；把慢性萎缩性胃炎归到“胃痞”范畴。无论“胃痛”还是“胃痞”，其发病都与饮食不节、情志失调等因素有关。

1　上腹部疼痛

在慢性胃炎患者中，上腹部疼痛的患者约占85%。多为隐痛，半数以上与饮食有关。空腹时无明显症状，饭后常感不适。常因进食冷硬或辛辣食物而诱发或加重疼痛。少数患者疼痛发作与天气寒冷有关。

2　上腹部饱胀

在慢性胃炎患者中，上腹部饱胀的患

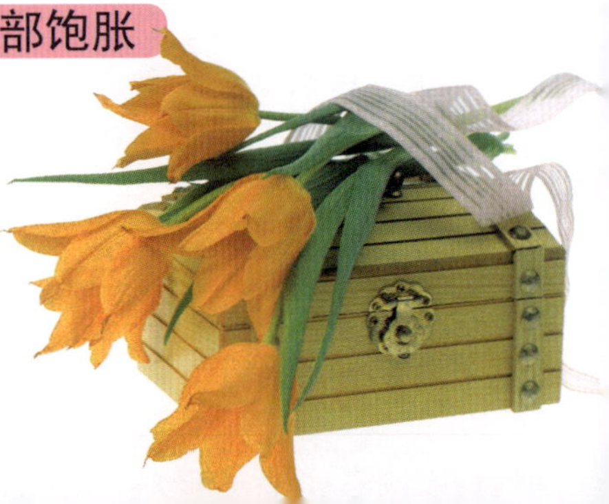

者约占70%的患者。进食少量食物，尤其是进食不易消化的食物及易于发酵产气的食物(如豆类、牛奶制品以及高蛋白食物)后感觉上腹部饱胀。

3 嗳 气

在慢性胃炎患者中50%左右的人存在嗳气症状，经嗳气后上腹饱胀感可暂时缓解。

4 其 他

如恶心、反酸、呕吐、烧心、出血、食欲下降、乏力等。

专家提醒

便秘别吃泻药，腹泻别吃抗菌药

22岁的大三学生小李，患有肠易激综合证已经有10多年的时间，一遇到考试就会出现腹痛，且症状属于便秘型。他自己以前也没太当回事儿，有时用点泻药或是止痛药。但到底该用些什么药才有效?

治疗肠易激综合证没有一种特效药，因为肠易激综合证主要是由于胃肠动力感觉失调引起的，因此治疗必须针对胃肠动力和感觉进行整体治疗，同时力求找出诱发因素如饮食因素、某些应急事件等，并设法予以祛除。对失眠、焦虑者适当用镇静剂，而不仅是针对单一症状治疗。

症状明显者，可酌情使用药物控制症状，许多患者遇到便秘就随便吃些泻药，虽然当时能够管事，但是对于腹痛、腹胀等胃肠不适却束手无策，不能解决根本问题。止痛药虽然能够暂时缓解腹痛，但是不能改善便秘和腹胀等不适。

在采取药物治疗时，便秘型的肠易激综合证可以使用泽马可(替加色罗)等，因此小李可以准备点泽马可，以协调全胃肠道内脏的感觉和动力；而腹泻型的可用黄连素等。

但需要提醒的是，腹泻型的肠易激综合证病人不能用抗菌药，比如氟哌酸等。因为长期吃会引起菌群失调性腹泻，而且一旦真正得了细菌性腹泻，可能会因体内细菌的耐药性，再用这些消炎药时反而失去作用。

健康小卫士

肠胃不好注意什么?

多数人可能认为自己的胃只有一点点小毛病，甚至是完全健康的，根本不用多加注意。实际上，现代人由于快节奏的生活以及强大的工作压力，大部分人的胃都处于亚健康状态。所以，也许您的胃并不像您认为的那样健康呢！俗话说“人是铁，饭是钢，一顿不吃饿得慌”，肠胃病患者如不注意饮食，病情便将不断恶化。专家提醒肠胃病患者在护理肠胃时要特别注意以下4个要点。

1.饮食宜有规律

很多人在饮食上不能控制自己，遇到好吃的就猛吃一顿，不合口味的就饿一顿，这样就容易造成胃的蠕动功能紊乱，进而使胃壁内的神经丛功能亢进，促进胃液的分泌，久而久之就会出现胃炎或胃溃疡。因此，饮食应该定时定量，千万不要暴饮暴食。

胃病患者应尽量做到定时进餐，每日可定时进食5～6次，进食量少，能减轻胃的负担，避免胃部过度扩张；进餐次数多，可使胃中经常存有少量食物，以中和胃内过多的胃酸。病情严重的人最好食用营养丰富又易于消化的松软食品，如米粥、面条、牛奶等，如果有条件，还可多吃点蜂蜜，因为蜂蜜有抑制胃酸分泌、促进溃疡愈合的功能。

2.不要吸烟饮酒

吃饭时一定要细嚼慢咽，使食物在口腔内得到充分的磨切，并与唾液混合，这样可以减轻胃的负担，使食物更易于消化。此外，应尽量少吃刺激性食品，尤其注意不能吸烟饮酒，因为烟酒对胃的危害很大。烟草中的尼古丁对胃的刺激作用，会使胃内容物排出延迟，进而引起胃酸分泌增加，造成胃炎、胃溃疡的病情加重。饮酒，特别是空腹饮酒对胃病患者的损害就更大，因为酒中的乙醇对胃黏膜有非常大的刺激作用，胃受到刺激后会出现较强烈的收缩、扩张等运动，这极容易造成胃出血或胃溃疡部位的穿孔，以致出现生命危险。

3. 注意饮食禁忌

禁忌易产酸食物，如土豆、地瓜过甜点心及糖醋食品等；易产气食物，如生葱、生萝卜、生蒜、蒜油、洋葱等；生冷食物，如大量冷饮、冷拌菜等；坚硬的食物，如腊肉、香肠、火腿、蚌肉等；强烈的调味品，如咖喱粉、胡椒粉、辣椒油、芥末等。

4.保持精神愉快

过度的精神刺激，如长期紧张、恐惧、悲伤、忧郁等都会引起大脑皮层的功能失调，导致迷走神经功能紊乱、胃壁血管痉挛性收缩，进而诱发胃炎、胃溃疡。因此，平时要精神愉快、性格开朗、意志坚强，还要善于从困境中解脱出来，这样才有利于保持肠胃健康。

什么是萎缩性胃炎

慢性萎缩性胃炎是一种常见病，世界卫生组织将其列为胃癌前状态，尤其是伴有肠上皮化生或不典型增生者，癌变可能性更大。其发病缓慢，病势缠绵，迁延难愈，治疗棘手。属于祖国医学中"胃脘痛"、"腹胀"的范畴。自纤维胃镜问世以来，肉眼观察加上活检，对萎缩性胃炎的诊断更为明确。一般认为萎缩性胃炎的发病随年龄的增长有增高趋势。可以进行如下辨证治疗：

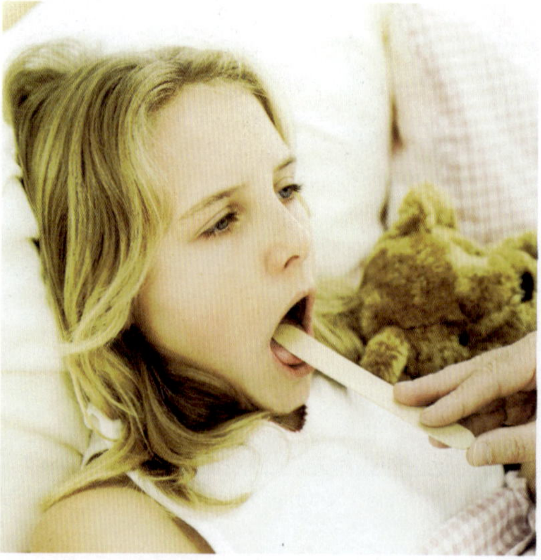

1.患者表现为肝有郁热，胃蕴痰湿，治疗以泄肝和胃化湿为基本原则，可用炒苍术9克，川朴5克，陈皮5克，木香5克，姜半夏9克，茯苓9克，桂枝3克，炒白芍9克，香橼皮9克，建神曲12克。上药水煎服，每日1剂， 每日服2次。

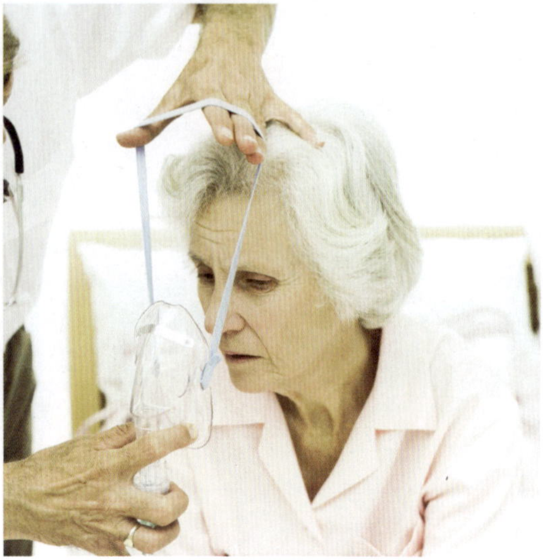

2. 患者表现为胃中有热，肠中有寒，寒热错杂。治疗时以辛开苦降为基本原则，可用黄芩10克，马尾连6克，姜半夏10克，党参10克，炮姜炭5克，木香6克，炒白术10克，香附10克，延胡索5克，炒川楝子10克，焦三仙10克。上药水煎服，每日1剂，每日服3次。

3. 患者表现为气滞阴虚。治疗时以理气、养阴为基本原则，可用炒白芍15克，乌梅肉15克，北五味15克，佛手10克，丁香10克，苏子10克，苏梗10克。上药水煎服，每日1剂， 每日服2次。3个月为1疗程，两个疗程之间休息3～7天。

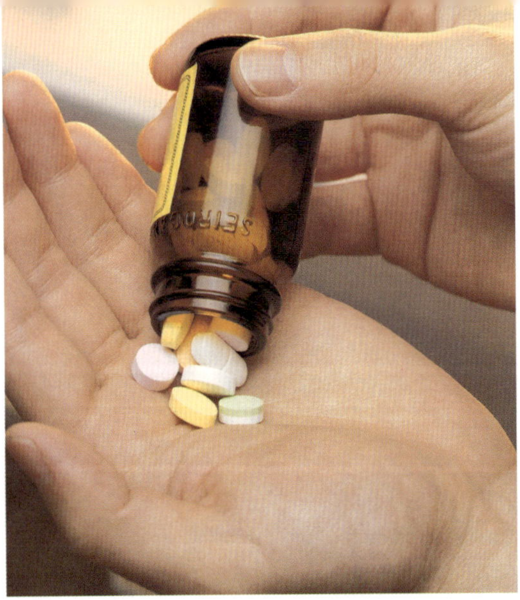

什么是溃疡病出血

溃疡病出血引起的临床症状与失血量的多少及失血速度的快慢有密切的关系，当出血量达60～100毫升时，即可出现黑便，出血量达400毫升时，不但有黑便，而且可出现呕血及一系列出血的症状。持续大量的出血可导致血容量下降，组织缺血缺氧，循环衰竭，甚至死亡。其主要临床表现如下：

1 循环衰竭

当患者失血过多，血容量减少，血压下降，回心血量和心输出量均减少，就会导致循环衰竭。患者表现出心慌、出冷汗、气急、疲乏无力、烦躁不安、头痛、口渴、面色苍白、尿量减少，有时还会有四肢厥冷、发绀、脉搏细弱直至不能扪及、血压降低甚至测不出、少尿甚至无尿等症状。

2 发 热

中等量或大量出血患者常伴有发热症状，一般在24小时内出现，多数在38.6摄氏度左右，持续2～7日不等。出现发热主要是由于肠腔内血液分解产物吸收，血容量减少导致贫血，发生体内蛋白质被破坏，循环衰竭等引起体温调节中枢不稳定所致。

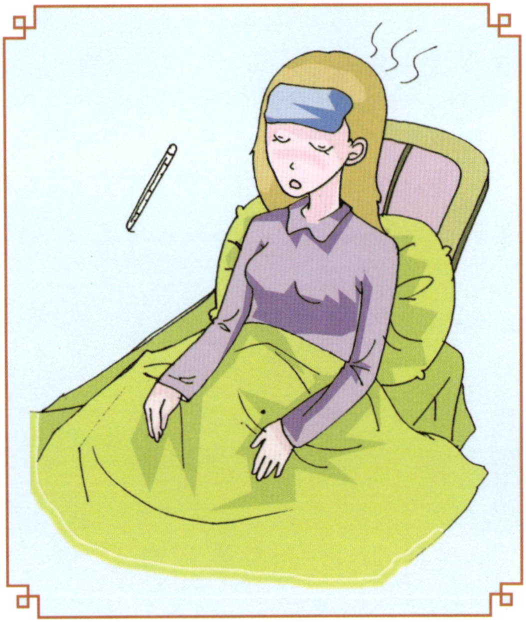

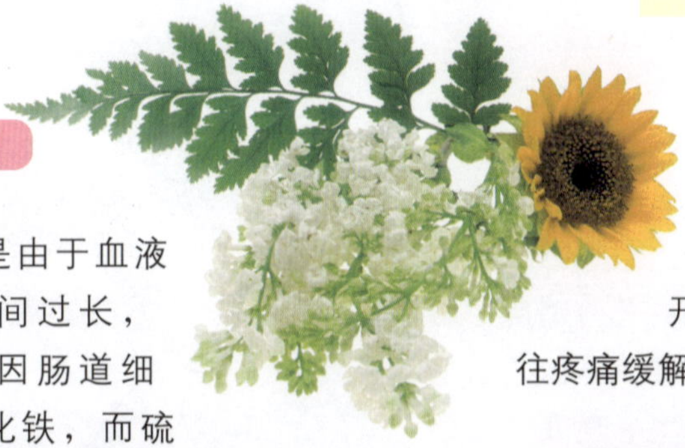

3 黑便

黑便的产生是由于血液在肠道内停留时间过长，血红蛋白中的铁因肠道细菌的作用变为硫化铁，而硫化铁为黑色，加之黏液分泌较多，大便表面带有一定的光泽，又黑又亮而成为柏油样便。但当出血量大、肠道蠕动快时可为暗红色血便。

出血量较大时，还可引起呕血，若血液在胃内滞留时间短，呕吐物则为暗红色甚至鲜红色；若血液在胃内停留时间长，氧和血红蛋白受胃酸作用变成正价铁，血红蛋白则呈咖啡色。

4 上腹部疼痛

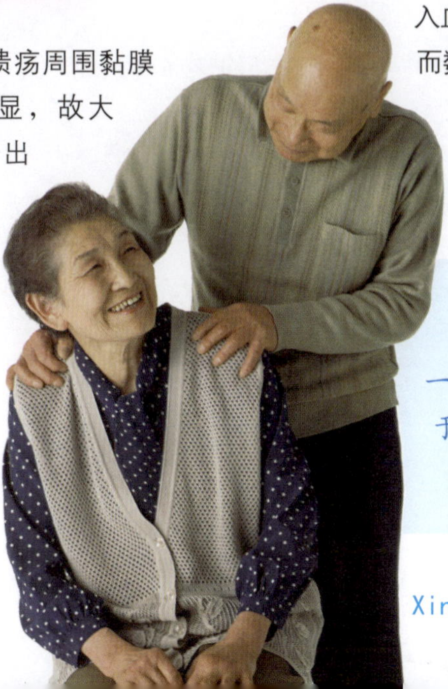

患者失血前溃疡周围黏膜充血水肿尤为明显，故大多数溃疡病患者出血前上腹疼痛加重，而出血后黏膜充血水肿减轻，胃壁张力减弱而致胃痉挛缓解或解除，胃酸被中和，致使胃酸对胃黏膜刺激减少，加之出血后的血液“蛋白餐”将胃酸与溃疡面隔开起到了保护作用，所以往往疼痛缓解或消失。

5 氮质血症

由于至肠腔内的血液蛋白质经消化分解后吸收入血，加之大出血时肾功能衰退不能排出氮质，许多溃疡病患者在大出血后的最初几天内，会出现氮质血症。

6 血象变化

大出血初期，由于生理调节，各项指标可正常。出血6～12小时后，由于组织间液进入血液循环，使血红蛋白及红细胞稀释而数值降低。出血后白细胞量常在1万以上，中性粒细胞也会增加。

什么是胃癌

胃癌是临床上最常见的、危害健康较严重的恶性肿瘤之一。多发生于40～60岁，男性多于女性。病因尚不明确，可能与胃局部慢性病变、饮食习惯及遗传有关。

胃癌早期往往无明显的特殊症状，或仅有上腹不适、饱胀、消化不良、胃纳减退等一般消化道疾病症状，而不为患者或医生所重视，待出现食欲减退、消瘦、呕吐、贫血、吞咽困难、便血、呕血、上腹痛或上腹包块时，病程已达中晚期。经治疗后其5年生存率仅为15%～20%，而早期胃癌手术后的5年生存率可达95%以上，因而早期诊断与早期手术治疗是决定胃癌疗效的两大关键因素。

胃癌是不难早期发现和诊断的，只要我们提高警惕，在早期诊断方面除依靠有关病史外，X线双重气钡造影及纤维胃镜检查是早期发现胃癌的重要措施，特别是纤维胃镜检查，能直视观察病变，取活组织检查和细胞学检查，绝大多数的胃癌患者都可以及时得到确诊。另外要努力开展对胃癌知识的宣传和胃癌普查工作，以便更有效地做到早期发现、早期诊断、早期治疗，提高生存率。

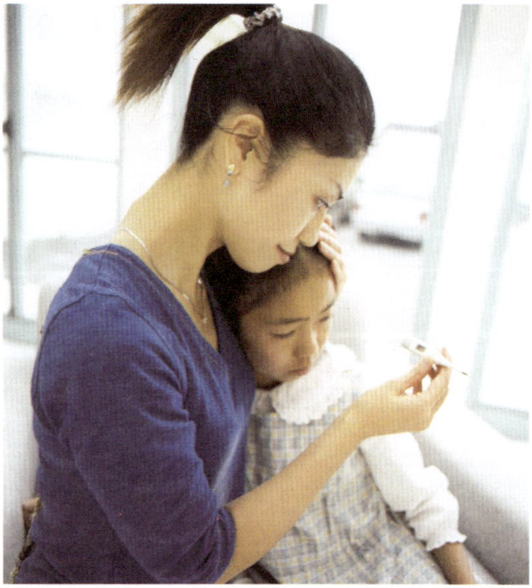

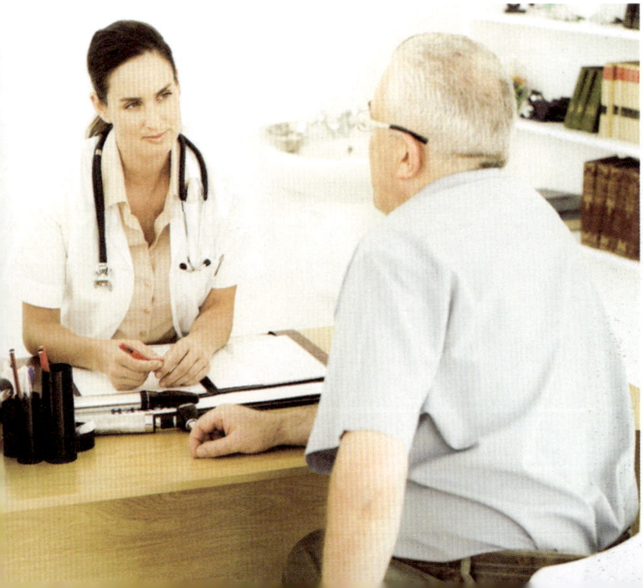

大家平时应当养成良好的饮食习惯，不暴饮暴食及过度食用刺激性食物，以减少溃疡病及慢性胃炎等病的发病率，重视并及时积极地治疗胃癌的前期疾病，减少胃癌的发病率。手术治疗仍是目前胃癌治疗的主要手段，术前术后可辅以化疗及中草药治疗，应调动患者的积极性，不断提高抗病能力，树立战胜癌症的信心。

什么是结肠癌

结肠癌是胃肠道常见的恶性肿瘤之一，最多见于乙状结肠，其次为盲肠、升结肠、横结肠和降结肠。大多为腺癌。目前尚不完全清楚结肠癌的发病原因，已知可能与遗传、免疫缺陷、高脂肪、低纤维饮食以及与慢性结肠炎、肠息肉、肠腺瘤等病变有一定关系。

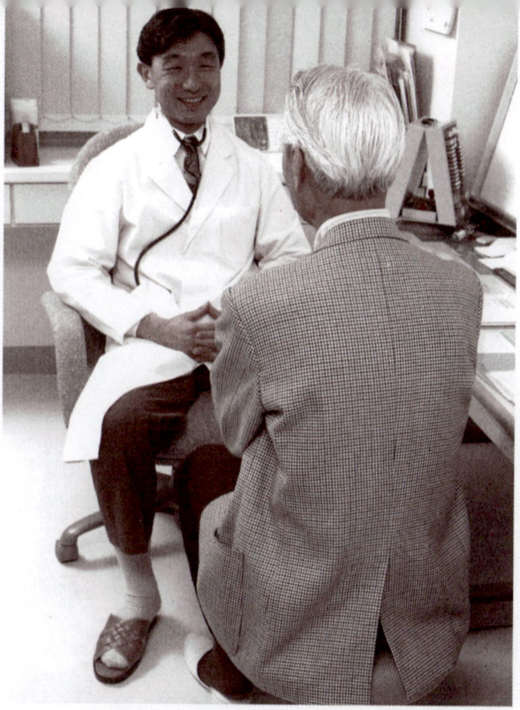

结肠癌多见于40岁以上者，但近年来30岁以下者亦不少见。早期症状主要是排便习惯的改变，多数表现为排便次数增加，稀便或不成形，排便前可有腹痛，继而患者可出现粪便带血或呈脓血便，患者多因此而到医院就诊，但常被认为是痢疾、肠炎而延误诊断。随着病变的发展，可以出现稀便或者便秘，或腹泻与便秘交替出现，伴有腹痛和腹胀。到病程晚期，腹部可在相应的部位出现肿块，质地较硬，形状不规则，表面呈结节状，此时患者一般情况较差，出现消瘦、乏力、浮肿、贫血等全身虚弱表现。

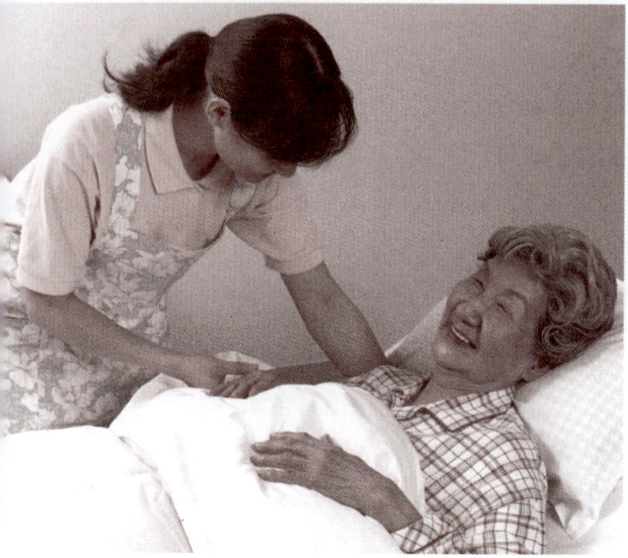

目前还没有早期发现结肠癌的特殊方法，但可靠的病史及体格检查对诊断结肠癌有很大帮助，结肠X线钡灌肠方法和纤维结肠镜检查可为结肠癌的诊断提供可靠依据。

结肠癌的治疗，目前仍以手术切除为主。术前做好包括控制饮食，服用肠道抗菌素及清洁灌肠的肠道准备，保证术后恢复顺利，同时采用化疗、放疗及中医药等综合措施，以提高疗效。疗效的好坏，关键在于能否早期发现、早期诊断、早期治疗。早期治疗的绝大多数患者是可以彻底治愈的。

职业人群养胃的饮食原则

生活中很多人都遭受过胃酸过多、胃痛等不适症状的侵袭，对某些从事特殊职业的人来说更是如此。特别是冬季胃病更易成为很多人群的职业病。据专家介绍，“行业胃病”是对由工作性质的原因造成的胃病的泛称。调查显示，教师、记者、白领、交警、司机、个体业主、环卫工人、学者是最容易产生胃病的八大行业，其从业者患胃病的几率要比其他行业从业者高出2.3倍。其中教师更是以78%的得病率高居首位。

教师一般是工作压力太大，结果常常导致胃疼；而很多记者常常胃疼，长期外出采访、不规律生活则是主因；另外公司白领经常加班，便有可能会加出胃病来；个体业主忙于应酬，结果也很有可能患上胃病。

得了胃病饮食上要注意以下10条原则：

1.少吃油炸食物：因为这类食物不容易消化，会加重消化道负担，多吃会引起消化不良，还会使血脂增高，对健康不利。

2.少吃腌制食物：这些食物中含有较多的盐分及某些致癌物，不宜多吃。

3.少吃生冷和刺激性强的食物：生冷和刺激性强的食物对消化道黏膜具有较强的刺激作用，容易引起腹泻及消化道炎症。

4.定时定量：要做到每餐食量适度，每日三餐定时，到了规定时间，不管肚子饿不饿，都应主动进食，避免过饥或过饱。

5.温度适宜：饮食的温度应以不烫不凉为度。

6.细嚼慢咽：应该细嚼慢咽以减轻胃肠负担。对食物要充分咀嚼。咀嚼次数愈多，随之分泌的唾液也愈多，对胃黏膜有保护作用。

7.饮水择时：最佳的饮水时间是晨起空腹时及每次进餐前1小时，餐后立即饮水会稀释胃液，用汤泡饭也会影响食物的消化。

8.注意防寒：胃部受凉后会使胃的功能受损，故要注意胃部保暖不要受寒。

9.避免刺激：不吸烟，因为吸烟使胃部血管收缩，影响胃壁细胞的血液供应，使胃黏膜抵抗力降低而诱发胃病。还应少饮酒，少吃辣椒、胡椒等辛辣食物。

10.补充维生素C：维生素C对胃有保护作用，胃液中保持正常的维生素C的含量，能有效发挥胃的功能，保护胃部和增强胃的抗病能力。因此，要多吃富含维生素C的蔬菜和水果。

生活习惯与肠胃病的关系

sheng huo xi guan yu chang wei bing de guan xi

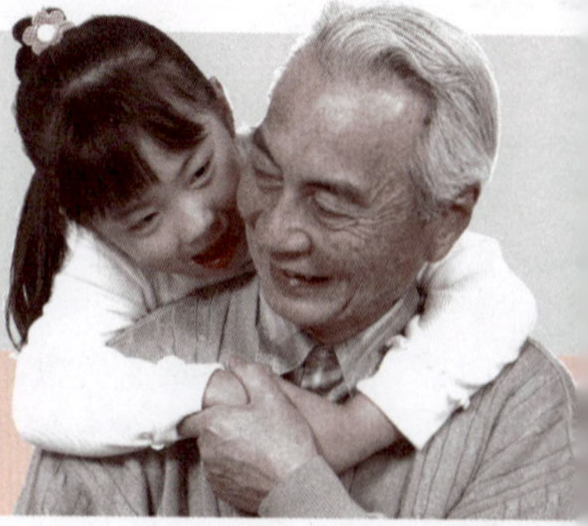

很多肠胃病都是由于患者平时饮食和生活习惯不规律而导致的，了解这方面的知识，有助于我们防治肠胃病。

肠胃病患者怎样才能使生活规律化

1 劳逸结合

经常从事有益的劳动，有助于保持身体健康，增强机体免疫力，从根本上减少疾病的发生；但必须做到劳逸结合，防止过度疲劳。适当的休息，则可消除疲劳，以便有充沛的精力去更好地工作和学习。

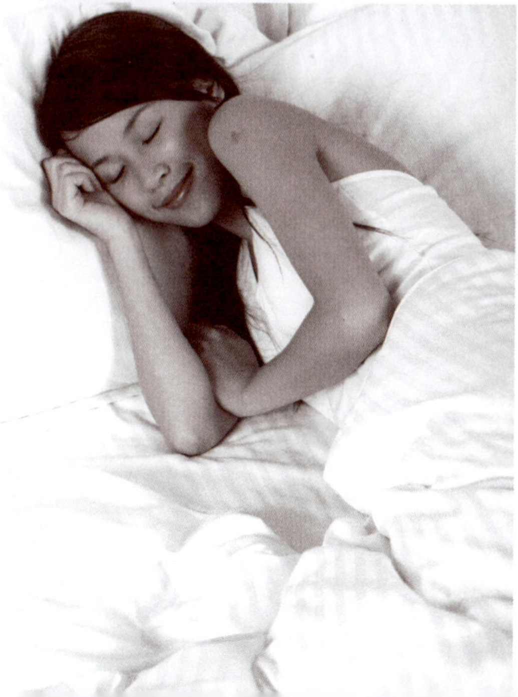

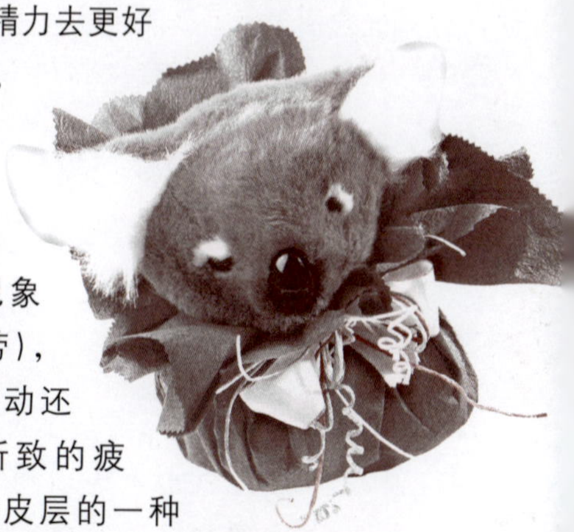

生理学认为，早期的疲劳是一种一时性的生理现象（亦称假性疲劳），无论是体力劳动还是脑力劳动所致的疲劳，都是大脑皮层的一种保护性反应，它预示着人体需要休息。这种现象若长时期地得不到缓解，就会造成过度疲劳。实验证明，过度疲劳可降低人体抵抗力，从而导致易受细菌的侵袭，身体健康受到威胁。

2 优质睡眠

合理的睡眠姿势和科学的睡眠时间有利于消除疲劳。睡眠姿势，以侧卧姿势，尤以右侧卧为宜：此时全身肌肉松弛，呼吸舒畅，且能使心、肺、胃肠的生理活动降到最低点，心脏不受压，肺呼吸自如，并有助于消化。而取俯卧位时整个身体上半部重量都压在胸部，影响呼吸，极易引起梦魇；取仰卧位时舌根往后坠缩，易致呼吸不畅而打鼾，且易做梦；取左侧卧位时心脏易受压，并影响入眠；枕的高度一般为16厘米左右，小儿应稍低一些。睡眠时间以7～9小时为宜，如果是脑力劳动者，应尽量养成午睡的好习惯。

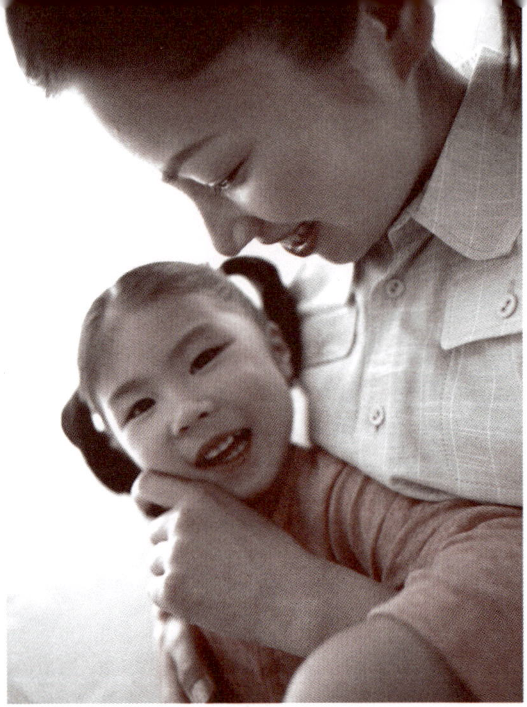

Jian kang bao dian
健康宝典

紧张容易得肠胃病

随着社会现代化进程的发展，竞争的加剧，工作压力的增大，导致工作紧张的人们消化系统疾病的发病率越来越高，其中又以肠胃病最为典型。这类人群通常有如下经历："工作紧张，没法儿按时吃饭"；"下班晚了，从冰箱里随便抓着什么就吃什么"；"饭局太多，想不吃都不行"；"单位事情杂，烦呐……什么都不想吃"；"经常撂下饭碗就得出去"等等。所以，日常工作繁重的人要学会给自己减压，照顾好自己的肠胃，注意有规律地饮食，以保证自己的身体健康。

噩梦与肠胃病有何关系

据德国媒体报道，德国一儿童医院对平均年龄为9岁的一组儿童进行了一项调查，其中4%的受调查者频繁做噩梦，40%偶尔做噩梦；一半儿童在噩梦中曾被其他人、动物或幻想角色跟踪。另外，20%的儿童在梦中曾经被亲人吓到。研究结果表明，那些频繁做噩梦的孩子，都存在一定的健康问题，如抵抗力差、患肠胃疾病、身体发育迟缓以及某些心理问题。

心情与肠胃病有何关系

如果保持愉快的心情，神经系统便

会正常地活动，从而正确、有序地指挥支配着胃肠道的分泌和运动，非常有利于食物的正常消化和吸收，对胃肠系统的活动起着促进和保护作用，并有助于慢性肠胃道疾病的康复。相反，在节奏过快的工作或学习的环境中，人们在精神和生理上会承受极大的压力，情绪也会经常处于一种持续紧张状态。如果长期受控于紧张、压抑、悲哀、忧愁、焦虑、气愤等不良情绪，再加上自身心理素质不过硬的话，非常容易导致自律神经系统功能紊乱，从而使胃肠道黏膜缺血，运动和分泌失常，易发生各种胃肠道疾病。

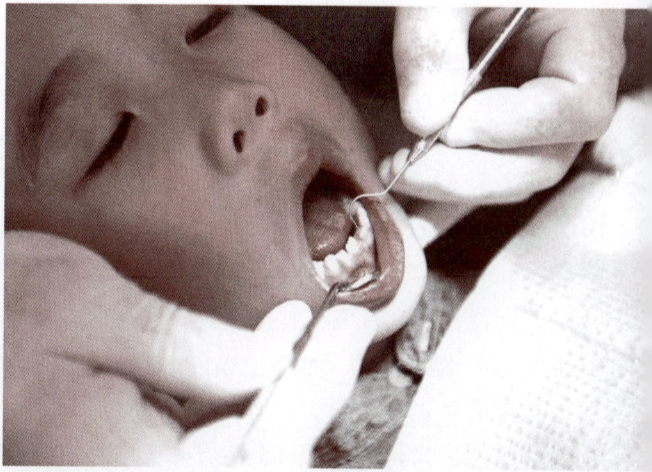

伴有不良情绪的慢性消化道疾病患者，受着身心两重的折磨，情绪十分低落，非常痛苦，工作、学习效率降低，生活质量一落千丈。因此，慢性胃肠道疾病患者，必须保持心情舒畅，树立战胜疾病的信心，避免能引起不良情绪的环境刺激，这样才有益于早日恢复健康。

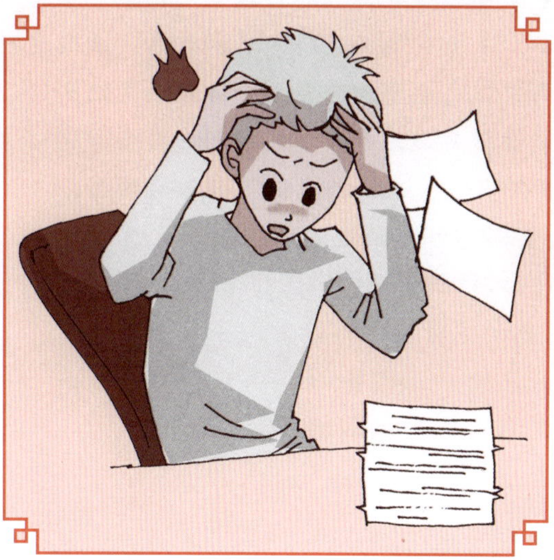

口腔卫生与肠胃病有何关系

慢性胃炎、慢性胃溃疡是消化系统常见的多发病，而且每次发作都会使患者痛苦不堪。幽门螺杆菌是导致这些慢性胃病的元凶。

幽门螺杆菌进入胃黏膜后，引起炎性细胞浸润、细胞变性坏死等胃部溃疡病变，也可直接感染胃黏膜上皮细胞，造成炎性病变。患者在经过一定的治疗后，可以杀死幽门螺杆菌而使溃疡愈

压力大容易导致肠胃病

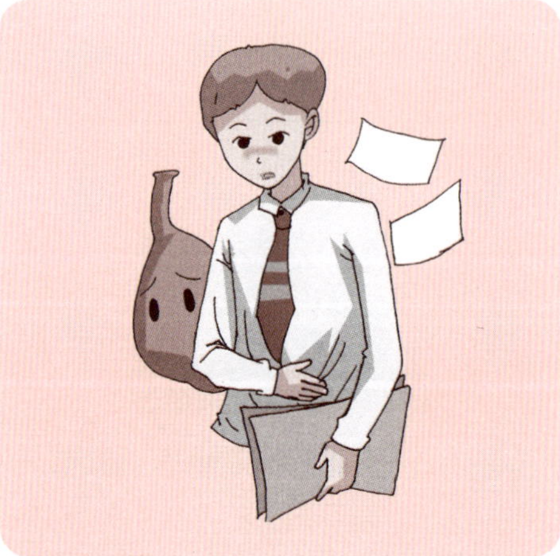

现代社会中，由于工作、生活日益繁忙，人们精神长期过度紧张，导致心理、社会因素成为许多肠胃病的导火索。

从心理学观点来看，在独特的遗传素质和个性行为特征基础上，长期受到剧烈精神刺激或心理应激，就会出现肠胃病。

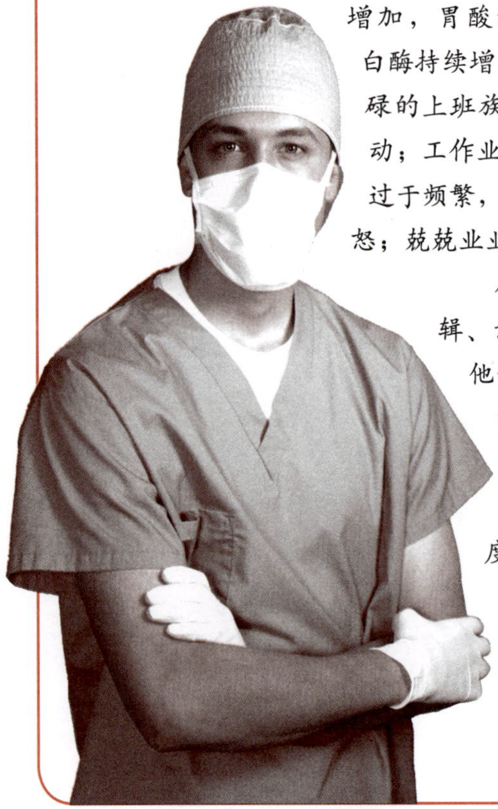

简单地说，抑郁、悲伤、沮丧可使胃黏膜苍白，分泌减少；而愤怒、紧张、厌恶、惊慌、憎恨、激动、应激可以引起胃液分泌增加，胃酸和胃蛋白酶持续增多，引起消化性溃疡。而以上的种种情绪都是忙碌的上班族经常要遇到的情绪状态。事业上飞黄腾达，激动；工作业绩一落千丈，沮丧；单位突然加班，应激；加班过于频繁，厌恶；缺少同事理解，抑郁；总被同事误解，愤怒；兢兢业业地工作，紧张……

从社会因素来说，驾驶员、外科医生、教师、编辑、记者、翻译、导游等肠胃病的发病率较高，这与他们工作状态紧张有着密切的联系。另外，负性生活事件造成情绪应激，也会诱发肠胃病发生。通常情况下，丧偶、离婚、失业、买房、购车、装修等因素，亦可导致迷走神经兴奋，胃液酸度增高，引起溃疡性疾病。上班族的工作，已经让他们疲于应付了，而很多人家里还有许多事情亟待处理，在这样的“双重打击”下，肠胃病多发几乎是必然的。

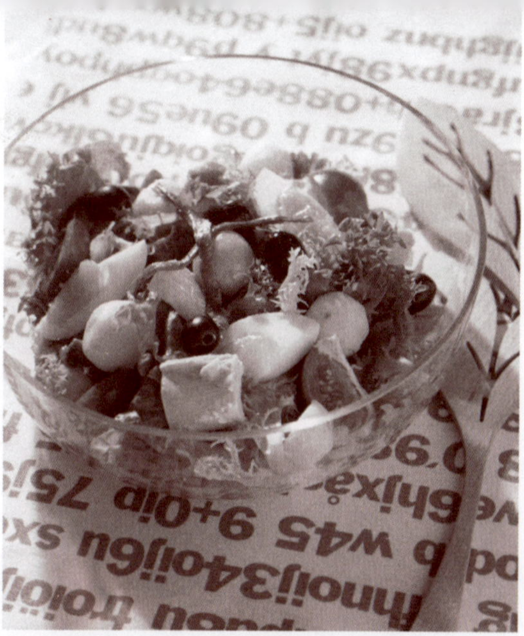

合。然而，为什么许多患者往往没有过多长时间，胃炎、胃溃疡又发作了？这个问题就跟口腔卫生挂上了钩。原来，在不洁的口腔内和污染了的牙刷上，暗藏着大量的幽门螺杆菌，牙缝以及牙刷深部所遗留的食物残渣，为这些病菌提供了良好的滋生条件。幽门螺杆菌随唾液和饮食进入胃内，是导致胃炎、胃溃疡复发的根本原因。

因此，我们要防止病从口入，要做到每天早、晚各刷一次牙，而且是认真仔细地刷，牙刷要定期换，久用不换的话，小心牙刷也会成为污染源。

温度与肠胃病有何关系

人的肠胃有一部分紧贴腹壁，因此，外界环境的变化很容易通过腹壁而影响到肠胃。若腹部受寒，可反射性地引起胃肠及其血管收缩，导致胃肠功能紊乱，易发生痉挛性腹痛、呕吐、恶心、腹泻等，可诱发急性胃炎、急性肠胃炎，还会加重慢性肠胃病患者的病情。

对肠胃病患者来说，在日常生活中应该做到趋暖而避寒，注意适当地保暖；在天气变冷时，及时增添衣服，尤其在秋、冬季和春季天气变化前后，消化性溃疡和慢性肠炎最容易复发或加重，在此时，患者更需注意保暖。

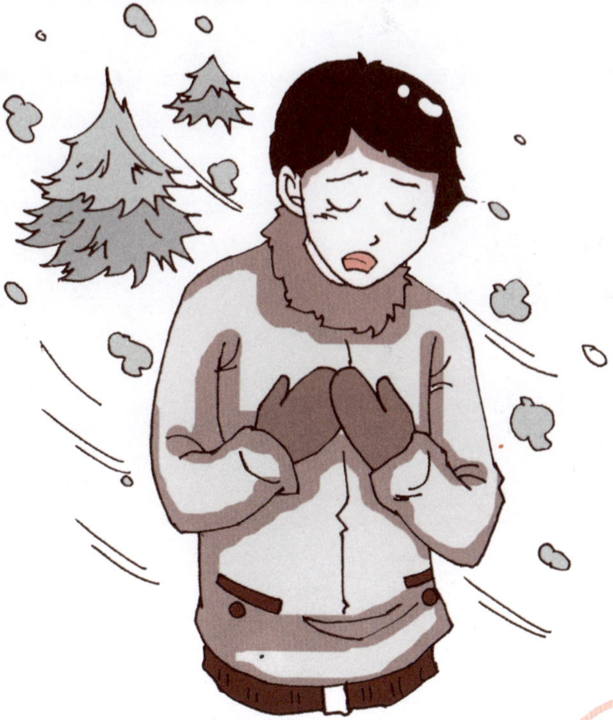

延伸阅读 Yuedu

慎重对待便血

便血指的是大便带血或全血便，是小肠以下消化道出血的主要症状。常见于直肠、结肠及小肠、肛门疾病。也可见于血液及血管性疾病、急性感染，如血栓形成，栓塞、血管扩张，汞、磷、砷、毒蕈中毒，代谢紊乱等。临床症状除大便带血外，依病因不同还可表现为发热，腹痛及全身他它部位出血。便血一般可以分为柏油样便、鲜血便和隐血便，现将常见病因阐述如下。

1.柏油样便

即黑便。上消化道出血未呕出，血液在肠道内停留时间较长，血液中的血红蛋白与肠内的硫化物结合成硫化亚铁，硫化亚铁使大便发黑而发亮，像柏油一样。出现柏油样便表明出血量已经达到60毫升以上。但要注意某些食物、药物可以使大便发黑，通过大便隐血试验可以鉴别。

2.鲜血便

一般来自回肠下端、结肠、直肠、肛门，大便颜色鲜红或暗红，可混有黏液和脓血。常见的疾病是痔疮、肛裂出血。痔疮便血在排便时喷射状流出或便后滴血；肛裂便血量较少，但肛门疼痛较剧烈。直肠息肉出血，便血量不大，血液附在大便表面，有时粪便变细呈条状或有压迹。痢疾便血呈脓血便，排便次数多，伴有左下腹痛。

3.隐血便

凡小量消化道出血不引起大便颜色改变，仅在化验时大便隐血试验阳性者，称为隐血便。所有引起消化道出血的疾病都可以发生隐血便，常见胃溃疡、胃癌。出现便血时应采取如下救护措施：卧床休息，减少活动量，观察出血量，适当使用止血药，发生晕厥、休克及时送医院急救。

下面介绍出现便血时应该如何挂号就诊：

(1)普通外科：便鲜血，伴剧烈腹痛甚至休克的病人，应挂普通外科。

(2)肠道门诊：急性起病，排脓血样便的病人，应挂肠道门诊。

(3)肛肠外科：便后有鲜红色血，或排鲜红色血便，一般不伴剧烈腹痛的病人，应挂肛肠外科。

(4)消化内科：排黑便、暗红色血便，或有慢性结肠炎史，经常排鲜红色血便的病人，应挂消化内科。

(5)肾内科：原有肾炎史，又出现血便者，应挂肾内科。

(6)血液科：便血伴有全身出血倾向者，应挂血液科进一步检查。

(7)传染科：便血出现在发热之后，并有疫区生活史的病人，应挂传染科。

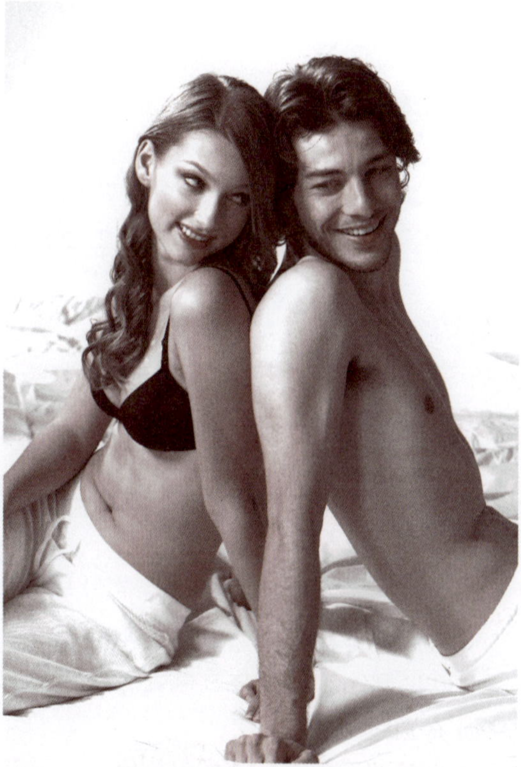

性生活与肠胃病有何关系

一般认为，有节制的性生活对胃炎及消化性溃疡患者有益。但中医认为，肾主藏精，过度的性生活易耗伤肾精，使肾阳不足，不能温养脾阳从而致脾胃虚弱，加重病情，影响康复。所以，胃炎及消化性溃疡患者，性生活一定要懂得节制，千万别为所欲为，平添许多不利于康复的因素。

吸烟与肠胃溃疡有何关系

吸烟有害健康，这是众所周知的，但具体到究竟有什么害处，恐怕相当一部分人说不出个所以然来。其实，吸烟对肝、肺、肾、心、胃等均有伤害，可以肯定的是，吸烟会加重胃炎、溃疡病的病情，不利于胃炎、溃疡病的康复。下面着重介绍对胃的损害。

1 引起胃炎与溃疡

香烟中的尼古丁能作用于迷走神经系统，使胃肠的功能活动紊乱，使胃与小肠的接口处，即幽门括约肌松弛，胆囊收缩，其结果是碱性的胆汁、肠液容易返流入胃，刺激、损伤胃黏膜，从而产生慢性

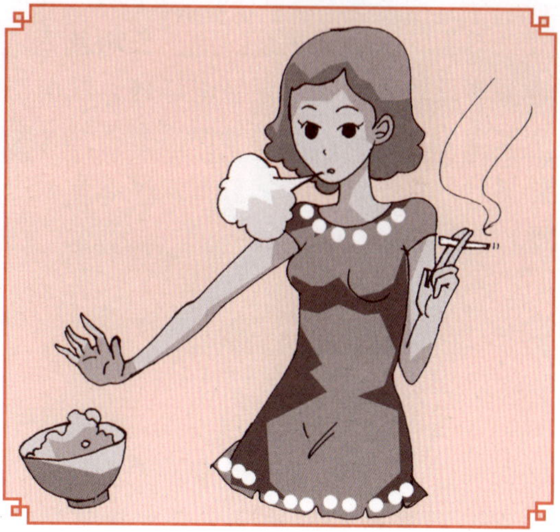

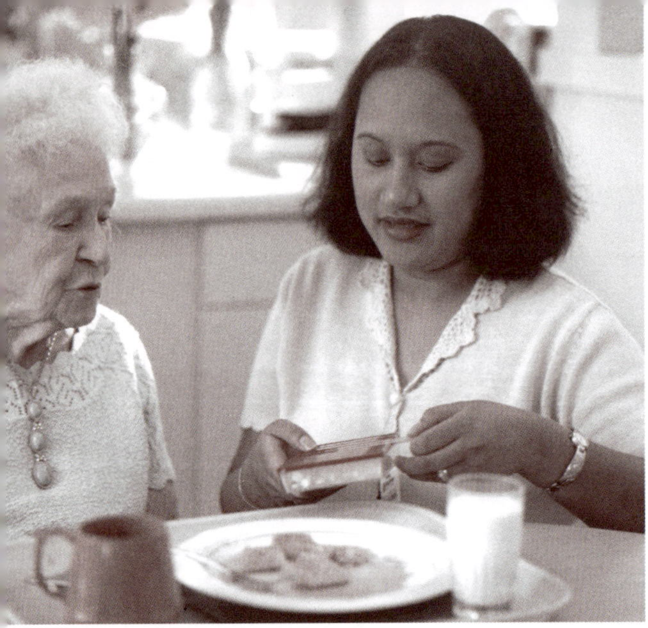

胃炎和消化性溃疡。

2 减退食欲

当我们进食时，食物作用于舌头表面主管味觉的味蕾，就可使人感觉到食物的滋味，而长期吸烟的人，由于烟雾直接经过口舌，在香烟中烟碱的反复刺激下，舌头表面的味蕾会逐渐被破坏掉，从而产生味觉迟钝，表现为进食时感觉不到食物的滋味，就不能有效地刺激大脑的食欲中枢，于是造成了食欲减退。

3 引起食管炎

香烟中的主要成分尼古丁，能作用于迷走神经，并可以使下食管括约肌松弛。含胃酸和胃蛋白酶的胃液容易返流进食管，刺激并损伤食管黏膜，引起食管炎。

4 加重腹泻

吸烟还可使肠道运动功能紊乱，造成蠕动亢进或抑制，加重腹泻或便秘的症状。

长期饮酒与肠胃病有何关系

健康人适当饮酒，对身体有益；但肠胃病患者不宜饮酒。

纵然是健康人饮酒，也要讲究个度，长期或过量饮酒，酒精可使食管黏膜受刺激而充血、水肿，形成食管炎；还可破坏胃黏膜的保护层，刺激胃酸分泌、胃蛋白酶增加，引起胃黏膜充血、水肿以及糜烂，引起急慢性胃炎和消化性溃疡。通过胃镜可以观察到大量饮酒的患者的胃黏膜高度充血发

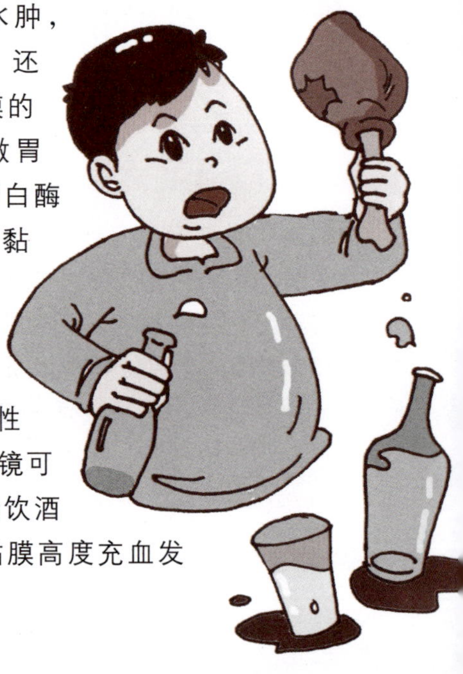

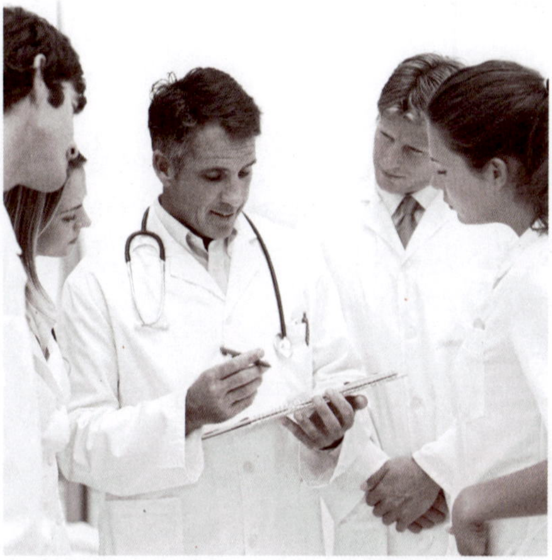

红、水肿、糜烂和出血。患有慢性胃炎、消化性溃疡病的患者，由于胃黏膜本身的自我防御、保护功能就差，即使饮用少量的或低度的酒，也足以破坏其胃黏膜，加重病情。因此，慢性胃病患者对酒应敬而远之。

腹痛与肠胃病有何关系

在我们的腹部分布着不同的内脏器官，任何一个器官发生障碍时均会呈现腹痛的症状。腹痛的原因很多，内分泌系统(副肾、卵巢等)、泌尿器官(膀胱、肾脏等)、消化器官(肠、胃等)、生殖器官(子宫等)障碍均足以引发腹痛，甚至连心脏病也可能会引发腹痛。

腹痛形态相当多，一般人很难确知是因何而起，但医师可以依据形态大致了解引起疼痛的原因。

1 自发性固定痛

腹部的各内脏器官发生炎症，恶化到某种程度时，便会出现自发性的固定痛。疼痛部位不但有伸展痛般的广大范围，也有疝痛般的症状，若用手指由上开始按压会出现明显的疼痛。若出现急性腹膜炎、盲肠炎、胃溃疡破裂以及肠穿孔时都会出现这样的痛感。

2 伸展痛

胃、肠、膀胱、输尿管、胆道等空洞

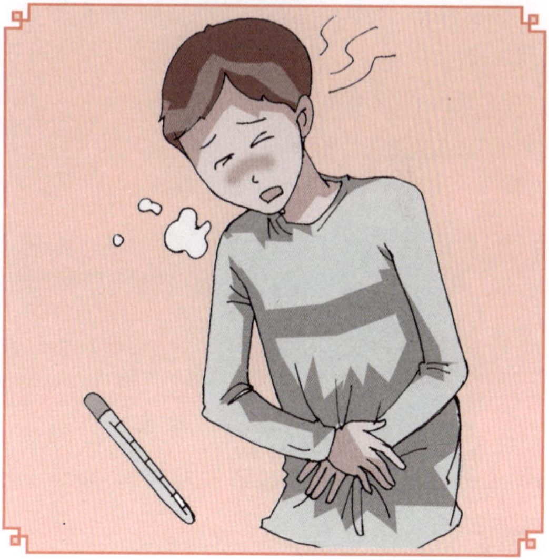

性或管状脏器壁过度伸长所引起的疼痛谓之伸展痛。伸展痛的特征是整个腹部持续性的感觉不适，根据状况的不同有膨胀感或重压感。有的会出现一会儿疼痛难忍，一会儿又不太痛的疝痛。

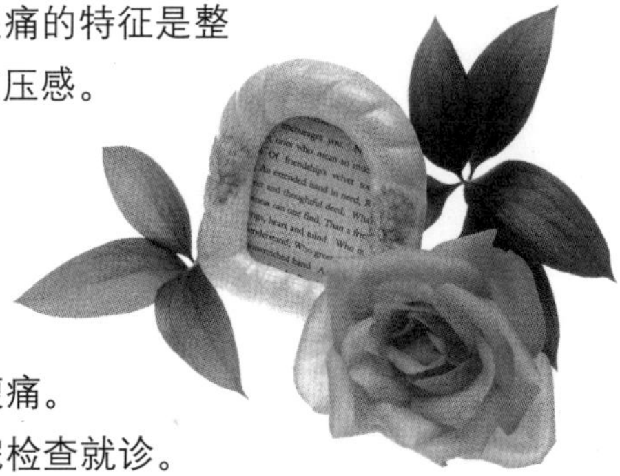

3 神经性腹痛

除以上疼痛外，还有自律神经过敏所引起的神经性腹痛。总而言之，腹部有炎症且腹痛严重时，应及时到医院检查就诊。

健康宝典

胃酸有什么作用

胃黏膜壁细胞分泌的盐酸就叫胃酸，通常有两种形态，一种是游离酸，另一种是结合酸(胃酸与蛋白质结合在一起的酸)。胃内存在的酸大部分是游离酸，它的量与胃内容物的多少、胃的病情有关，如胃癌患者胃酸量较低，十二指肠溃疡患者胃酸量则较高。

胃酸在消化过程中有重要的作用，主要表现在以下几个方面：

1.变性

盐酸对食物中的蛋白质起变性、溶解作用，在此基础上胃蛋白酶的作用就可充分发挥。

2.转变

胃蛋白酶原需在胃酸的作用下，转变为胃蛋白酶，才能起到消化作用(如分解食物中的蛋白质)。

3.杀灭

进入胃内的食物，有时会带有某些微生物等有机物，胃中盐酸就可以起到杀灭抑制这些微生物的作用。

4.促进

盐酸随食物进入小肠，可促进胰液、小肠液等碱性液体的分泌。铁制剂在三价铁时不易被吸收，但若在盐酸作用下还原成二价铁，则易被吸收。对于一些动物性食物，盐酸可起浸胀作用，食物浸胀后有利于消化酶发挥作用。最后，盐酸还能使食物中的双糖(如蔗糖、麦芽糖等)水解，使软骨或骨中的钙质游离；使食物中角化物软化，降低这类物品对肠道黏膜的损伤程度。

由此可知，胃酸的作用非常重要，是消化过程中不可缺少的。当人体内缺乏胃酸时会出现消化不良。相反，胃酸在胃内过多时就会破坏胃黏膜屏障，极易发生胃和十二指肠的炎症或溃疡。

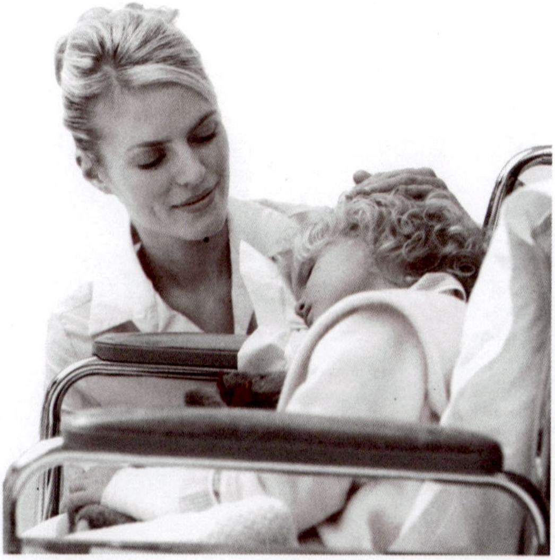

胃溃疡与十二指肠溃疡有何区别

胃溃疡与十二指肠溃疡在发病机理上有许多相同之处，当然也会存在一些差异。例如，攻击因子增强在十二指肠溃疡形成占主要地位，而防御因子减弱在胃溃疡中比十二指肠溃疡更为重要。

胃溃疡、十二指肠溃疡的临床表现各有下列不同特点：

1 疼痛部位

胃溃疡多位于剑突下正中或偏左处，而十二指肠溃疡多位于上腹正中或偏右处。

2 疼痛规律

胃溃疡多于餐后半小时至2小时出现，持续1个半小时左右。在下次进餐前疼痛已消失，即所谓“餐后痛”；而十二指肠溃疡多于餐后3小时左右出现，直至下次进餐。进食后疼痛减轻或消失，故叫“空腹痛”；有时也可在夜间出现疼痛，又叫“夜间痛”。

3 季节性

胃溃疡的季节性多不明显，而十二指肠溃疡好发于秋末冬初。

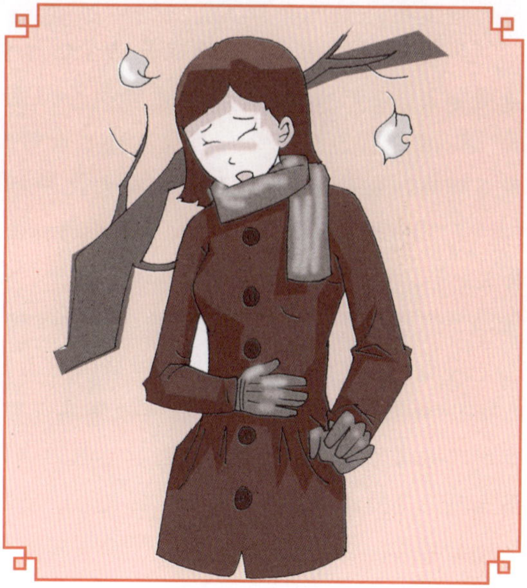

如何预防胃癌?

大量资料表明，胃癌的发生与饮食习惯、环境因素、癌前病变及遗传等因素有着密切的关系。下面将给大家介绍八种有效的预防措施。

1.养成良好的饮食习惯。若饮食不定时定量、暴饮暴食、进食过快过烫，会给胃造成损伤性的刺激，与胃癌的发生有一定的关系。同时，食盐摄入量大，进餐时闷闷不乐与胃癌的发生也有关系。

2.不吃或少吃霉变的食物。日常生活中常常会遇到发霉变质的食品，霉变是由污染霉菌所引起，霉菌中有些是产毒真菌，是很强的致癌物质，同时某些食物在产毒真菌作用下产生大量的二级胺和亚硝酸盐，进入机体后在一定条件下，胃又可合成亚硝胺类化合物从而致癌。

3.不吃或少吃烟熏和油煎食物。熏鱼和熏肉中含有大量的致癌物质，如3—4苯并芘和环芳烃。油炸、烘烤、烧焦食物和重复使用的高温食油中也含有此类致癌物质，应尽量少食用。

4.不吃或少吃腌菜。腌菜中含有大量的亚硝酸盐和二级胺，在胃内适宜酸度或细菌的作用下，能合成亚硝胺类化合物，这类化合物是很强的致癌物质。所以食品要新鲜，提倡冰箱冷藏。

5.多吃新鲜蔬菜和水果。多吃含维生素A、维生素B、维生素C、维生素E的食物，适当增加蛋白质的摄入量，有利于保护胃黏膜。

6.保证食用水的卫生。因为被污染的水源中含有多种致癌的金属离子，所以一定要用正规的自来水，农村地区应该尽量使用井水。

7.不吸烟、少饮酒。吸烟与胃癌的发生也有一定的关系，烟雾中含有多环芳香烃、苯并芘、二苯并卡唑等多种致癌或促癌物质，是引发胃癌的病因之一。酒精本身虽不是致癌物质，但烈性酒会刺激胃黏膜，损伤黏膜组织，促进致癌物质的吸收，如果在饮酒的同时吸烟，则危害性更大。因为酒精可增强细胞膜的通透性，从而加强对烟雾中致癌物质的吸收。

8.积极治疗癌前病变。萎缩性胃炎与胃癌有较密切的关系，是癌前病变；由胃溃疡恶变的胃癌占5%～10%；胃多发性腺瘤性息肉的癌变较单发性息肉多见，息肉直径超过2厘米显示有恶变倾向；恶性贫血与胃癌也有一定的关系。所以患胃溃疡、胃多发性腺瘤性息肉、萎缩性胃炎、恶性贫血的人，必须经常到医院检查治疗，消除癌前病变,防止胃癌的发生。

肠胃疾病的检查与防治

chang wei ji bing de jian cha yu fang zhi

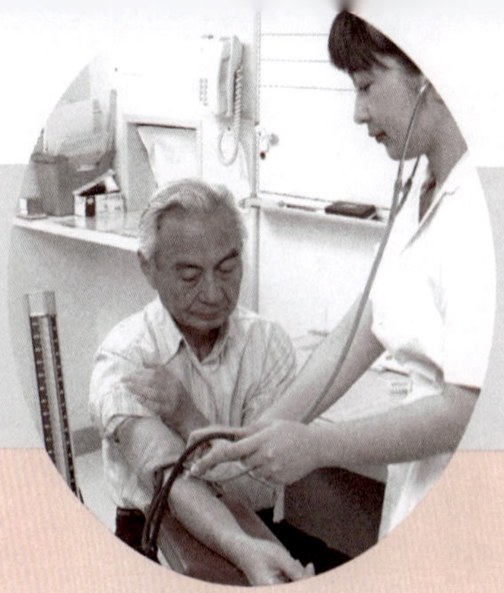

在自己觉得胃肠部不适时，可以通过一些简单的自我检查判断患了什么病，以便早期发现，早点防治。

胃病应做哪些检查

(1)胃镜检查及活组织检查：胃镜检查结合直视下活组织病理检查，是诊断慢性胃炎的主要方法。浅表性胃炎常以胃窦部为最明显，多为弥漫性，胃黏膜表面呈红白相间或花纹状改变，有时见散在糜烂，常有白色或黄白色渗出物。萎缩性胃炎的黏膜多呈苍白或灰白色，皱壁变细或变平坦，由于胃黏膜变薄，使黏膜下血管可透见呈紫蓝色，病变可弥漫或主要在胃窦部。

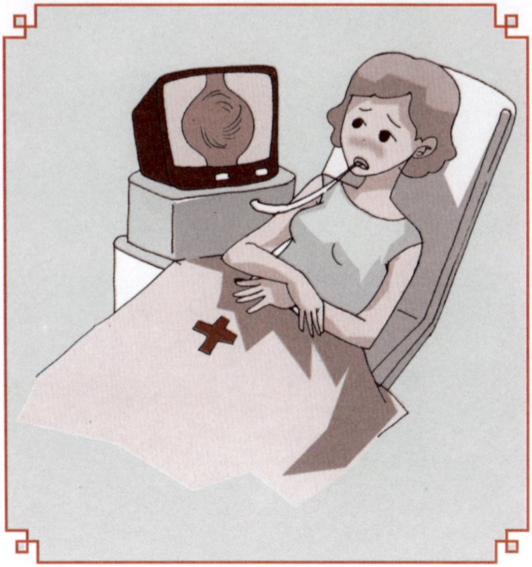

(2)胃脱落细胞检查：是一项较简单的诊断方法，在胃镜直视下，在胃内可疑处刷取细胞做脱落细胞学检查有助于鉴别诊断。

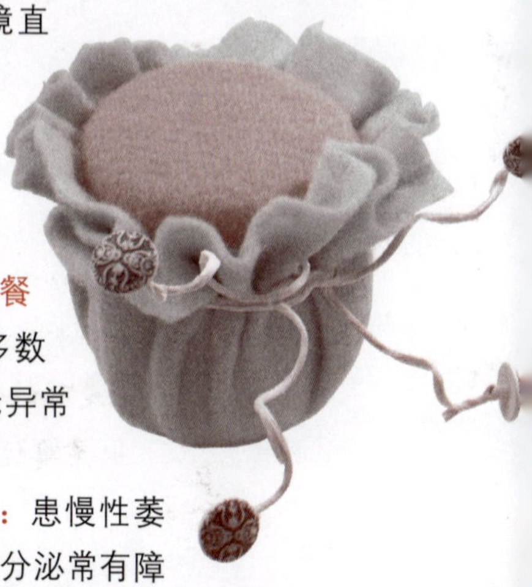

(3)X线胃钡餐检查：在检查大多数慢性胃炎患者时无异常发现。

(4)胃液分析：患慢性萎缩性胃炎时，胃酸分泌常有障碍，尤以胃体部慢性萎缩性胃炎最严重。

(5)血清壁细胞抗体试验和血清胃泌素测定：对于多数胃体胃炎，血清壁细胞抗体常呈阳性，而血清胃泌素多升高。相反，若患有胃窦部胃炎则血清壁细胞抗体多呈阴性，而血清胃泌素降低。

健康宝典

肠胃病患者应该避免哪些药物

有很多药物可以损伤胃黏膜，直接或间接地引起溃疡或炎症。不少人的胃病，也是因用药不当而引起的。那么，哪些药物会损伤胃黏膜呢？

1.肾上腺糖皮质激素类药物

如强的松、可的松、地塞米松等，这类药物有促进胃酸和胃蛋白酶分泌的作用。高酸性胃炎、胃和十二指肠溃疡病患者使用上述药物后，会加重病情，严重者可出现胃出血和穿孔。

2.解热镇痛抗炎类药物

主要有扑热息痛、阿司匹林、保泰松、消炎痛、布洛芬等，止痛片是上述几种药的混合物，这类药物在胃内可直接破坏胃黏膜屏障，损伤胃黏膜，导致急性胃炎或胃出血。

3.阿司匹林肠溶片

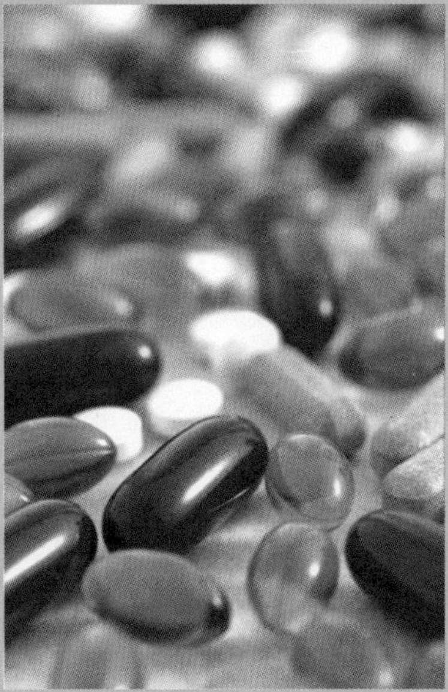

有一部分心血管疾病的患者需要经常口服小剂量阿司匹林肠溶片。小剂量阿司匹林肠溶片虽然对胃肠道刺激作用比普通阿司匹林小得多，但是由于该药需要长期服用，一吃就是半年以上，甚至三四年也是有的，对胃肠长期的轻微刺激，逐渐积累，积重难返，最后引起急性胃黏膜病变、糜烂出血性胃炎、消化性溃疡。

在胃病的急性期、活动期，往往禁用上述药物。但在胃病的稳定期、缓解期，如果必须使用以上药物的话，怎么办呢？那就应尽量应避免空腹服药，这样能减少药物与胃黏膜的直接接触。此外，还可在服药前，先服用胃黏膜保护剂。

如何检查急性胃炎

急性胃炎的病理主要是胃黏膜的炎症。纤维胃镜能够直接地观察到病变的部位及严重程度，对急性胃炎具有确切的诊断价值；然而并非所有的急性胃炎患者都必须做胃镜检查以确诊，比如因暴饮暴食、酗酒或食入过热、过冷、过于粗糙的食物而引起胃部剧痛，由于病因明确，不必做胃镜检查就可诊断为急性单纯性胃炎。

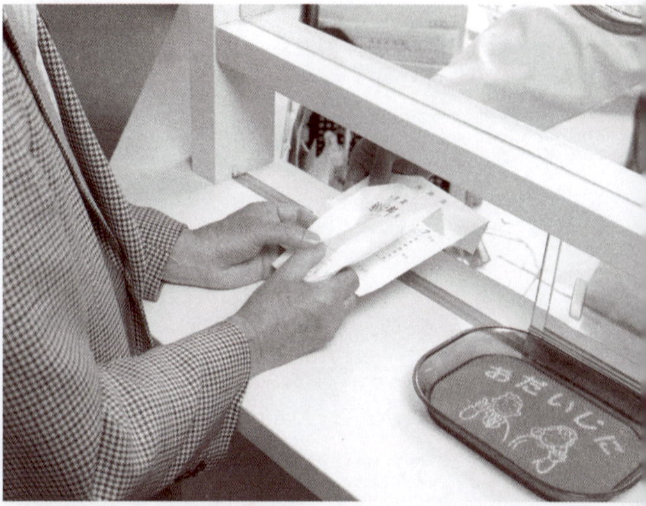

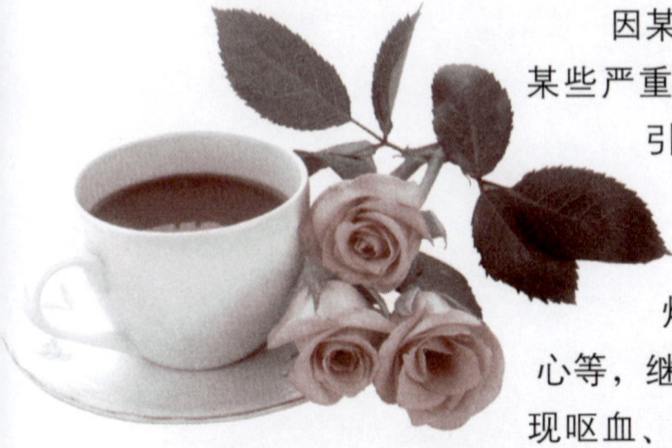

因某些药物或某些严重疾病，而引起上腹不适、疼痛、烧灼感、恶心等，继而突然出现呕血、黑便，那么很可能是得了急性糜烂性胃炎，需做胃镜检查以帮助确诊。做胃镜检查一般在出血后12～24小时内进行（因本病可在短期内愈合，且容易反复发作）。注意急性腐蚀性胃炎患者不宜做胃镜检查，因为腐蚀剂会损伤食道及胃壁，做胃镜检查可能导致食管和胃穿孔，危险性较大。

如何检查慢性胃炎

1 X线钡餐检查

单纯采用钡餐造影检查时对浅表性胃炎的诊断无价值。气钡双重对比造影法的应用使得胃黏膜浅表性炎症的X线诊断也成为可能。在正常新鲜胃黏膜表面，可见无数纵横交错的细沟，称之为胃小沟；小沟之间的黏膜显示轻度平坦隆起，称之为胃小区。慢性浅表性胃炎X线钡餐下表现为胃黏膜纹理增粗、迂曲，可呈锯齿状，胃窦部出现激惹征。在气钡双重对比造影胃小区的显示与否，对诊断慢性浅表性胃炎有一定的意义。在临床观察中发现，在无胃小区显示的人群中，包括了部分正常胃黏膜，其余则为轻、中度慢性浅表性胃炎，

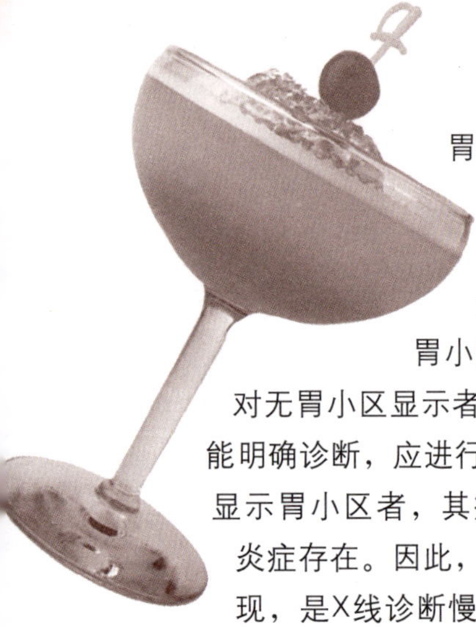

胃黏膜病变不严重。但应注意到，当胃黏膜有急性炎症、黏膜水肿时，胃小区也不显示，因此对无胃小区显示者，有时一次检查不能明确诊断，应进行随访。对于胃窦部显示胃小区者，其病理检查均有慢性炎症存在。因此，胃窦部胃小区的出现，是X线诊断慢性浅表性胃窦炎的可靠依据。消化道X线检查，对胃病的连续性观察非常有利，而且痛苦小，可与胃镜检查互相补充。

2 胃镜检查

胃镜检查不但能够确定病变的性质，还能确定病变的类型、范围及严重程度，因而对慢性胃炎的诊断分型具有较高价值。在胃镜直视下取黏膜活检并结合病理报告，则诊断更为准确。纤维胃镜镜身柔软，便于操作，患者检查时痛苦少，危险性小，没有盲区，为胃部疾病的诊断提供了极其有利的条件，是当今检查胃部疾病的最重要的方法之一。胃镜对慢性胃炎的诊断价值如下：

(1)慢性浅表性胃炎：慢性浅表性胃炎的主要表现是充血性红斑，这主要是由胃黏膜表层毛细血管充血所致。轻度的慢性浅表性胃炎仅表现出充血性红斑而无其他征象。充血性红斑常呈斑片状、斑点状或线条状，边缘不易分清楚，暗红色，易于和正常橘红色的胃黏膜区别。其分布可为局限性，也可为弥漫性。胃黏膜水肿在胃镜下观察表现为胃黏膜浮肿，呈水浸样，色泽较正常黏膜为淡，黏膜皱襞增厚且柔软。黏膜水肿与充血性红斑相互交叉存在，使病变区表现为在红色充血面上有淡红色或灰白色区域，称之为红白相间。此病变特征可作为慢性浅表性胃炎在胃镜下的主要诊断标准之一。胃黏膜表面附着白色或灰白色黏液斑，较黏稠，称为附着性黏液。该黏液紧附在病变的黏膜上，用水很难冲

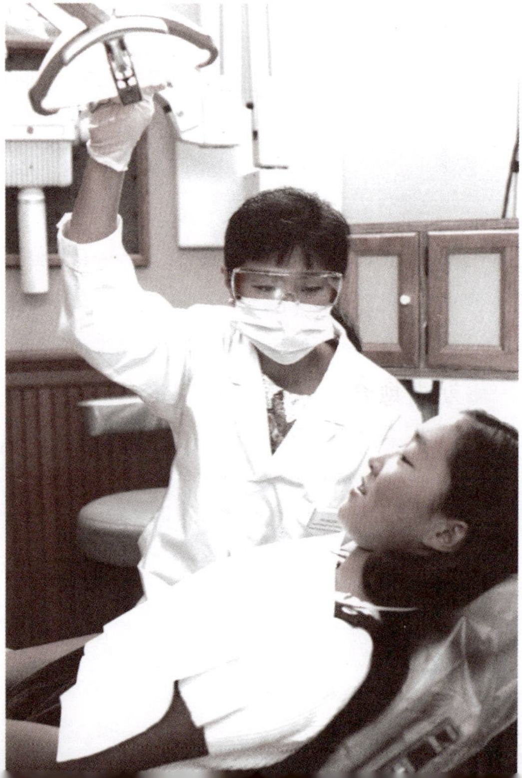

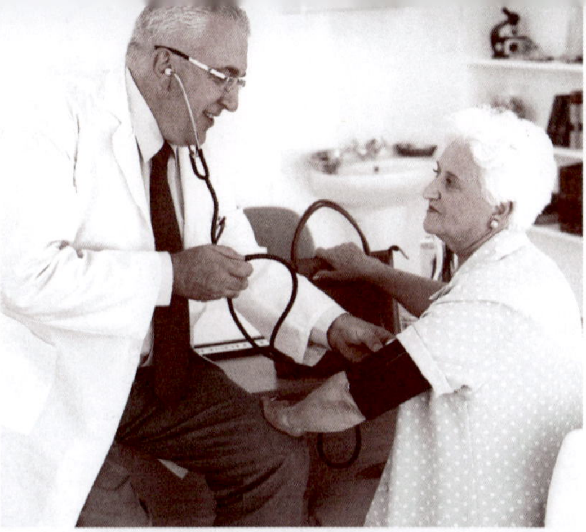

掉，如用水冲去后，那么黏膜的糜烂面就会清楚地展现出来。附着性黏液也是慢性浅表性胃炎胃镜下的主要特点之一。浅表性胃炎的胃黏膜脆弱、炎症严重时可出现黏膜糜烂、出血。如果仅有黏膜糜烂，则称之为慢性浅表性胃炎(糜烂型)；如果糜烂伴出血，则称之为慢性浅表性胃炎(出血型)。出血可表现为红色的新鲜出血，也可表现为暗红色的陈旧性出血。

(2)萎缩性胃炎：胃黏膜皱襞变细变平变薄，呈灰白或苍白色，部分也可呈红白相间，但以白色为主，这是萎缩性胃炎的重要特征之一。正常黏膜因主细胞存在，是不透明的。在黏膜萎缩后，则可看到黏膜下层的血管呈鲜红网状，可以见到明显的静脉丛，蓝色，呈树枝状分布，或伴有糜烂及出血点。黏膜变薄，皱襞细小，在变薄的黏膜上常有斑点状或块状凹陷，周围界限不清。镜下可见到颗粒状增生或粗糙不平，有时可形成较大的结节，形似息肉。

名家诊答

如何治疗慢性胃炎

慢性胃炎是由各种原因引起的胃黏膜慢性炎症性病变，发病率随年龄而增加。由于胃黏膜的组织学改变持续、长期地存在，因此在治疗上要比急性胃炎困难。由于慢性胃炎与胃癌关系十分密切，对于有的病例，若治疗不及时、不恰当，就有发展成胃癌的可能。

综合疗法应为慢性胃炎治疗的主导方式，即从饮食结构、精神卫生、生活习性及药物治疗等方面综合入手，在专业医师的指导下耐心、乐观、积极地治疗，病情会逐步缓解以至痊愈。总之，只有及时、准确地诊断，再加上全面、彻底地治疗，才能治愈慢性胃炎。

慢性浅表性胃炎的治疗，应以控制症状为主，一般疗程为15～20天左右；慢性萎缩性胃炎的疗程应在3～6个月，甚至更长时间。因目前尚无治疗萎缩性胃炎的特效药，故萎缩性胃炎无症状时可不服药。

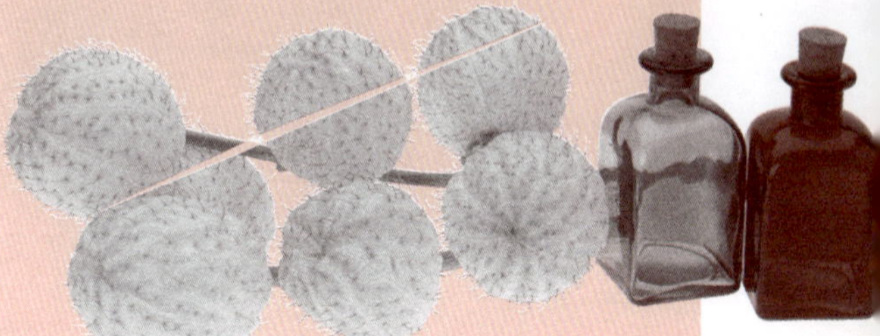

如何检查诊断胃溃疡

在临床上，虽然可以通过胃电图、上消化道钡餐、食道B超等检查手段来诊断胃溃疡，但确诊性检查是胃镜检查。统计资料显示，胃镜对胃溃疡的诊断符合率高达96%。

1 胃液检查

胃液酸度分析虽不是诊断的主要依据，但可作为参考，因患者与正常人有不少的重叠。十二指肠溃疡患者胃酸多增高，胃溃疡患者则多正常或稍低于正常。

2 胃镜检查

胃镜检查可以直接观察胃溃疡的大小、部位、深浅、形态、数目及活动性，

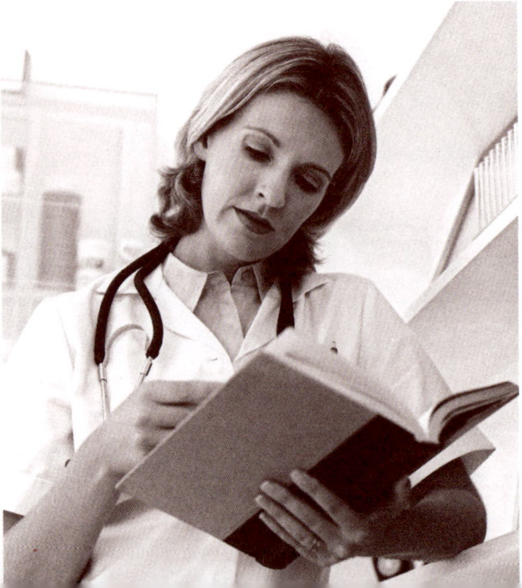

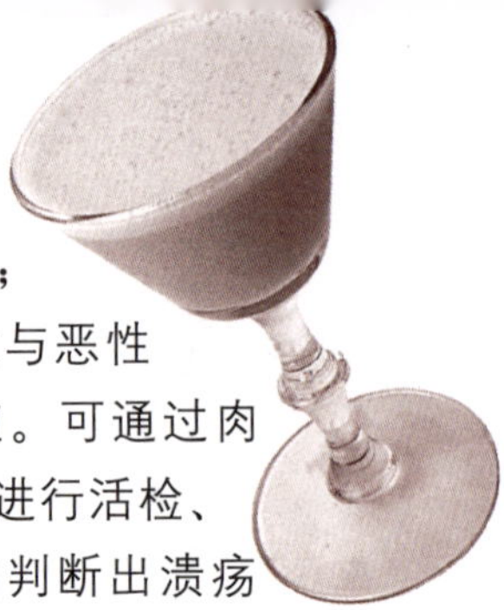

故可做出明确的诊断；胃镜检查于鉴别良性与恶性溃疡具有特殊的价值。可通过肉眼直接观察，直视下进行活检、刷检、染色法等明确判断出溃疡的性质。胃镜检查还可用于溃疡的定期复查、动态观察和判断药物的疗效。胃溃疡好发在胃角部、胃窦小弯侧，一般大小为0.5～1.0cm左右，也有小至0.2～0.3cm左右的，大的可达2.5cm以上。溃疡多为圆形、椭圆形或线状，表面有白色的或黄白色的苔样物。在发作期，溃疡周边常充血、水肿，表现为红晕，甚至可见到渗血；病程较长的溃疡往往较深。十二指肠溃疡常位于十二指肠球部，一般较小、较浅，直径常小于1.0cm，如病程较长，溃疡也可较深，溃疡常呈椭圆形、圆形或霜斑样，可有一处或多处溃疡。

3 大便潜血试验

消化性溃疡活动期大便潜血试验常为阳性，一般经治疗后7～15天可转阴，本试验必须在进素食3天后留取标本才有意义。大便潜血试验是判断消化道出血最常用的检验方法，消化道小量出血时大便颜色可无改变，靠肉眼观察极易漏诊，此时可做大便潜血试验。一般出血量在5～10毫升时，大便潜血试验可呈

阳性。该试验阳性者提示消化道出血，最常见于胃及十二指肠溃疡的活动期、胃及十二指肠癌、钩虫病等。此外，消化道炎症和出血性疾病亦可为阳性。在胃及十二指肠溃疡的非活动期，该项可为阴性，胃癌多为持续阳性。故当胃及十二指肠溃疡经1年左右的正规治疗后大便潜血试验仍为持续阳性，则应再做胃镜检查，警惕消化性溃疡恶变的可能。

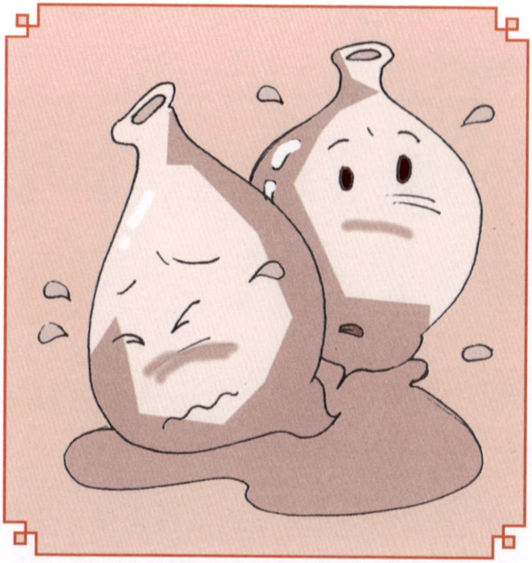

4 胃黏膜活检

虽然通过胃镜直视观察溃疡的深浅、大小、形状以及其周围的情况可区别胃溃疡的性质，但是要进一步确诊，就必须通过胃黏膜活检来证实，以防止误诊和漏诊。恶性胃溃疡包括两种类型，即溃疡癌变和溃疡型胃癌。大约有2％的胃溃疡可能发生癌变。故对溃疡周围的胃黏膜可做胃黏膜活检，进行病理检查，以发现肉眼无法确定的早期胃癌。因此胃溃疡患者要进行定期复查，并做胃黏膜活检，以期做到早诊断，早治疗，提高胃癌的治愈率，延长无病生存期。通过胃黏膜活检，可确定患者的胃黏膜有无肠上皮化生和不典型增生，有无慢性萎缩性胃炎，尽早发现癌前病变。以上情况均为胃癌的癌前病变，如果在确诊胃溃疡的同时还发现以上情况，则属于胃癌的高危人群，除应严格治疗外，重点追踪及时复查至关重要。目前已证实幽门螺旋杆菌感染与胃溃疡关系密切，且70%左右的胃溃疡患者存在该菌感染。做胃黏膜活检可以确定有无幽门螺旋杆菌感染，以指导治疗，提

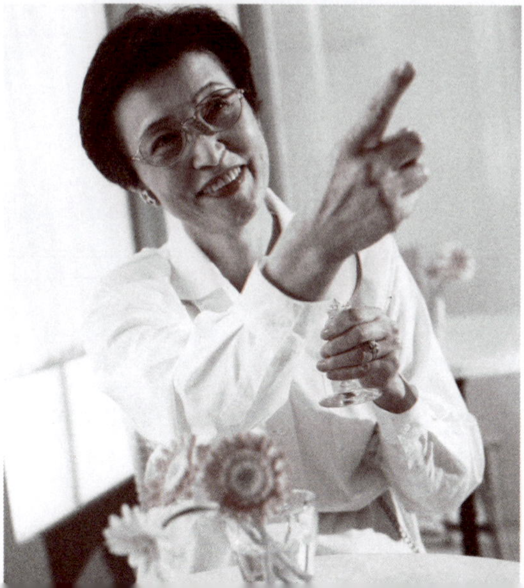

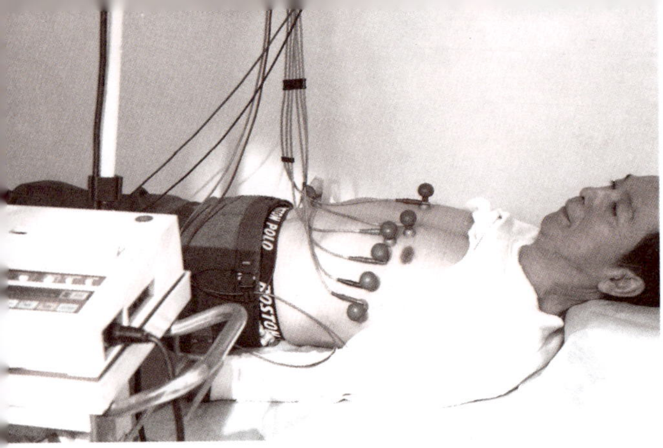

高治愈率。

5 龛 影

胃溃疡所致胃壁局限性缺损被造影剂填充后所形成的影像叫龛影。从侧面观察可发现龛影突出胃壁轮廓之外，还可呈现半圆形、乳头形、三角形。深度可在0.5～1cm左右。从正面观察影像可见圆形或椭圆形的局限性阴影斑。

黏膜线征、狭颈征和颈圈征均是良性胃溃疡的特征。龛影口部光滑、整齐，有时在口部可见到1～2cm宽的透亮带，这叫黏膜线征。当溃疡口部的黏膜肿胀比较明显并向溃疡口部突入时，溃疡门相对变狭叫狭颈征。龛影口的狭颈部有宽0.5～1cm左右的密度减低区，且边界光滑，这是由溃疡口部胃黏膜水肿明显所致。

6 X线钡餐检查

通过钡餐检查大多数患者可获明确诊断。黏膜上出现龛影是诊断的主要依据。此外还有一些间接征象：

有上述典型症状并经X线钡餐检查有龛影征象或胃镜检查有溃疡即可诊断，但应与下列诸病鉴别：胃癌、慢性胃炎、胃神经官能症、胆石症和胆囊炎。

溃疡刺激胃壁肌层时可引起胃的局部痉挛和胃的运动功能增强或减弱。上消化道X线钡餐检查不是十分具有特异性，对慢性胃炎的诊断意义不如胃镜，故患者在临床上疑诊为慢性胃炎，宜做胃镜检查以进一步确诊。

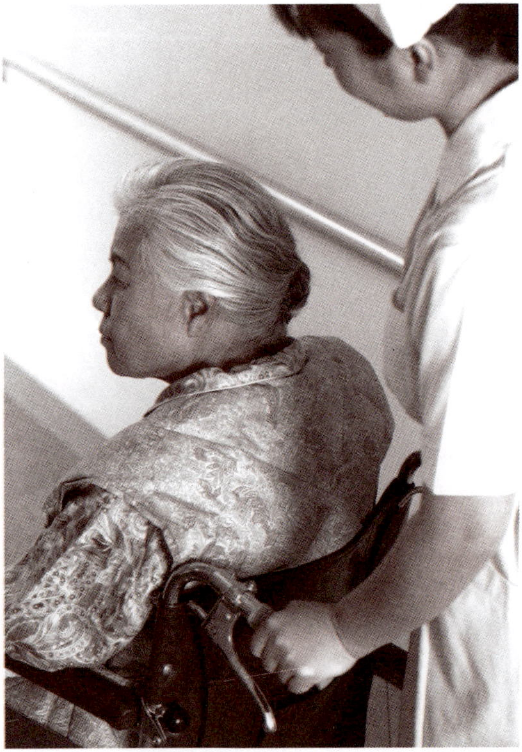

进行胃镜检查应注意些什么

1 检查前

由于胃镜检查要观察消化道表面黏膜的情况，任何东西(如食物残渣)涂抹在黏膜上都会影响胃镜的观察。因此一般在检查的前一天晚饭后开始禁食或检查当天禁食超过5小时后进行。但是，如果患者有胃排空延缓，其禁食时间应适当延长。有食管或幽门梗阻者，要禁食3天左右，必要时应插胃管进行洗胃。

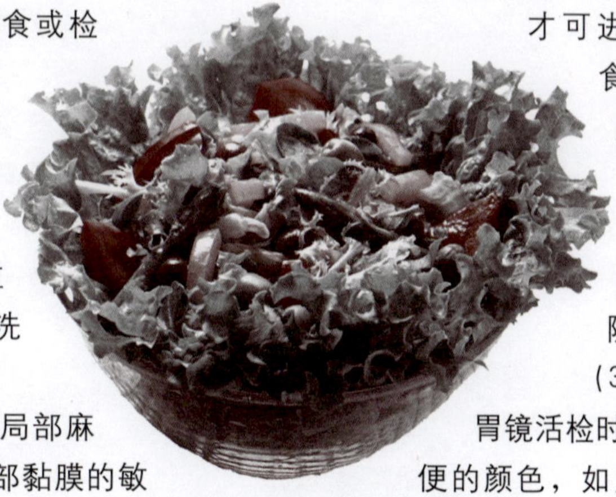

检查前要先进行咽部局部麻醉，因通过麻醉可以使咽部黏膜的敏感性下降，减轻检查中的不适感，并可减轻因镜身的刺激而引起的恶心和呕吐。

此外，在检查之前，患者应松开领口和腰带，以利于咽部、上消化道充分放松。患者取左侧卧位，头枕于枕头上，下肢半屈，躯干和上肢自然放松。牙齿轻轻咬住牙垫的沟，检查中应避免脱开牙垫，以免咬伤镜身。口侧放置弯盘用来承接流出的口水和呕吐物，因此检查中除必要时不要做吞咽动作，让口水自然流出。

2 检查后

(1)检查后1～2天内可能有短暂的咽喉痛和异物感，一般不需要特别处理，很快就会缓解(也可口含碘含片或漱口水以减轻症状)。

(2)胃溃疡伴有出血的患者，经过止血治疗及黏膜活检后应禁食5小时左右，才可进半流质或流质食品，同时还应服用止血药巩固疗效。应尽早进行抗溃疡治疗，最好能住院治疗。

(3)息肉摘除后或胃镜活检时，要注意观察大便的颜色，如为柏油样便则提示出血，应及时复诊。如有突然剧烈腹痛伴板状腹和肌紧张，常提示胃穿孔，可导致腹膜炎，应及时住院治疗。

(4)胃黏膜活检者在术后4小时方可进食半流质或流质食品，以防刺激性食物或粗糙食物引起活检处出血。

(5)未行黏膜活检者，检查后禁水1～2小时后方可进食。之所以如此要求，是因为咽喉黏膜麻醉作用消失前进食进水，有可能误入气管引起呛咳。

(6)一般未行胃黏膜活检者，当日即可

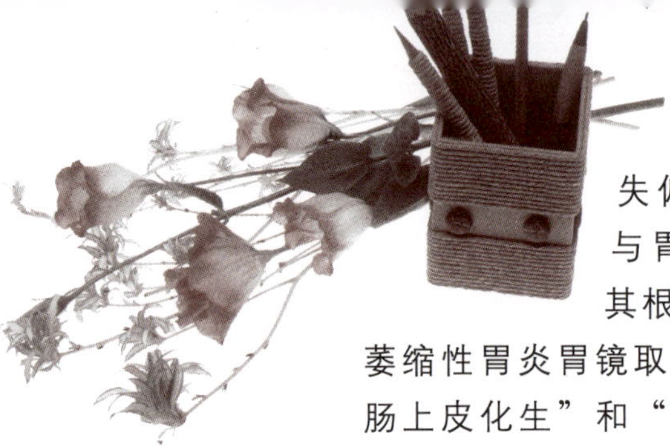

取得报告单。如行活检者，2～3天后方可取得报告单。

(7)做完胃镜检查后患者应持报告单到消化专科门诊就诊或咨询。

如何预防萎缩性胃炎转化成胃癌

慢性胃炎(浅表性胃炎和萎缩性胃炎)是常见病和多发病。胃镜普查证实，我国人群中慢性胃炎的发病率高达60%，萎缩性胃炎约占其中的1/5。

萎缩性胃炎以往曾被认为是胃癌前奏(癌前病变)，现在看来，这种认识有失偏颇。但萎缩性胃炎与胃癌确有一定关系，其根据是：研究证明，对萎缩性胃炎胃镜取材活检，有“结肠型肠上皮化生”和“不典型增生”这两种胃黏膜病变者，有可能发展成胃癌。这已是公认的事实。流行病学调查发现，在胃癌高发的人群中，萎缩性胃炎的发病率高。病理检查发现，胃癌周围的黏膜中，萎缩性病变多见。

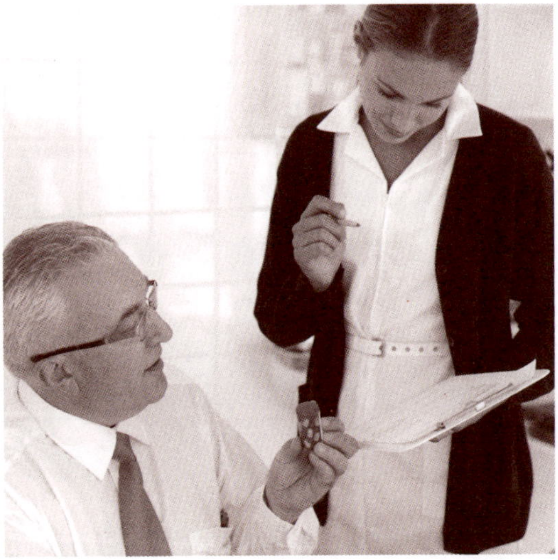

可以这样说，萎缩性胃炎虽非癌前病变，但如任其自然发展，确有少数病例可能演变成胃癌。因此，一定要采取措施认真对待，使病情保持稳定(本病彻底治愈困难)，以避免癌变的发生。萎缩性胃炎癌变的预防(对癌变来说，治疗也属预防)措施主要有：

(1)抗菌治疗。当今医学界公认幽门螺杆菌肯定是慢性胃炎的致病菌，故应首先进行抗菌治疗。

(2)口服胃黏膜保护剂。常用的药物有：硫糖铝，能与胃黏膜的粘蛋白络合形成保护膜，以保护胃黏膜；胃膜素，能在胃内形成膜状物覆盖黏膜面，减少胆汁反流对胃黏膜的刺激；叶绿素，有促进炎症消退保护胃黏膜的作用；猴菇片，能保护胃黏膜。

(3)提高胃酸浓度。萎缩性胃炎常无酸或缺酸(胃癌呈无酸状态)，可用胃蛋白酶合剂或稀盐酸合剂；五肽胃泌素小剂量肌注，有滋养、保护胃黏膜和促使壁细胞分泌盐酸的作用。

(4)服维酶素。能提高人体免疫力，增强人体内解毒酶的活性，抑制癌细胞生长和防止细胞的异常代谢。

(5)治疗胆汁反流。在幽门括约肌功能障碍时或胃空肠吻合术后，可因长期胆汁反流而破坏胃黏膜屏障，造成慢性浅表性胃炎，进而发展成慢性萎缩性胃炎。在此情况下可应用胃动力药，防止胆汁反流，从而达到保护胃黏膜的目的。

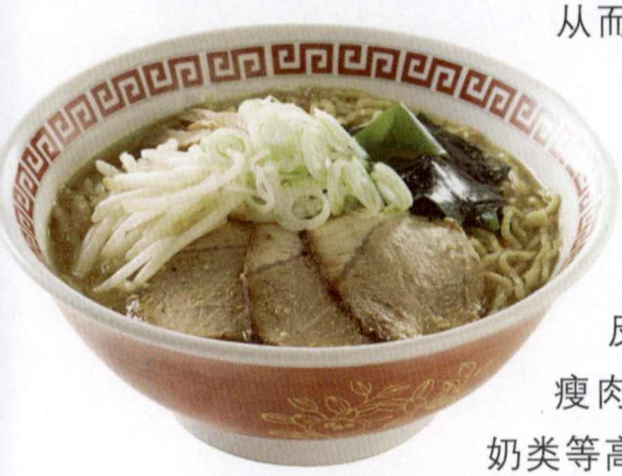

(6)饮食疗法。胃酸过低和有胆汁反流者，宜多吃瘦肉、禽肉、鱼、奶类等高蛋白低脂肪饮食；应细嚼慢咽，忌暴饮暴食；避免长期饮浓茶、烈酒(特别是酗酒)、咖啡和进食辛辣、过热和粗糙食物。

(7)消除某些致病诱因：如戒烟，避免长期服用对胃黏膜有刺激的药物(如水杨酸钠、消炎痛、保泰松和阿司匹林等)，缓解精神紧张，保持情绪乐观，从而提高免疫功能和增强抗病能力。

(8)定期复查。对萎缩性胃炎伴不完全性结肠型肠上皮化生和不典型增生的患者，要定期做胃镜进行复查：一般性萎缩性胃炎3年复查1次，不完全性结肠型肠上皮化生伴轻度不典型增生者1年1次，伴中度不典型增生者3个月1次，伴重度不典型增生者(癌变率10%以上)应视为癌变，可予手术切除。

如何预防消化性溃疡

冬天是消化性溃疡病的多发季节。面对阴气盛极，万物深藏，一年中最冷的季节，怎样预防消化性溃疡的复发或诱发呢？

1 精神调养

冬季寒风肃杀，草木非谢即萎，毫无生机，常使人变得多愁善感。研究表明，冬季易患“冬季情绪抑郁症”。改变情绪的最佳方法就是活动，尤其是室外活动。活动是消除冬季烦闷的良方，此外经常会亲访友也能让人对生活增添几分热爱，变得心理开朗。

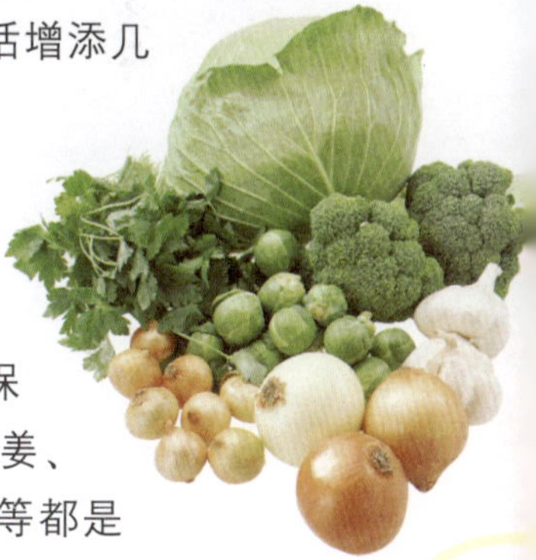

2 饮食调养

冬季饮食的原则是保阴潜阳，藕、木耳、生姜、胡麻、龟、鳖、羊肉粥等都是有益的食品，同时应注意进食绿色蔬菜，如胡萝卜、油菜、绿豆芽、菠菜等。

3 居室调养

冬季切不可终日紧闭门窗，围炉取暖，或在空气污染的室内聊天、打扑克、织毛衣，更不应长时间恋床、睡懒觉，这样会导致精神萎靡不振，体质更加虚弱。

4 防寒保暖

在寒流来临时应及时增加衣服，尤其要注意头面和手足的保暖，特别要注意下肢的保暖。多晒太阳，或增加近似于日光的人造光的照射也是一种好办法。

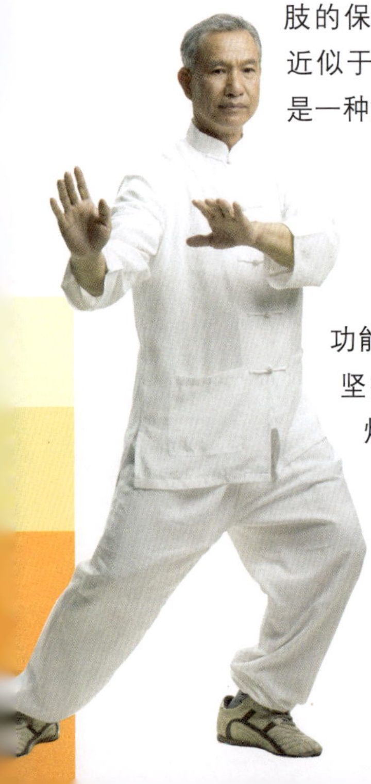

5 冬练调养

严冬来临，体内各种功能都有下降趋势，所以要坚持适当的运动。室内锻炼可做强身按摩、打太极拳、练气功等；室外锻炼可进行长跑、竞走、滑冰、武术、滑雪、球类、体操等运动；少儿可跳绳、跳橡皮筋、踢毽子、拔河等。患者可以根据自身情况选择锻炼项目。有些人对寒冷气候望而生畏，不敢坚持户外运动，其实冬练好处很多。“冬练三九”是人们在长期的锻炼中总结出来的宝贵经验。它能锻炼神经系统对体温的调节能力，提高身体的御寒能力，使体内新陈代谢旺盛，使血液中的红细胞、白细胞及抵抗疾病的丙种球蛋白增多，从而提高机体免疫能力；又可锻炼人的意志，有利于培养吃苦耐劳、坚韧不拔的作风和意志。

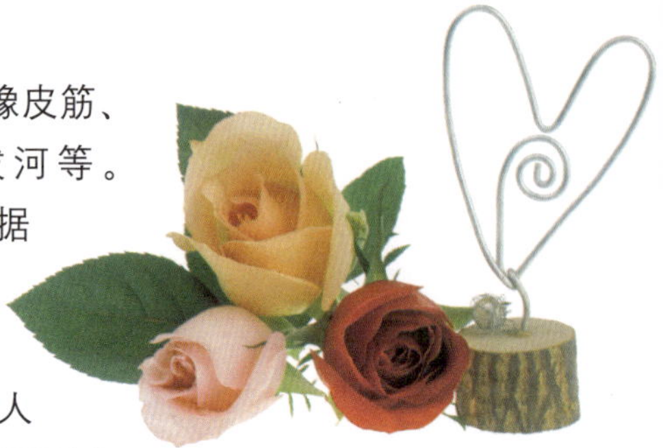

如何预防溃疡病的复发

溃疡病复发的因素很复杂，依靠单一的方法不能预防溃疡病的复发，必须采取综合措施，才能有效地预防其复发。我们这里所讲的预防包括了两层意思：一是预防它发生，二是防止已愈合的溃疡病再度复发。

1 远离烟草

吸烟不但可增加胃酸，还可削弱胃

黏膜的防御功能。近年来有研究发现，烟草中含有直接引起溃疡病的有毒成分，如萜类化合物。戒烟不但可预防溃疡病的发生，还可防止复发。

2 饮食调养

消化性溃疡患者在溃疡愈合后，还应定时定量进餐，要吃一些营养丰富、易于消化的食物，不宜进食刺激性食物和酸性食物，避免使用对胃有损害的药物。

3 根治幽门螺杆菌

幽门螺杆菌与胃病的发生有着极为密切的关系，临床上已经证明在根治幽门螺杆菌之后，不仅溃疡病复发率大大下降，其他并发症如溃疡出血等也随之减少。

4 维持治疗

彻底愈合后，在医生的指导下持续或间断(但必须有规律)地服用抑酸剂，也可在一定程度上达到预防复发的目的，这在临床上称之为“维持治疗”，溃疡病是一种慢性病，应进行充分的、有规律的、长疗程的治疗，才能有效地降低复发率。应根据患者的实际情况，合理选择抗溃疡药物，充足剂量、不间断地进行1年以上的服药治疗，才能有效控制复发。

5 多做检查

判断溃疡的愈合与否，并不是凭主观症状的有无，而是要通过胃镜来作细致的观察判断。有的患者在发病时愿意做胃镜检查，一旦症状好转或消失就把胃镜拒之门外。这其实是有害的，特别是那些首次发病、首次治疗的患者，胃镜检查就更为重要和必要。

6 服用药物

定期服用维生素A、维生素C、维生素E等药物，可促进上皮细胞及结缔组织的修复，增强机体免疫力。

7 积极治疗慢性病

应积极防治慢性肝炎、贫血、胃及十二指肠炎症等疾病。

8 调神谐情

我们知道，长期精神紧张可以造成人体内分泌失调及免疫(抵抗)力的下降，从而易发生溃疡病。

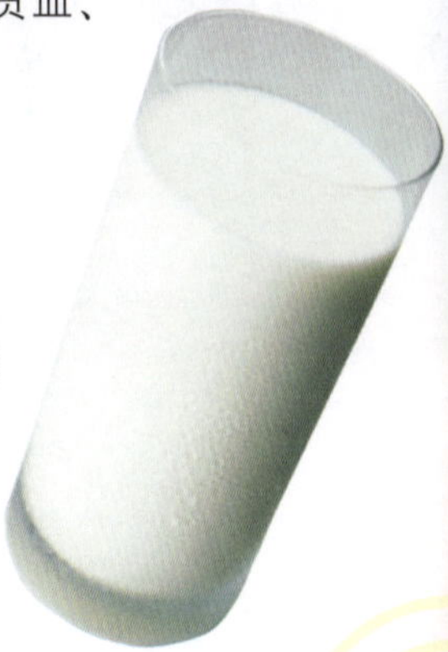

9 不要长期服用阿司匹林

临床发现，长期服用此类药物的患者溃疡病的患病率比不用药者高。动物试验也证实此类药物会破坏、削弱胃黏膜的保护机制，而促使溃疡复发。

溃疡病患者应该怎样睡觉

兴奋与抑制这两个过程是人体大脑活动的节律交替。睡眠就属于抑制过程，它是消除疲劳，恢复体力的主要形式，是一剂天然的补药，受到历代养生学家的重视。睡眠不足便会带来一系列的节律紊乱，次日就会感到头昏脑涨、无精打采、食欲下降、工作效率低。睡眠是最理想、最完整的休息。在睡眠中可放松肌肉，使心率减慢，血压降低，呼吸减少，唾液分泌减少，体温下降等。

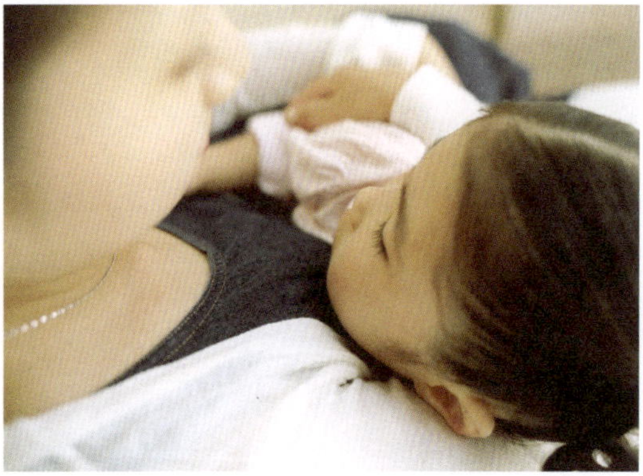

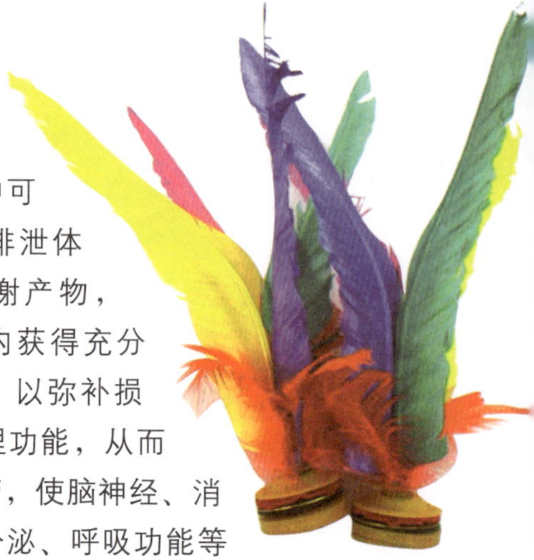

人体在睡眠的过程中可以继续分解排泄体内蓄积的代谢产物，同时又使体内获得充分的能源物质，以弥补损耗，恢复生理功能，从而消除全身疲劳，使脑神经、消化功能、内分泌、呼吸功能等都得到休整，从而使身体的各部分组织保持良好的生理功能，使发生了炎症和溃疡的病变部位得到自我修补，可增强免疫功能，提高抗病力。对于消化性溃疡患者来说，应定时，定量睡眠，定时就寝、定时起床，这样才有利于溃烂组织的自我修复。所以，消化性溃疡患者要特别注意睡眠保养。

消化道出血者需要禁食吗

消化道出血为胃溃疡常见并发症，是否需要禁食应根据病情而定，不能笼统地肯定或否定。

胃溃疡所引起的出血，其止血效果如何与胃酸多少有直接的关系。饮食可以中和胃酸，容易保持水与电解质的平衡，保证营养，而且食物还可以促进肠蠕动，使胃内积血与食物向下运行，减轻恶心、呕吐的症状。因此，从某种积极的意义上来说，饮食也是一种辅助治疗手段。

如此说来，对于病情较轻、出血量小的患者来说，是不需要禁食的。但饮食的种类应以流质或半流质食物为好，而且不能过热。像牛奶、豆浆、细面条、稀米汤、鸡蛋羹等食物对胃肠黏膜的刺激性较小，引起出血的可能性很小，可以食用。

必须重视的是，大量出血、幽门梗阻、呕吐频繁及出现失血性休克的患者是应该绝对禁食的，并应在止血治疗的同时注意血容量、热量和电解质的补充。待休克被纠正、幽门梗阻症状缓解、无活动性大量出血后，其饮食方可不局限于流食、软食。

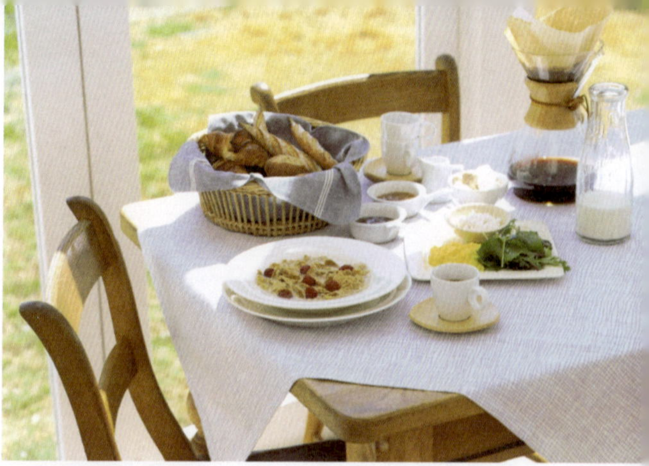

胃病患者忌单独进餐

一个人抑郁地独自吃饭的话，即使是满汉全席，也不容易让人产生食欲。经常一个人吃饭，再有食欲不振或其他不适症状出现，就该注意是否患了胃病。这是因为单独进食容易产生紧张并引起胃溃疡或十二指肠溃疡。

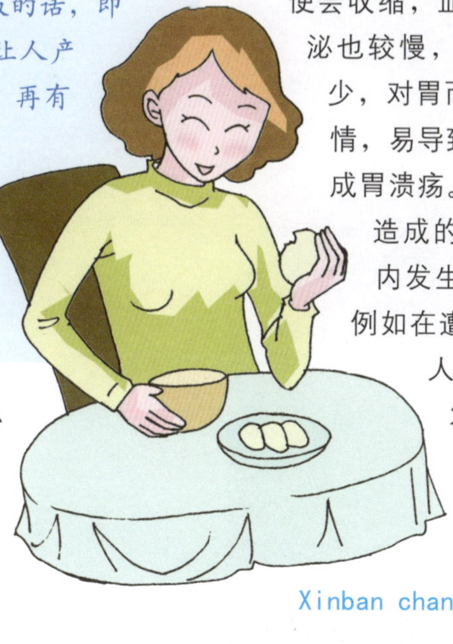

进餐时保持轻松的心情，能使胃液分泌旺盛，促进肠胃的蠕动。如一家人团圆享受晚餐，或与熟悉的朋友、同学一起进餐，气氛温馨而融洽，消化就能更好地完成；单独一人进餐，尤其是边看报纸边吃饭，或是一边想着尚未完成的工作一边进餐，或是在烦恼、气愤等情形下进餐，均会分散注意力或造成精神紧张，从而对胃肠产生不利的影响。

精神紧张对消化器官所造成的影响是非常大的，情绪紧张时，通过胃壁的血管便会收缩，血液循环变慢，黏液的分泌也较慢，而胃液的分泌却并未减少，对胃而言，这是相当危险的事情，易导致胃壁发生自身消化，造成胃溃疡。有些胃溃疡是经年累月造成的，也有的是在极短时间内发生的，一旦有突发情况，例如在遭受巨大精神创伤时，有人便会因为意外打击而突发胃溃疡并穿孔，这种情况一般称为“突发性溃疡”，甚至可以在不到

10秒的时间内发生。

当然，也不是说一个人单独吃饭一次，就会发生胃溃疡，但若经年累月地养成了习惯并持续下去，则胃溃疡的发生几率必会大增。所以吃饭时最好和家人、朋友、同事等在轻松愉快的气氛中进行。应避免单独进餐，不给胃病以可乘之机。

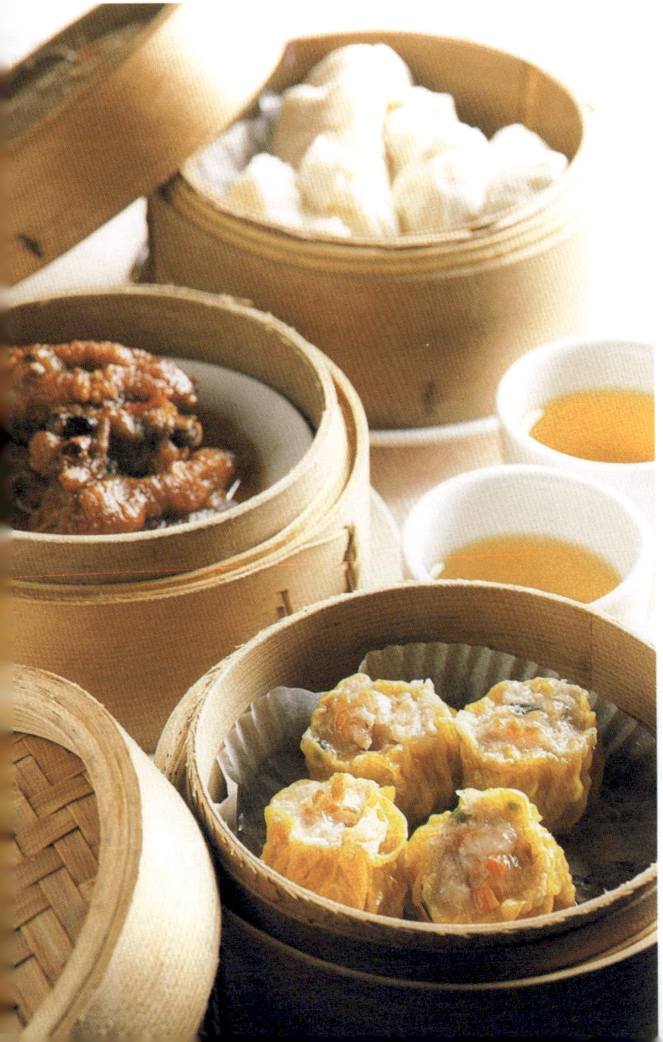

健康宝典

溃疡病患者在哪几种情况下需住院

患者在被确诊得了胃溃疡后，一般都很关注究竟要不要住院。通常来说，在下列情况下需要住院：

一、伴有出血如呕血或黑便者，一定要立即住院治疗，以防止继续大出血，出现意外。

二、临床症状明显、自我感觉较为痛苦者，最好住院治疗。

三、伴有穿孔或疑有胃穿孔者应立即住院，以防穿孔后感染进一步恶化而形成化脓性腹膜炎，最后导致败血症。

四、腹胀明显、反复呕吐、有幽门梗阻者要住院治疗。

五、有出血、穿孔倾向者，应尽早住院，以防并发症的发生。

六、难以做到身心平静者(例如家庭关系紧张或居住环境嘈杂)，住院治疗效果好；自制力较差、常忘记定时服药或烟酒难戒者，住院治疗效果好。

七、溃疡面积大且程度深者应住院治疗。

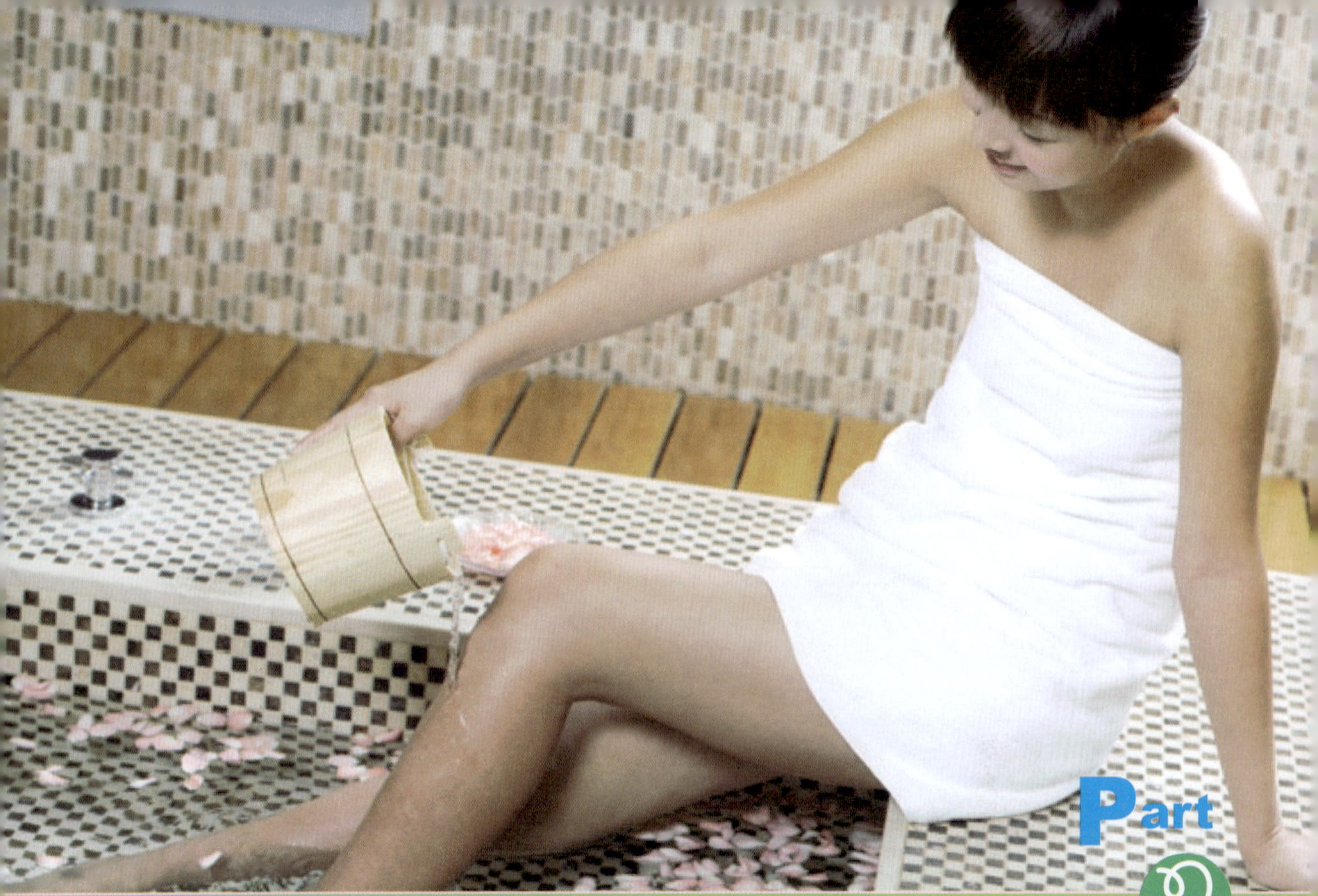

Part 2

下篇 特效疗法

饮食疗法

yin shi liao fa

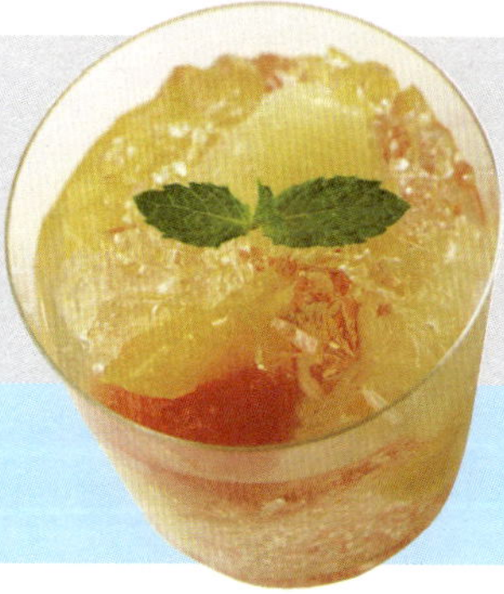

饮食疗法，简称食疗，是指应用具有药理作用的食物防治疾病、保健强身的一种治病方法。

中医理论认为“医食同源”，“药食同源”，很多中草药，既可做治疗疾病的药物，又是很好的食品，即使是我们日常生活中常吃的很多蔬菜、水果常常也都具有食与药两方面的性能。因此，这些食品既可为食又可为药，就成为了饮食疗法丰厚的物质基础。

我国传统食养、食疗的经验积累了大量宝贵的财产，再经过中医理论的指导，不断吸取新的知识，不断进行临床实践，不断总结，不断提高，逐步形成饮食疗法这门专门的科学。实践证明，饮食疗法对于肠胃病的治愈起着举足轻重的作用，现在着重介绍几种常见肠胃病的饮食保健原则以供参考。

特别需要引起注意的是，本篇中所列各种肠胃病的饮食疗法仅供参考之用，具体饮食剂量还请患者根据自身情况酌情确定，在治疗过程中敬请谨遵医嘱或在专业人士指导下进行。

胃溃疡的饮食疗法

饮食调养对于溃疡病人来说是非常重要的。除了积极治疗、按时服药外，在饮食调理上一定要注意以下几个问题：

避免化学和物理刺激性过强的食物，以减少胃酸的分泌。刺激胃酸分泌的有：香料、浓茶、浓咖啡及过甜、过咸、过酸、过辣的食物，以及坚硬、油炸的或多渣的食物等。同时不应吃过热的食物，以免使血管扩张引起胃出血。吃易消化的、含足够的热量、蛋白质和维生素的食物，如稀饭、细面条、豆浆、菜叶等。症状基本消失的患者，可正常进餐，要避免吃油煎的食物以及含粗纤维多的芹

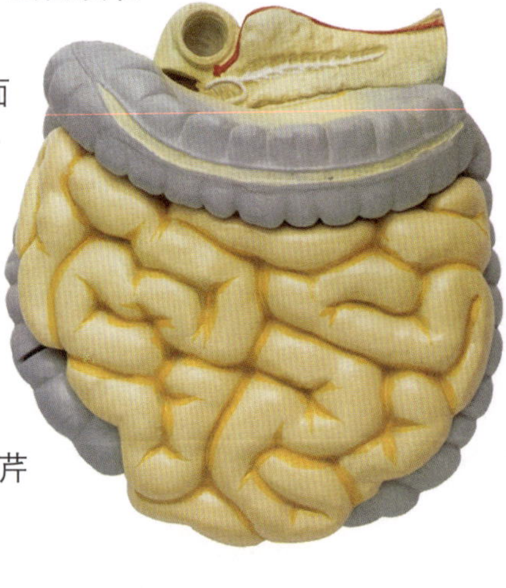

健康小卫士

溃疡病人的饮食认识误区

溃疡是常见病。需要提醒注意的是，长期以来，人们对溃疡病人的饮食认识存在误区，以下所列均属误区：

牛奶疗法。近年科学研究表明，溃疡病人常饮牛奶并不利于溃疡愈合。因为牛奶中含有丰富的钙质和蛋白质，均能促进胃酸分泌。有报告说，饮牛奶后胃酸分泌增加30%。

少吃多餐。溃疡病人不宜少吃多餐，以进食来止痛。这不仅不能减轻溃疡病的症状，反而会加重病情。因为食物进入胃内，虽能中和一部分胃酸，但又会刺激胃酸分泌，因而会使溃疡面不断受到胃酸侵蚀，不利于溃疡的愈合，所以溃疡病人平时饮食还是定时定量为宜。

日常的饮食也要注意，以易于消化的食物为主，不吃刺激性食物，宜吃七分饱，保持恰当的饮食习惯。溃疡虽然容易治疗，但是也容易复发。除饮食要注意外，还应该限制烟酒，保持充足的睡眠、适度的运动及消除过度的紧张，这都有利于溃疡病人早日康复。

菜、韭菜、豆芽、鱼干等。

为了中和胃酸可常饮豆浆等饮品。主食多用发酵食品，可稀释中和胃酸，胃溃疡病人宜多吃无渣食物及香蕉、蜂蜜等能润肠的食物。

胃溃疡病人忌吃辣椒、生葱、生蒜等。

胃溃疡病人在饮食方面有下列注意事项：

(1)改善饮食习惯，消除过度的精神紧张。

(2)不能只吃细软食物。科学研究表明，食物中纤维素不足也是引起溃疡病的原因之一。对溃疡病人随访发现，饮食富含纤维素的，溃疡复发率为45%，饮食过分细软者，溃疡复发率为80%。同时细软食物在口腔中咀嚼时间较少，未能使唾液充分分泌。唾液不仅能帮助消化，还有

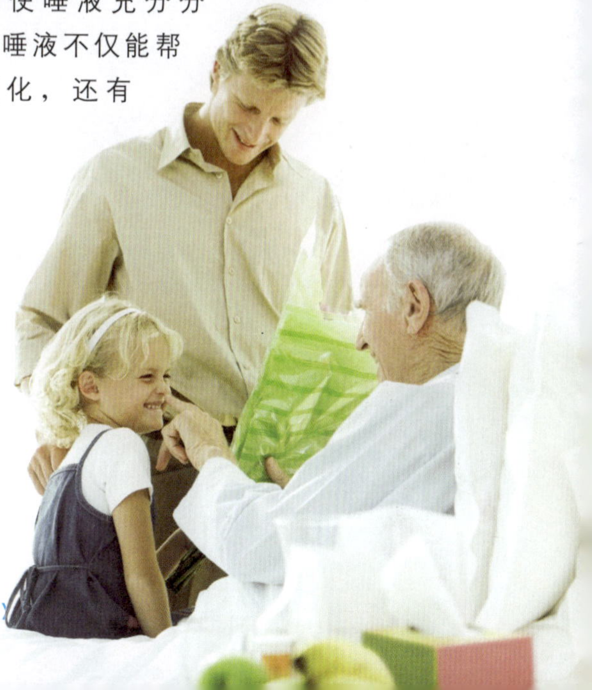

中和胃酸、提高胃黏膜屏障的作用。所以溃疡病人只要病情稳定，可以食用普通饮食。

(3)可适当吃辛辣食物。辣椒会增加胃黏膜的血流量，并会刺激胃黏膜合成和释放前列腺素，能有效阻止有害物质对胃黏膜的损伤，从而对胃起到保护作用；大蒜能杀灭胃内的幽门螺旋杆菌，该菌是消化性溃疡主要致病原因之一。可见，胃溃疡患者可以根据自己的喜好来适当食用辣椒、大蒜等辛辣食物，只是注意不要过量。

至于茶、咖啡、盐，胃溃疡病人确实不宜多饮多食，因为它们会刺激胃酸分泌。

(4)吃富含维生素C的食物，如马铃薯等。马铃薯含丰富的维生素C和钾、钙等矿物质，而且含有淀粉，即使加热，维生素C也不易被破坏，方便摄取，并且能强化胃壁。

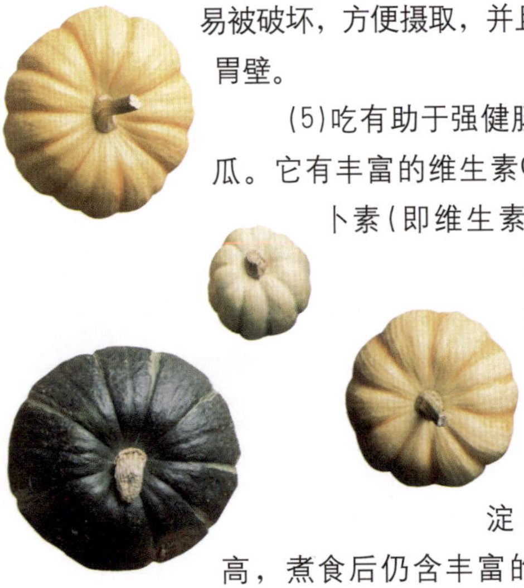

(5)吃有助于强健肠胃的南瓜。它有丰富的维生素C及胡萝卜素(即维生素A)，其果实、花、种子、叶子都有药效，淀粉含量高，煮食后仍含丰富的维生素C。要想充分发挥药效，用蒸的方法较理想。胃隐隐抽痛者，可煮南瓜浓汤饮用，有助消化。南瓜花可煮汤，有止下痢、降热的功效。

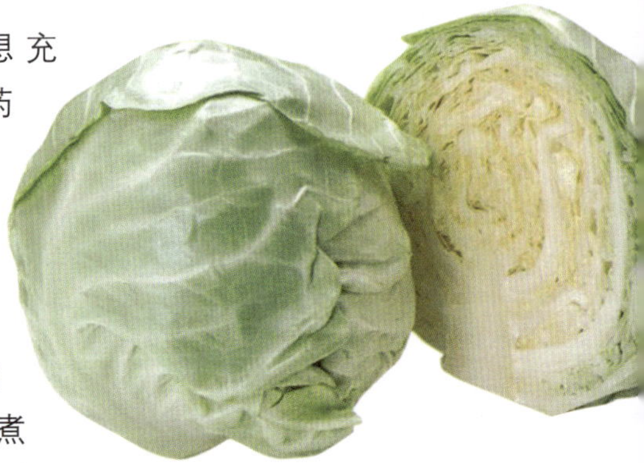

(6)宜吃可促使胃黏膜再生的高丽菜。它含维生素C、K，可促使胃或十二指肠的黏膜再生，从而有效治疗溃疡。生吃或加热都很可口，时常食用可改善体质。不过，煮、炒会破坏维生素C，所以溃疡病人还是以生吃或稍微加热再吃为好。也可将高丽菜放进果汁机搅拌成汁，再稍微加热，在饭前饮用，大约持续喝10天，效果就会显现。

(7)宜吃可强健疲弱胃肠的无花果。将干燥的无花果切碎，煮成半干，加入少许蜂蜜和水，即可食用。将无花果煮熟后再磨成粉，使用时加开水泡即可。

(8)宜吃有健胃功效的蒲公英及龙胆草。早春盛开的蒲公英有健胃的功用，可当药用或食用。最简单的食用方法是洗净之后，含在口中，慢慢咬碎；叶和花也可当配菜或做成沙拉吃。龙胆草的根有药效，适宜胃溃疡病人食用。

胃酸过多的饮食疗法

胃酸过多的人在日常生活中要注意抑制胃酸分泌，避免暴饮暴食和食用刺激性食品。除禁烟、禁酒或节酒外，消除过度紧张也很重要。还应遵照医嘱，服用控制胃酸分泌的制酸剂。

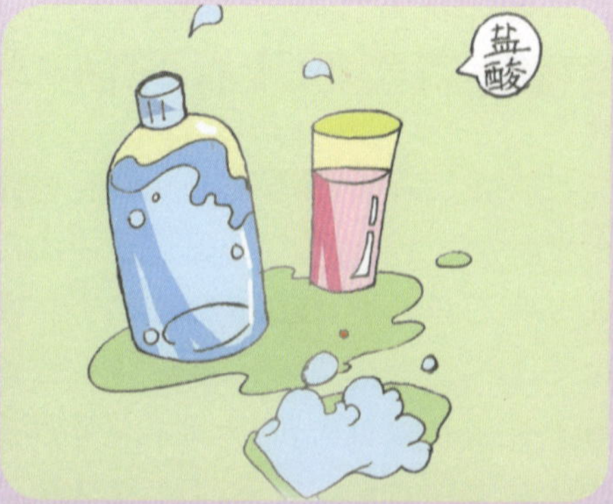

胃酸分泌受哪些因素的影响？

蛋白质：能短暂中和游离酸，但半小时后，却比糖类、脂肪更易刺激胃酸分泌。

脂肪：抑制胃酸分泌，当进入十二指肠，分泌肠抑胃激素，而减少胃酸分泌及延缓胃排空。肉汁、丹宁酸、咖啡因、酒精等化学性刺激，会刺激胃酸分泌。

药物：如组织胺会刺激胃酸分泌。

情绪：经常保持愉快情绪便会刺激胃酸分泌。

胃酸过多者，因胃液分泌过剩，为保护胃壁，宜多摄取蛋白质。蛋白质含量丰富又不刺激胃的食品有豆腐、白肉、鱼及牛奶等。豆类中也含有许多上等的蛋白质，但豆类不易消化，必须煮软后再食用。豌豆煮得松软、清淡些，也可强健肠胃。要使胃的黏膜强健，维生素也是不可缺少的，要多吃水果及蔬菜等含丰富维生素的食品。另外在用油煮食时，若能善用橄榄油或胡麻油，也能抑制胃酸分泌；不过不可过量。应该节制的则有虾子、贝类等不易消化的鱼贝类，多脂肪的肉类，笋子、地瓜等纤维多的蔬菜及过酸过甜的食品。蔬菜要尽量煮软后再食用。咖啡、红茶及香辣调味料会强烈刺激胃，平时需要节制食用或调淡些食用。不过，病情严重时则禁止服用。民间疗法中也有使用蛋壳的，先将其洗净，磨成粉末，每次用2～3克加白开水饮用。

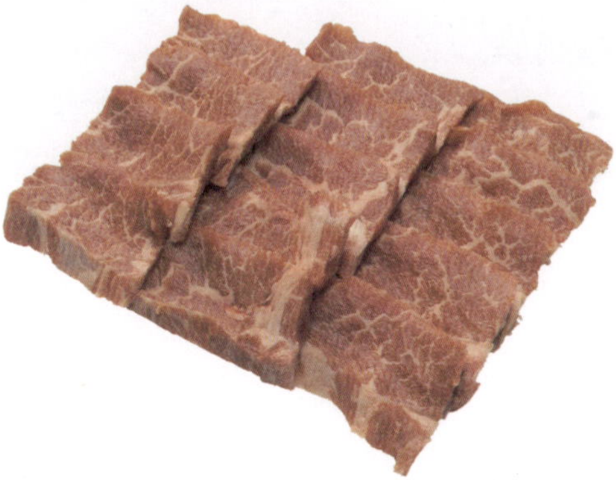

慢性胃炎的饮食疗法

慢性胃炎是一种常见的多发病，其发病率居各种胃病之首，年龄越大，发病率越高，特别是50岁以上的更为多见，男性高于女性，慢性胃炎主要是胃黏膜上皮遇到各种致病因素，如药物、微生物、毒素和胆汁返流等的反复侵袭，发生慢性持续性炎症性病变，虽然病因不明，而病理过程基本相似，由轻到重，由浅表到萎缩，呈进行性发展，炎症性变化包括糜烂出血、充血水肿等。

一般来说，慢性胃炎要想治愈不太可能，能做到病情不再继续发展已是很好了。慢性胃炎自觉症状好转后，很可能因为饮食不当，又导致症状再次出现。

大家都知道，进食过急，咀嚼不充分，食物过于粗糙、生冷、坚硬、辛辣、浓烈，长期饮用高浓度酒，吸烟过多，以及服用对胃有刺激的药物，均可损伤胃黏膜，久之均可发生慢性胃炎。

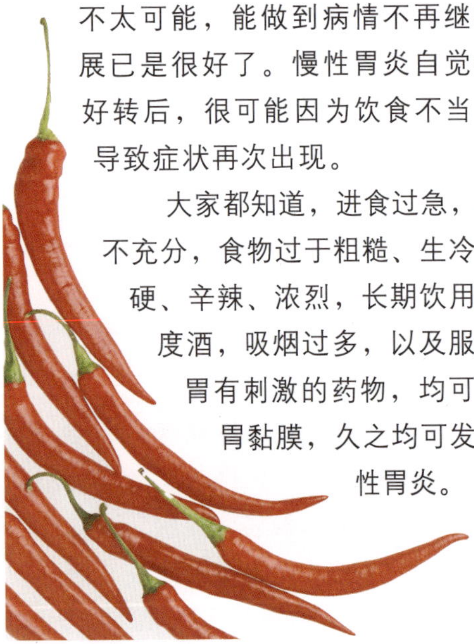

因此，慢性胃炎病人在饮食方面有下列注意事项：

(1)养成良好的饮食习惯，切忌暴饮暴食。应做到定时进餐，细嚼慢咽，以利于消化。

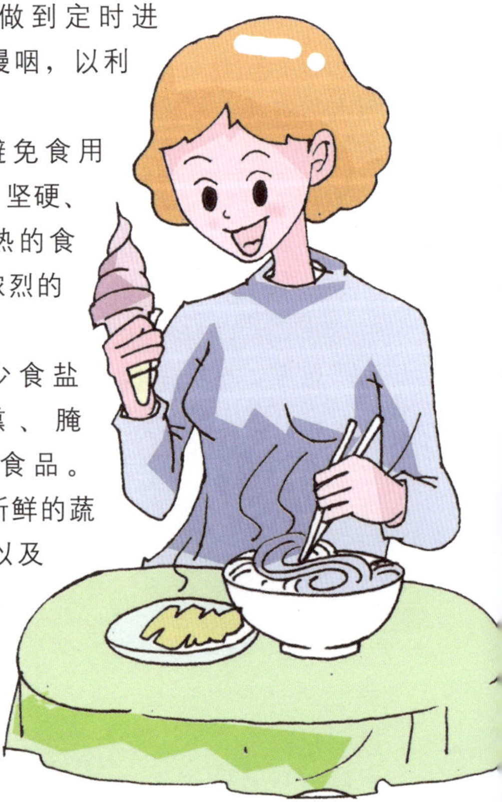

(2)避免食用过于粗糙、坚硬、生冷、过热的食物，不食浓烈的香辛辅料。

(3)少食盐渍、烟熏、腌制、油炸食品。平时多吃新鲜的蔬菜水果，以及细软而易消化的食物。患者可结合自身具体情况，制订出一套合理的食谱。

(4)严禁烟酒。有人统计，每天吸烟10支左右者，胃炎的发生率为20%～30%；每天吸烟20支以上者，胃炎的发生率为40%左右。高度酒对胃黏膜的损伤甚于吸烟，每天饮白酒2～3两者，胃炎发生率高达60%；饮酒成瘾者，胃炎发生率约为

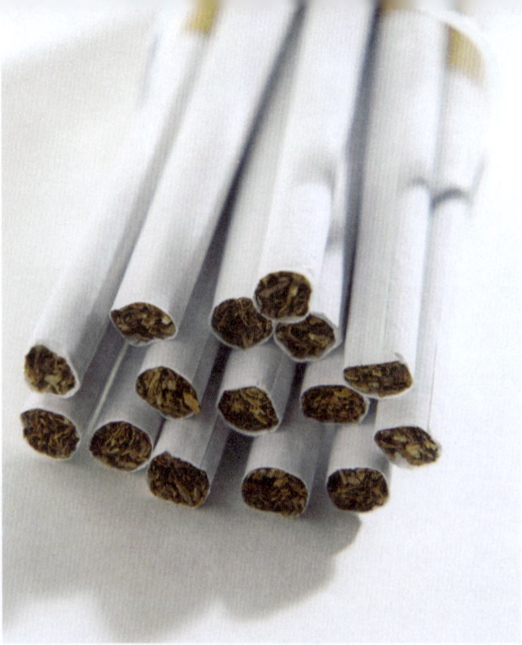

80%左右。

(5)尽量避免服用对胃黏膜有刺激性的药物。特别是非甾体消炎药，如阿司匹林、消炎痛、芬必得、扶他林等。

慢性胃炎患者应是长期甚至终生坚持上述饮食原则。患者切勿因为胃暂时不痛了，便又开怀畅饮，暴饮暴食，这种做法是非常有害的。

急性胃炎的饮食疗法

急性胃炎患者应在日常生活下注意以下饮食原则：

(1)急性胃炎发作时最好用清流质饮食，如米汤、杏仁茶、淡茶水、清汤、薄面汤、去皮红枣汤，应以咸食为主。待病情缓解后，可逐步过渡到少渣半流食。尽量少食用产气及含脂肪多的食物，如豆奶、牛奶、蔗糖等。

(2)严重腹泻呕吐者，宜饮糖盐水，补充水分和钠盐。若因呕吐失水或电解质紊乱时，应静脉注射葡萄糖盐水等溶液。

(3)腹痛剧烈时，应禁食水，使胃肠充分休息，待腹痛减轻时，再酌情饮食，应禁用生冷、刺激性食品，如辣椒、醋、葱、姜、蒜、花椒等，也不要食用兴奋性食品，如浓茶、可可、咖啡等，烹调时，以清淡为主，少用油脂或其他调料。

(4)大量呕吐及腹痛剧烈者应禁食，卧床休息。

急性肠胃炎的饮食疗法

1 饮食清淡

通常在呕吐或下痢平息后的数小时到一天内，便可以开始进食，但须慢慢来，因为肠胃此时仍然很虚弱。可先从易消化的食物开始，可以吃些稀粥、麦片、布丁、饼干或高汤。避免高纤、辣味、酸性、油腻、多糖、乳品等食物，以免刺激肠胃。应该如此遵循

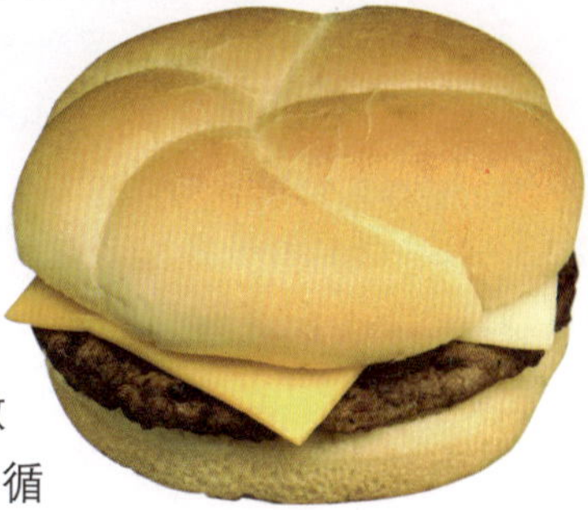

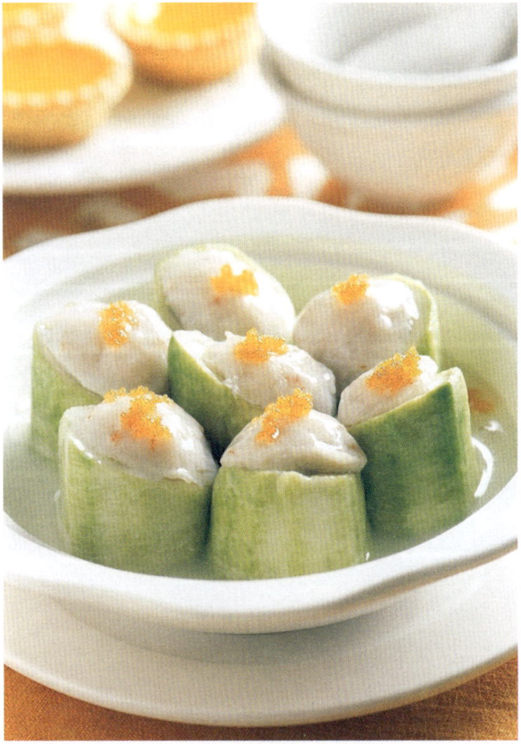

1～2天，好让肠胃有时间恢复正常。

2 补充必需营养素

（1）每天摄取钙、维生素D1.5毫克，补充流失的钙质，帮助粪便成形。

（2）每天摄取消化酶，有助于帮助消化。宜于用餐时服用。

（3）每天摄取少量镁，可帮助钙吸收及促进pH酸碱平衡。可食用燕麦麸等食物，帮助粪便成形。也可食用不饱和脂肪酸，用量依产品指示，同样有助粪便成形。每天摄取400～1000毫克维生素E，可有效保护结肠壁细胞膜。

胃病的饮食疗法

胃病患者在日常饮食中宜注意以下几方面：

（1）日常饮食要定时、定量、定质：定时，一般应养成早餐6时左右，午餐12时左右，晚餐18时左右的就餐习惯。如果病人需要少食多餐，时间上也要有个规定，除上述三餐外，还可在9时和15时左右各加一次餐。定量，以成人正常饭量每天500克计算，应该是早餐150克，午餐200克，晚餐150克。每顿饭的比例过多或过少，都对胃的消化功能有害。定质，指每餐饭菜要保

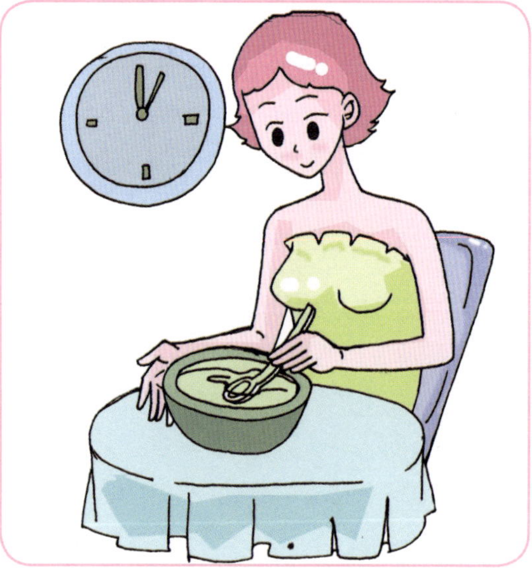

持一定的质量。总体要求是：营养丰富，新鲜可口，容易消化，少刺激性。另外还需要注意胃病患者不能喝烈性酒。

(2)饮食要掌握慢、烂、热的原则：慢，指吃饭时速度要慢。细嚼慢咽的话可以促

给您支招 Zhizhao

脾胃病患者应如何保养?

脾胃病的发生主要是过食生冷，寒积于中，饮食不节，使脾胃之阳不振；其次是肝气失调，郁怒忧思，横逆犯胃伤脾。预防脾胃病的关键在于保证脾胃的正常运转。因此平时应注意保养脾胃。

1.饮食调理是保养脾胃的关键。因此，饮食应有规律，三餐定时、定量，不暴饮暴食。素食为主，荤素搭配。要常吃蔬菜和水果，以满足机体需求和保持大便通畅。少吃有刺激性和难于消化的食物，如酸辣、油炸、干硬和黏性大的食物，生冷的食物也要尽量少吃。

2.注意冷暖调节。俗话说“十个胃病九个寒”，确是经验之谈。因此注意冷暖调节十分重要。在春秋气候变化无常时，虚寒胃痛的病人要注意保暖，避免受凉；脾虚泄泻的病人可在脐中贴暖脐膏药，同时还应少吃生冷瓜果等，如感到胃脘部发冷，可及时服用生姜茶。

3.情感因素对食欲、消化、吸收都有着举足轻重的影响。脾胃病患者应注意保持良好的情绪。据研究，不良情绪可导致食欲下降、腹部胀满、嗳气、消化不良等，而良好的情绪则有益于胃肠系统的正常活动。

4.坚持参加适当的体育活动，做到持之以恒。如散步、慢跑、做气功等、打太极拳。适当的体育锻炼能增强人体的胃肠功能，加强胃肠蠕动，增加消化液分泌，促进食物的消化和营养成分的吸收，并能改善胃肠道本身的血液循环，促进其新陈代谢，推迟消化系统的老化。还可在晚上临睡前，躺在床上用两手上下按摩腹部，约按摩400遍，可以助脾运，去积滞，通秽气，对脾胃有良好的保健作用。

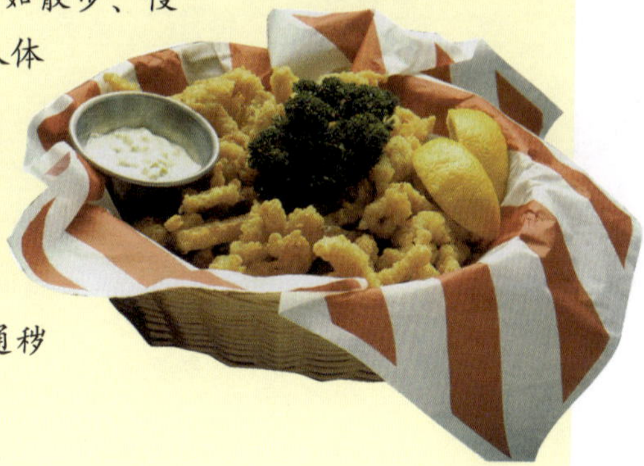

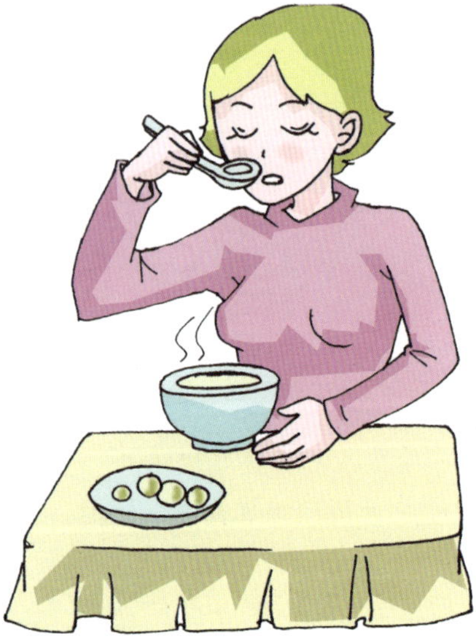

使唾液分泌旺盛，这就为胃肠消化食物创造了良好的条件。烂，指饭菜应该做得松软、酥脆，容易咽嚼及消化。忌吃粗糙、硬韧的食物。热，指食物宜保持温暖，不能吃偏凉甚或冰冷的食物。

(3)吃饭前后不生气、不负重、不受凉：不生气，指不能恼怒，以免食欲锐减或饭后不能及时消化食物。不负重，指饭前饭后不做重体力劳动，不快步奔跑，以免发生意外病变。不受凉，指不要当风受凉，要注意腹部保暖，以免加重病情。

肠易激综合证的饮食疗法

肠易激综合证是指间歇地腹泻或便秘、急需通便、腹部疼痛以及消化不良。许多原因都可能引起上述的一个或多个症状，这些原因包括肠道发炎、食物过敏、压力、胸部肌肉过度兴奋、感染以及毒素过多。因此在治疗之前，最好咨询一下营养咨询师，以确定发病的具体原因。必需脂肪以及氨基酸谷酰胺可以减轻炎症症状，抗氧化剂可以帮助身体解毒，而适量的矿物质有助于肠道肌肉正常工作。

1 饮食建议

采用天然、简便的饮食方案，包括轻微烹制的蔬菜、鱼类、不含麸质的谷物(稻米、小米、玉米等)、蚕豆、小扁豆以及可以提供必需脂肪的磨碎的植物种子粉。另外还应避免食用任何可能引起过敏的食物，包括乳制品、小麦、咖啡、酒精以及调味品等，10天后观察情况是否有所好转。

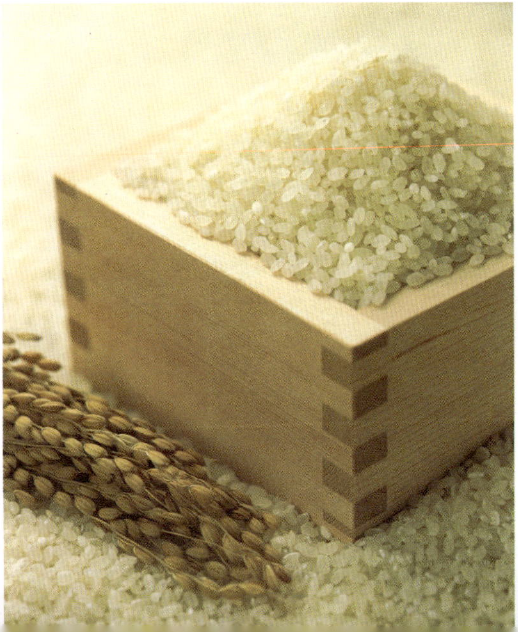

2 增补建议

建议增补多种维生素增补剂以及矿物质增补剂，抗氧化合成物，维生素C500毫克，L-谷酸胺粉每日3克，γ-亚麻酸300毫克。如果出现消化不良的症状，还应每餐补充适当消化酶。

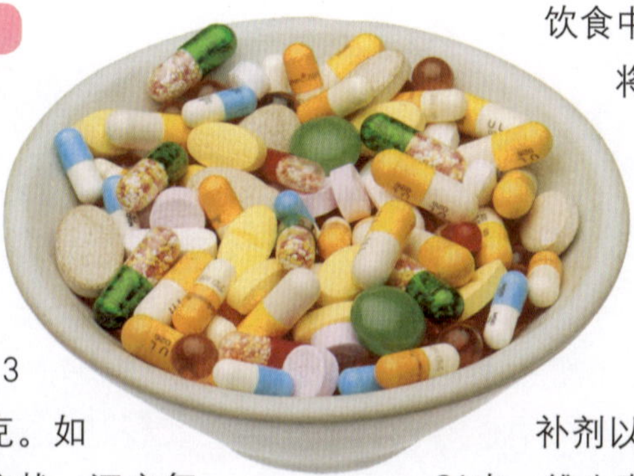

便秘的饮食疗法

普遍的观点认为每日只要排泄一次就足够了，但事实上我们每日需要排空肠道2～3次。健康的粪便应该比较容易排出，而不需过多地用力。纤维含量高的饮食有助于消除便秘，同样有效的方法还包括减少肉类以及牛奶制品的摄入量。另外，体育运动是至关重要的，因为它可以锻炼腹部的肌肉，从而改善便秘症状。非刺激性的轻泻剂以及果寡糖粉都有助于减轻严重便秘的症状。

1 饮食建议

便秘患者宜食用纤维含量高的食物。每日至少喝1升的水，最好在吃饭时饮用。

还应减少肉类以及牛奶制品的食用量。在饮食中加入燕麦以及梅脯，可以将它们磨碎然后撒在食物上。

2 增补建议

建议增补多种维生素增补剂以及矿物质增补剂，维生素C1克，维生素E500国际单位。

结肠炎的饮食疗法

结肠炎的症状是大肠的一部分发炎。它通常是由压力引起的；但也有可能是因为排泄不畅、饮食欠佳、过敏症状或者营养状态没有达到最佳状况所致。由于存在炎症，因此第一步就是要减少食用任何可能导致炎症恶化的食物，包括咖啡、酒精以及小麦等。可以选择一些能够轻松通过消化道的食物和饮料来代替它们，如米饭、清蒸蔬菜、鱼类以及水果，另外还应补充消化酶增补剂。富含γ-亚麻酸的必需脂肪是非常有效的抗发炎制剂，抗氧化剂也有助于减轻炎症症状。

1 饮食建议

若采用含大量纤维的饮食方案，大量

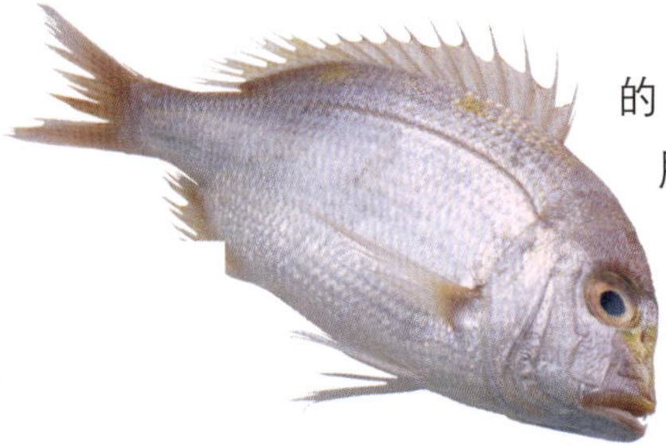

的纤维会对肠道造成刺激。因此稍微蒸过的蔬菜、鱼类以及烹制的谷物通常是更适合的饮食方案，患者还可以吃些容易消化的水果。另外还应避免食用所有容易导致过敏的食物，如小麦、咖啡、酒精以及调味品。

2 增补建议

建议增补多种维生素增补剂以及矿物质增补剂，抗氧化合成物，γ－亚麻酸150毫克，维生素C500毫克（抗坏血酸盐最多2毫克，因为抗坏血酸会对发炎的肠道造成刺激），正餐时补充消化酶。

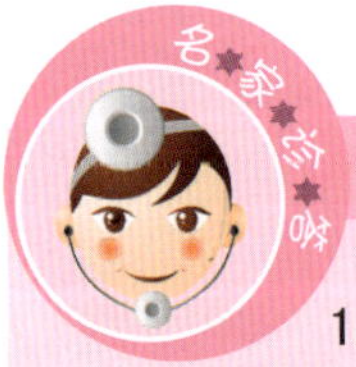

肠胃病患者的饮食禁忌

1. 忌变质不洁的食物

螺、蟹、海蛰等海鲜以及盐渍食品中易滋生嗜盐菌，故此类食品一定要洗净、煮透并且以醋为佐料方可食用。应避免吃变质不洁的食物。

2. 忌油腻韧性食物

油腻食物如猪油、牛油、奶油，韧性食物如螺蛳、田螺、海蛰和未充分煮烂的猪蹄、牛肉等都属于不易消化之物，食用后会加重肠胃黏膜的损伤，故忌之。

3. 忌食坚硬粗糙之物

肠胃病不宜食用坚硬粗糙之物，另外注意食物一定要经过充分的咀嚼，以避免肠胃黏膜因摩擦而受损，导致消化不良。

4. 忌过烫过冷的食物

过烫的食物及汤水，会烫伤或刺激胃黏膜；过冷的食物，如冰镇的啤酒或者刚从冰箱中取出的食物，食用后易导致肠胃黏膜血管收缩而缺血，不利于炎症的消退。

5. 忌辛辣刺激之物

咖喱、胡椒、辣椒、芥末、过浓的香精等辛辣刺激之物，对胃肠黏膜有刺激作用，可加重病情，故应忌之。

6. 忌烟酒茶叶

香烟、烈酒、浓茶、咖啡、可可等对肠胃黏膜都有刺激作用，尤其是烈酒，因酒精能溶解胃黏膜上皮的脂蛋白层，对胃黏膜的损害作用极大，故应忌之。

防治肠胃病的药粥

(1)花生、莲米各20克，大枣8枚，大米150克。将大米淘净，与花生、莲米、大枣拌匀，置碗中，加清水适量，上笼蒸熟服食，每日1~2次。有益气养血之效。适宜溃疡病患者出血后进行调养。

(2)红豆20克，小米80克，白糖适量。红豆洗净用温水浸泡1小时，然后与洗净的大米同入砂锅内，加水500毫升，煮至豆烂米开汤稠即可。健脾养胃，补虚养血。适宜脾胃虚弱患者(症状多表现为神疲乏力、面色无华、食欲不振以及胃出血失血过多)食用。

(3)大麦米400克，豇豆100克，红糖60克，碱面3克。将大麦米与豇豆分别洗净，一起放入开水锅内，加碱面，用文火煎煮并不断搅动，待米粒熟、豇豆开花时，拌入红糖，再稍煮片刻即可。健脾益肾，消积宽肠，清热利水。适宜消化不良或食滞泄泻者食用。

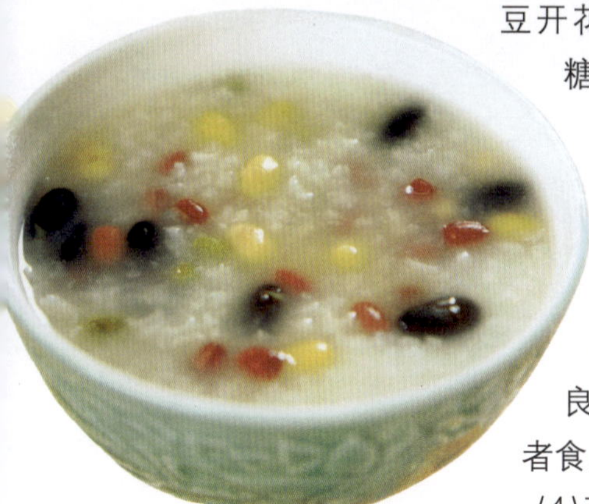

(4)百合80克，糯米150克，红糖30克。将百合去尖洗净，与淘洗干净的糯米一起入锅，加水煮粥，待粥将熟时，调入红糖即成。每日服1剂，分数次食用。活血理气，和胃止痛。适宜胃痛者食用，也可用于心烦不眠者。

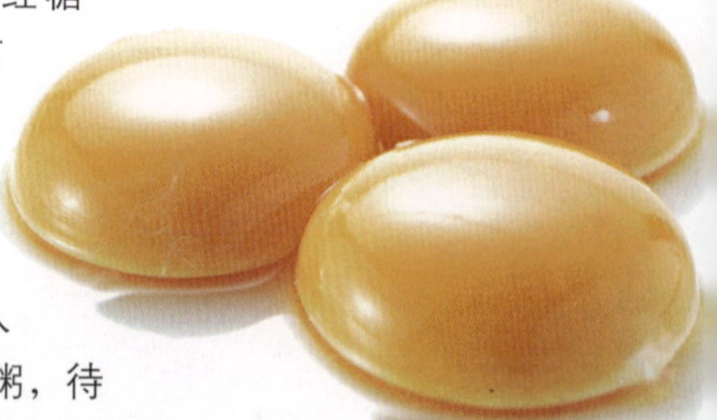

(5)生淮山药300克，熟鸡蛋黄两个。取淮山药末，以凉水调匀，用文火熬粥，待粥将成时，将准备好的鸡蛋黄捏碎，搅拌于粥中即可。健脾消食，补虚健体，适宜脾胃虚弱、消化不良者食用。

(6)新鲜豆浆450毫升，粳米、小米各80克，白糖20克。将粳米、小米淘洗干净，放入锅内，加水适量，用文火煮至半熟时，加入豆浆与白糖搅匀，煮熟即成。每日1次，早餐时服食。健脾养胃，补益虚损。适宜食欲不振、消化不良、大便秘结者食用，也可用于急性热病后期的调补。

(7)乌梅20个，红枣5枚，粳米150克，冰糖60克。将乌梅洗净入锅，加水1碗，用文火煎至半碗，去渣取汁；粳米、红枣洗净，加水适量和乌梅汁一起煮粥，粥将成时加入冰糖，继续熬煮至粥稠为度。砂生

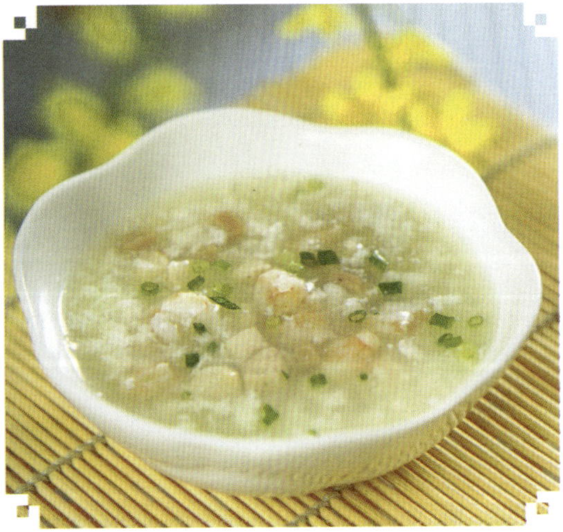

津止血，养胃益气，涩肠止泻。适宜胃阴不足型慢性萎缩性胃炎患者服用，也可用于慢性肠炎患者。

（8）竹叶10克，粳米60克，白糖20克。先将竹叶洗净，放入锅中，加水煎取汁，弃竹叶不用。将淘净的粳米倒入竹叶汁中，用文火熬成粥。粥成时加入白糖调味，分数次温服。清热利湿，健脾补中。适宜小儿夏季脾胃虚弱、暑热不除者。

（9）丹参、红花各15克，糯米150克，红糖适量。将糯米淘净，取丹参、红花水煎取汁，去渣，加糯米煮粥，待熟时调入红糖，再煮一二沸即可。每日2剂，早晚各1剂。活血化淤。适宜淤血阻滞所致的溃疡病胃脘疼痛、固定不移等。

（10）松子仁、芝麻仁、核桃仁、桃仁（去皮尖）、甜杏仁各15克，粳米300克，白糖适量。将前5味混合研碎，与淘洗干净的粳米一起放入锅内，加水适量，用旺火烧沸后，改用文火熬煮成稠粥，调入白糖即可。每日服1剂。滋养肝肾，润燥滑肠。适宜中年习惯性便秘、产后血虚便秘者食用。

（11）吴茱萸5克，大米70克，生姜5片，葱白3茎。将吴茱萸择净，研为细末；姜、葱洗净切细；大米淘净，放入锅中，加清水适量煮粥，待熟时调入吴茱萸粉、葱白、生姜等，再煮一二沸即成，每日1剂，连续3～5天。健脾，暖胃，止呕。适宜溃疡病脘腹冷痛、恶心呕吐、肠鸣泻泄等患者食用。

（12）山药35克，薏苡仁米25克，大枣15枚，干姜5片，糯米50克，红糖20克。将上6味一起放入锅内，加水熬煮成粥。每日分3次服用，连续服用半个月。健脾益胃，止泻。适宜脾胃虚弱之久泻不愈、食欲不振患者食用。

（13）鸡内金6克，大米60克。先将鸡内金择净，研为细末备用。再取大米淘净，放入锅内，加清水适量煮粥，待沸后调入鸡内金粉，煮至粥成服食，每日1剂，连续食用4天左右。固精止

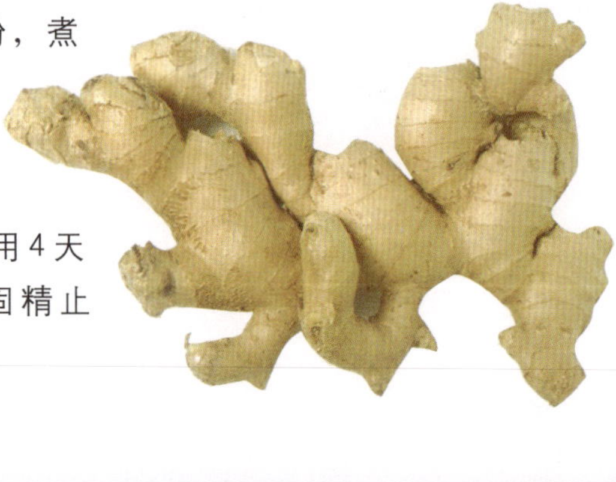

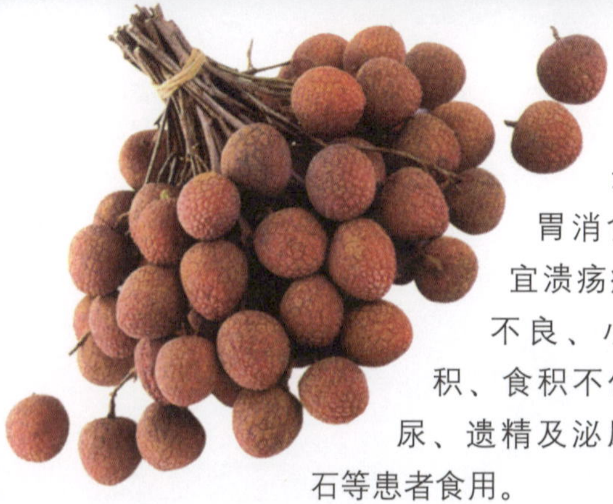

遗，健胃消食。适宜溃疡病消化不良、小儿疳积、食积不化、遗尿、遗精及泌尿系结石等患者食用。

(14)干荔枝肉40克，怀山药20克，莲子25克，粳米80克。将上述4味一起放入锅内，煮成稠粥。健脾固涩，补肾助阳。适宜脾肾虚衰型慢性腹泻患者食用。

(15)莲子、山药、薏苡仁、扁豆各40克，粳米350克。将前4味洗净切碎，莲子去皮、心后煮烂，再与粳米共入锅煮熟。随量食用。健脾止泻、和胃化湿。适宜食欲不振、脾虚腹泻者食用。

(16)荔枝肉10克，大米100克，白糖少许。将荔枝去壳取肉，与大米同放锅中，加清水适量煮粥，待熟时调入白糖，再煮一二沸即成，每日1剂。健脾益气，养肝补血，养心安神，理气止痛。适宜溃疡病脾胃亏虚所致的饮食减少、头目昏花、久泻不止、心悸、血虚崩漏、失眠健忘者食用。

(17)白豆蔻5克，生姜5片，大米80克。将白豆蔻、生姜择净，放入锅中，加清水适量，浸泡5～10分钟后，水煎取汁，加大米煮为稀粥，或将白豆蔻、生姜研细，待粥熟时调入粥中，再煮一二沸即成，每日1剂，连续食用6天左右。健脾止泻，温中散寒。适宜溃疡病所致脘腹疼痛、纳食不香、恶心欲呕者食用。

(18)苹果450克，西米90克，白糖20克。将西米洗净泡透，捞起沥干；苹果去皮、核，切成小丁，两者与白糖一起放入水锅里，用大火烧沸，改用文火熬成粥即可。生津止渴，调肠止泻。适宜慢性腹泻者食用。

(19)猕猴桃300克，白糖120克，西米150克。将西米洗净，用水浸泡半个小时后沥干；猕猴桃去皮、核切成小丁。锅中加入清水1升，放入西米、桃肉丁和白糖烧沸，改用文火熬至粥稠即成。每日口服1剂，分数次食用。利水通淋，解热止渴。适宜食欲不振、消化不良者。脾胃虚寒者不宜食用。

(20)罐头菠萝150克，西米60克，白糖80克，桂花卤6克。将菠萝切成小块，西米用清水浸透发胀。锅内倒入清水烧沸后，加入白糖、西米，用文火煮至粥稠，调入菠萝及

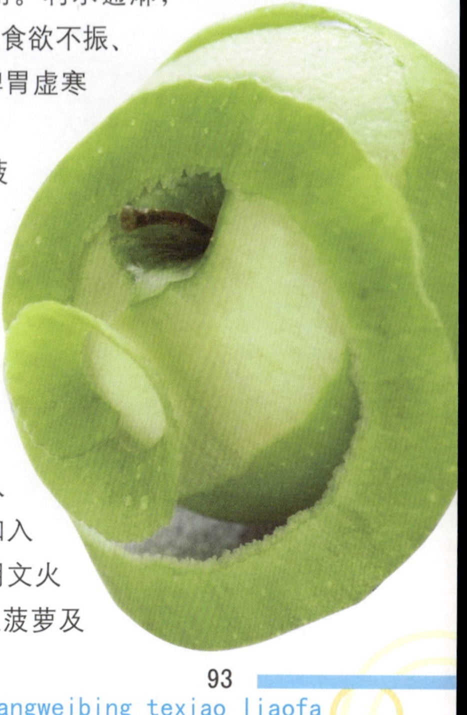

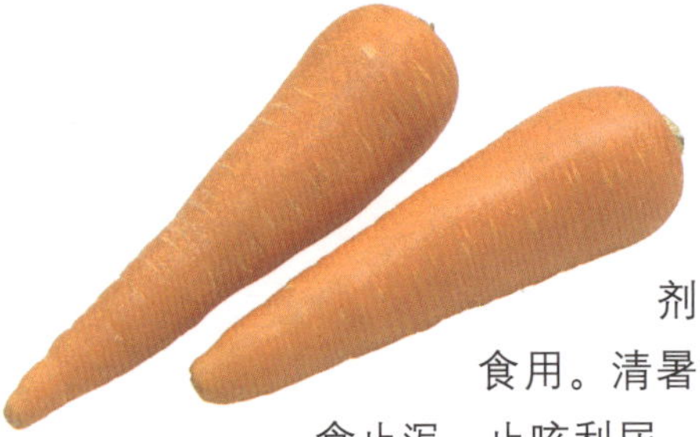

桂花卤即成。每日服1剂，分数次食用。清暑解渴，消食止泻，止咳利尿。适宜消化不良、肠炎腹泻者食用。

(21)小茴香13克，大米60克，食盐适量。将小茴香择净，水煎取汁，加大米煮粥，待熟时调入食盐等。再煮一二沸即成；或将小茴香5克研为细末，调入粥中服食。每日1剂。健脾开胃，行气止痛。适宜溃疡病之食欲不振、脘腹冷痛、纳差食少、胃肠下垂等。

(22)胡萝卜450克，糯米150克，红糖60克。将胡萝卜洗净，切成小块，与糯米一起放入锅内，加水用文火熬粥，待粥稠时，调入红糖即可。温服。消胀化滞。适宜脘胀食滞、消化不良者食用。

(23)黑芝麻10克，大米60克，蜂蜜适量。烧热锅，放入芝麻，用中火炒熟至有香味时取出备用。将大米洗净放入锅内，加清水适量，用武火烧沸后转用文火煮，至米八成熟时，放蜂蜜、芝麻，拌匀，继续煮至米烂成粥即可。每日2次，早、晚餐时服用。润肠通便，适宜长期便秘患者食用。

(24)鲜白扁豆150克，粳米200克，红糖适量。白扁豆若是干品，先用温水浸泡一夜，然后与淘洗干净的粳米一起熬煮为粥，食用时调入红糖即可。消暑化湿，健脾止泻。适宜脾胃虚弱之慢性腹泻者食用，外感寒邪或疟疾患者忌服。

(25)茯苓35克，栗子肉70克，大枣15枚，粳米130克，白糖适量。将前3味洗干净，一起放入锅内，加水适量，煎煮30分钟，去渣取汁，加入淘洗净的粳米，用文火熬煮成稠粥，调味即成。日服1剂。分数次食用。养心益智，开胃健脾。适宜消化不良者食用，也可用于记忆力减退者。

(26)红花、绿茶各5克，大米130克，白糖适量。将红花、绿茶择净，研为细末；大米淘净，放入锅中，加清水适量，浸泡10分钟后煮为稀粥，待粥熟时调入红

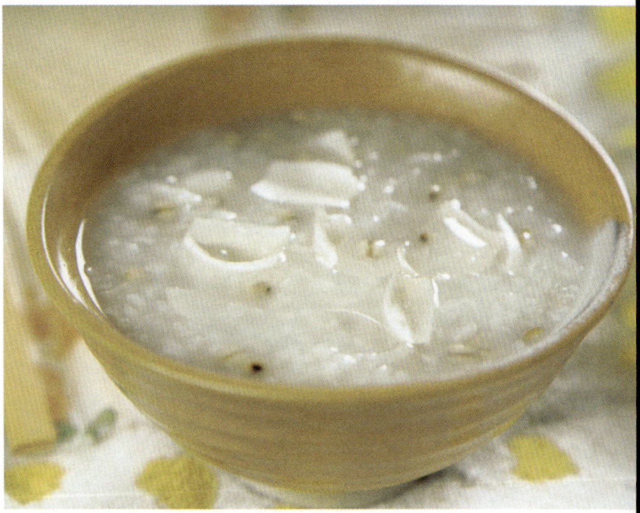

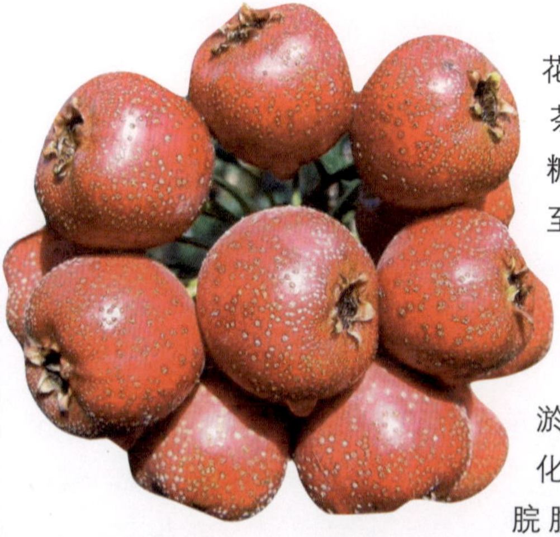

花末、绿茶末、白糖等，煮至粥熟即成，每日1剂。活血化淤。适宜消化性溃疡、脘腹胀满、小便短黄、大便秘结等症患者食用。

(27)陈皮15克(鲜者30克)，大米120克。将陈皮择净，切丝，水煎取汁，加大米煮为稀粥服食，或将陈皮研末，每次取4克，调入已沸的稀粥中，同煮为粥服食，每日1剂，连续食用5天。化痰止咳，和胃理气。适宜溃疡病脾胃亏虚、脘腹胀满、嗳气频作、胁肋疼痛、食欲不振、恶心呕吐者食用。

(28)芦根120克，绿豆130克，紫苏叶、生姜各15克。将芦根、紫苏叶、生姜水煎，去渣取汁，放入绿豆煮成粥。利尿解毒，和胃止呕。适宜湿热呕吐者食用。

(29)干蒲公英35克(鲜者60克)，大米120克，白糖适量。将蒲公英择净，放入锅中，加清水适量，浸泡10分钟后，水煎取汁，加大米煮粥，或将鲜蒲公英择洗干净，切细，待粥熟时调入粥中，纳入白糖，再煮一二沸即成，每日1剂。清热解毒。适宜溃疡病所致热结便秘、胃脘灼痛者食用。

(30)干山楂50克，粳米150克，砂糖20克。先将山楂放砂锅中，加水煎取30分钟。去渣，加入粳米，煮作粥，分2次服食。消食行滞，止嗳气，适宜脘腹胀满、消化不良、嗳气频作者食用。

(31)土豆400克，蜂蜜适量。将土豆洗净切块，用水煮至粥状，服用时加入蜂蜜调味。养阴益胃。适宜胃阴亏虚型慢性胃炎、胃及十二指肠溃疡患者食用。

(32)白茅根35克，鲜藕片80克，栀子仁末8克，粳米120克。将白茅根水煎，滤汁去渣，加入鲜藕片、粳米一起煮粥，待粥成时，调入栀子仁细末，再稍煮片刻即可。每日2剂。凉血止血，泻肝清胃。适宜上消化道出血者食用。

(33)金樱子35克，粳米60克，盐4克。先煮金樱子半个小时，去渣留汁入粳米煮粥，熟时加盐即可食用。健脾止泻，益肾固精。适宜慢性结肠

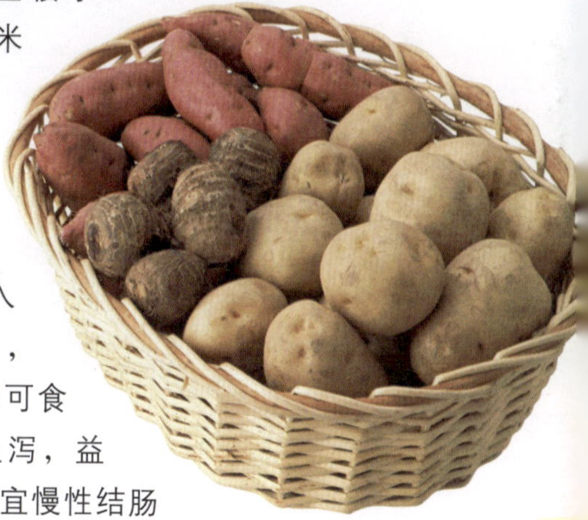

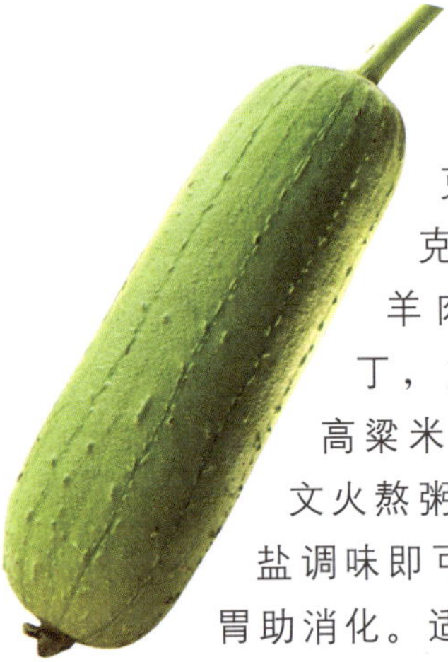

炎者食用。

(34)羊肉150克，高粱米各150克，食盐适量。将羊肉洗净，切成小丁，加入淘洗干净的高粱米，加水适量，用文火熬粥，待粥成加入食盐调味即可。每日1剂。开胃助消化。适于消化不良者食用。

(35)槟榔15克，大米150克。将槟榔择净，放入锅中，加清水适量，浸泡10分钟后，水煎取汁，加大米煮为稀粥即成，每日1剂，连续食用3天。消积，下气，杀虫。适宜溃疡病所致脘腹胀满、食积气滞、泻痢后重以及多种肠道寄生虫病等病症患者食用。

(36)丝瓜200克，大米150克，调味品适量。将丝瓜去皮洗净，切片备用；大米淘净，放入锅中，加清水适量煮粥，待熟时放入丝瓜以及食盐等调味品，煮至粥熟即成，每日1剂。化痰通络，清热解暑。适宜溃疡病所致胃脘灼热者食用。

(37)白梅花8朵，大米150克。先将大米淘净，放入锅内，加清水适量煮粥，待熟时，放入白梅花，再煮一二沸即成，每日1剂。健脾开胃，舒肝理气。适宜溃疡病所致肝胃气滞、嗳气食少、胸闷腹胀、食欲减退者食用。

(38)冬瓜300克，薏米50克，绿豆35克，鲜荷叶、藿香各少许。藿香煎煮取汁适量；冬瓜切小块，与薏仁、绿豆即成煮成稀粥，粥将成时入荷叶、藿香汁稍煮即成。健脾开胃，清热解毒。适宜肠燥便秘患者食用。

(39)白术35克，阿胶12克，猪肚1个，红枣15枚，粳米120克，红糖适量。将猪肚洗净，切成小块，与白术、红枣煎取汤汁，再与粳米一起煮粥，粥将熟时，放入捣碎的阿胶，边煮边搅匀，煮至粥稠即可，食用时调入红糖。每日1～2次。养血止血，健脾温中。适于虚寒型上消化道出血者食用。

(40)韭子20克，羊肉80克，大米40克，葱、姜、料酒、椒盐、味精各适量。将韭子研为细末；羊肉洗净，切片；大米

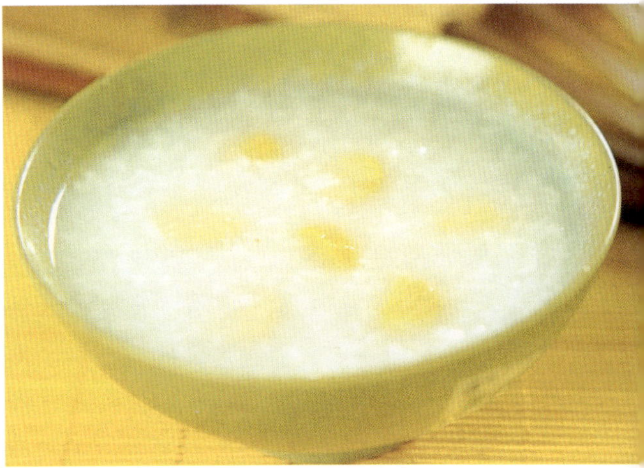

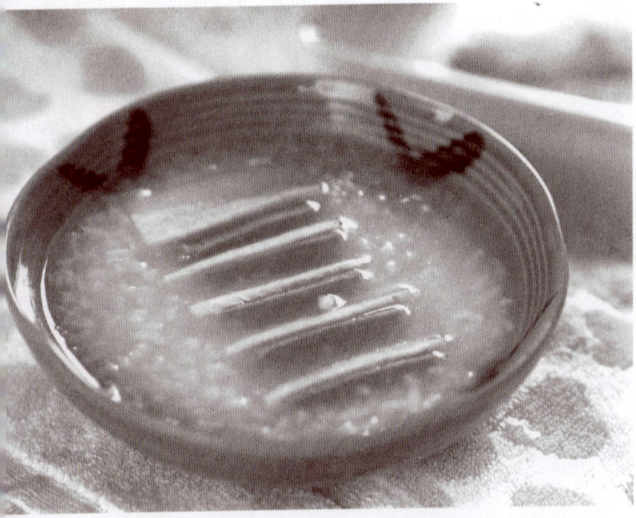

淘净，加清水适量，煮沸后，下羊肉片、韭子，待熟时，调入葱、姜、料酒、椒盐、味精等，再煮一二沸服食，每日1剂。温肾暖脾。适于溃疡病所致胃脘冷痛、脾肾不足、腰膝冷痛者食用。

(41)牛肚200克，谷芽50克，麦芽40克，鸡内金15克，粳米60克，食盐、味精各适量。将牛肚洗净，切成小丁；粳米淘洗干净；把麦芽、谷芽、鸡内金放入纱布袋内，与粳米、牛肚一起放入锅内，加水，用文火煮至粥稠，调入食盐、味精即可。每日1剂。健脾胃，除疳积。适于消化不良、疳积者食用。

(42)火麻仁、紫苏子各50克，大米100克。将两药淘洗干净，烘干打成细粉，加入热水适量，用力搅匀，倾取上清药汁备用；大米淘净入锅内，加入药汁，用文火徐徐煮熬成粥即成。每日1次。润肠通便，养益胃气、胃阴。适宜产后便秘、习惯性便秘等患者。

(43)红萝卜、荸荠各300克，陈皮10克，粳米80克。先将红萝卜和荸荠洗净煮熟，再放入陈皮和粳米，用文火熬煮成粥。温热服食，每日1剂。益胃消食，健脾化滞，润肠通便，清热生津。适宜郁热型胃及十二指肠溃疡患者食用。

(44)莼菜200克，粳米120克，冰糖80克。将莼菜洗净，用沸水烫一下沥干；粳米淘洗干净，放入锅中，加入清水，熬煮成粥，加入莼菜、冰糖，再稍煮片刻即成。每日服1剂，分数次食用。清热毒，厚肠胃，消水肿。适宜胃溃疡、慢性胃炎患者食用。

(45)红薯60克，小米80克。先将红薯洗净去皮，切成小块；小米淘净。再把小米、红薯放入锅内，加清水适量，用武火烧沸后，转用文火煮成稠粥即可。每日2次，早、晚餐时服用。健脾胃，通便。适宜习惯性便秘患者食用。

防治肠胃病的药羹

(1)大枣20枚，干冬菇18个，料酒、生姜、食盐、味精、熟花生油各适量。将干冬菇洗净，大枣洗净去核，加入调料一起放入蒸碗内，加清水适量，加盖，上笼蒸50分钟左右即可。佐餐食用。开胃，益气。适于胃及十二指肠溃疡者食用。

(2)猪肝80克，菠菜60克，清汤、葱段、姜片、盐、味精、湿淀粉各适量。将菠菜洗净，在沸水中烫片刻，捞出切段，将鲜猪肝切成薄片，与适量的盐、味精、淀粉拌匀；将清汤煮沸，加入姜片、葱段煮片刻，放入猪肝及菠菜，至猪肝、菠菜煮熟即可。补血和胃，润肠通便。适于习惯性便秘患者食用，也可用于贫血患者。

(3)黑木耳30克，红枣30枚。将黑木耳用清水浸泡，与红枣分别洗净后一起放入砂锅内，加水适量煎汤。理气，活血，化淤。适于血淤型胃及十二指肠溃疡患者食用。

(4)菠菜根100克，银耳10克。将银耳用水浸泡2小时后洗净，放入锅中，加水1碗半，煮半小时左右加入菠菜根，再煮15分钟即可。解渴通便，滋阴润燥。适于肠燥便秘患者食用。

(5)莼菜250克，嫩豆腐200克，味精、精盐、姜末、香油各适量。锅内加清水一大碗，放入姜末煮沸，放入嫩豆腐，煮至豆腐

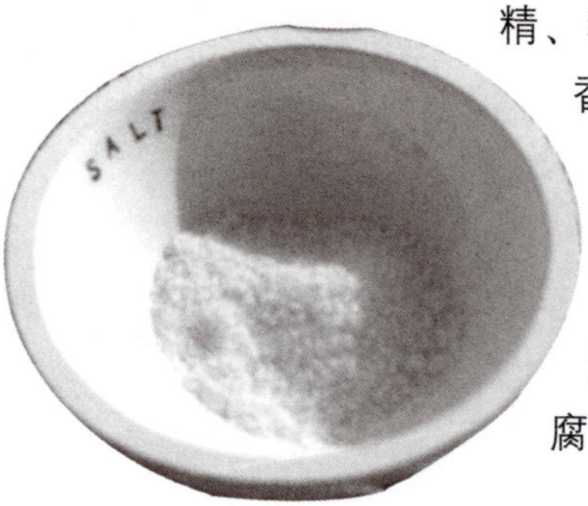

浮起，即用漏勺捞至汤碗中；汤内放入莼菜煮沸，加入盐、味精，倒入汤碗内，淋上香油即成。佐餐食用。利水消肿，清热解毒。适宜胃溃疡患者食用。

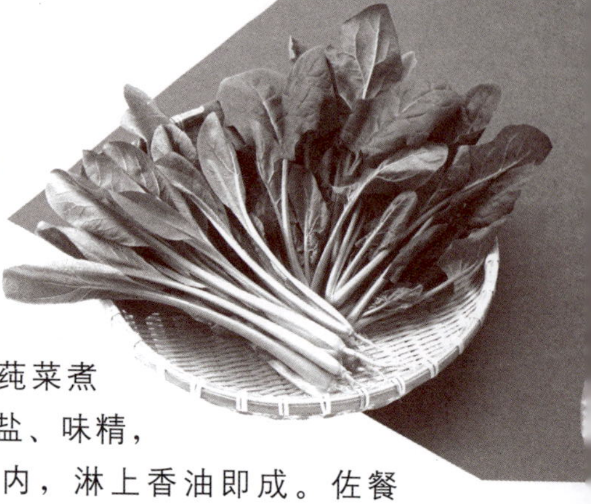

(6)丝瓜、猪瘦肉各200克，料酒、酱油、淀粉、椒面、食油、味精各适量。将丝瓜去皮，洗净，切块备用；猪肉洗净，切丝，加酱油、料酒、淀粉、椒面等拌匀；锅中加清水适量煮沸后，下丝瓜、猪肉，文火煮至猪瘦肉熟后，加入食盐、味精等，再煮一二沸即成，每周2～3剂。清热解毒。适于消化性溃疡所致胃脘灼热疼痛、小便短黄者食用。

(7)虫草3克，冬菇80克，瘦肉150克，食盐、椒面、味精各适量。将冬菇发开，洗净切丝；瘦肉洗净，切丝勾芡；锅中放植物油适量烧热后，下肉丝爆炒，而后下虫草、冬菇、椒面及清水适量焖煮，待熟后，食盐、味精调味服食。温肾健脾。适于溃疡病脾肾亏虚所致的腰膝酸软、头晕心悸、肢软乏力、纳差体瘦者食用。

(8)丝瓜300克，鲜蘑菇60克，高汤、味精、精盐、芝麻油各适量。丝瓜先切作

段，再每段切成4长条；蘑菇切作片。将炒锅放旺火上，烧热后下油，烧至七成热，下鲜蘑菇、丝瓜，略炒后，冲入高汤，烧开后加精盐炒煮，放味精，淋上芝麻油，倒汤碗中，即可食用。补益中气，健脾开胃，清热解毒。尤适内有郁热，症状表现为胃脘灼热胀痛、口苦、食欲不振者食用。

(9)银耳20克，冰糖适量。将银耳用清水浸泡，洗净后和冰糖一起放入碗内，加水少许，隔水用文火炖50分钟即可。养阴益胃。适于胃阴亏虚型慢性胃炎患者食用。

(10)猪瘦肉150克，海参40克，葱、食盐、味精各适量。将海参水发切片，猪瘦肉洗净切丝，葱洗净切段。锅内倒入清水烧沸，放入肉丝烧沸，撇去浮沫，加入海参片再稍煮，加入食盐、味精、葱调味即可。佐餐食用。润肠通便，滋阴养血。适于阴虚肠燥之便秘患者食用。

(11)苋菜200克，西红柿3个，食盐、大油各适量。将苋菜、西红柿洗净；锅中放清水适量煮沸后，下苋菜、西红柿、食盐、大油等，煮至汤熟即成。生津清热。适于溃疡病所致胃热口渴、小便不利者食用。

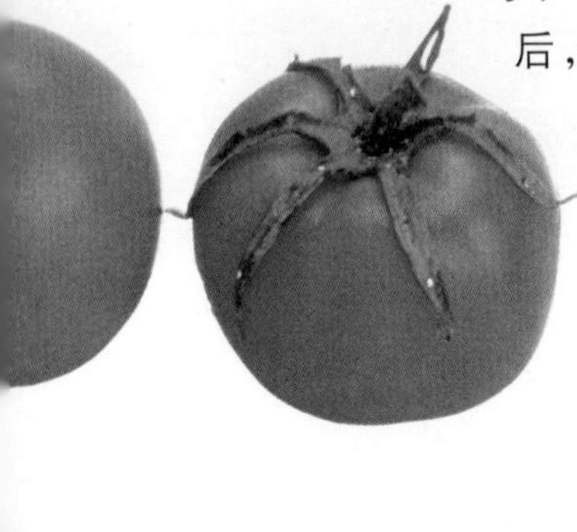

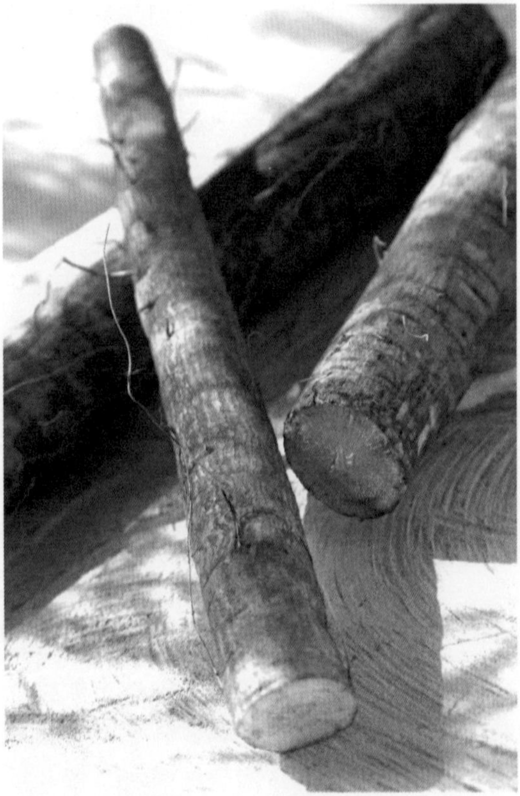

(12)榨菜30克，西红柿150克，猪瘦肉100克，葱、姜等调味品各适量。将榨菜、西红柿洗净，切细；猪瘦肉洗净，切丝，勾芡；锅中放清水适量烧沸后，下榨菜、瘦肉、西红柿、葱、姜等调味品，煮熟即成，每日1～2剂。开胃健脾。适于溃疡病所致脾胃亏虚、纳食不香、食欲不振及暑湿困脾、肢体沉重、肢软乏力者食用。

(13)山药50克，萝卜300克，鸡内金20克，红糖适量。萝卜洗净，切作块，与山

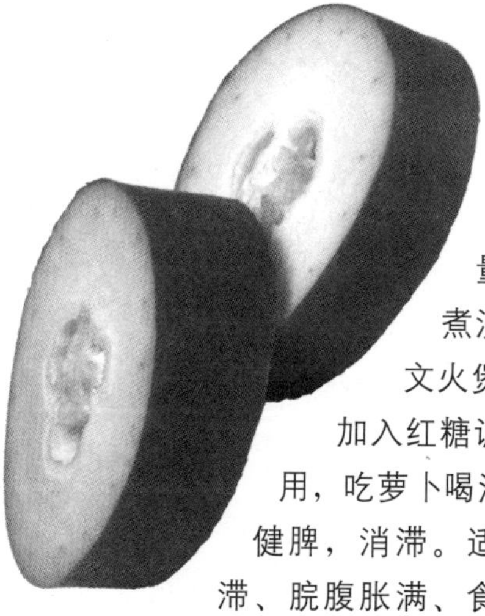

药、鸡内金同放入锅中，加清水适量，用武火煮沸后，改用文火煲30分钟，加入红糖调匀即可食用，吃萝卜喝汤。行气，健脾，消滞。适宜脾虚气滞、脘腹胀满、食欲不振者食用。

(14)鲜豌豆500克，酸菜60克，猪瘦肉150克，鲜汤、食盐、味精各适量。将猪瘦肉洗净切丝，浸泡在清水中；鲜豌豆入沸水锅中焯至熟软；酸菜切成细丝。炒锅置旺火上，放入鲜汤、酸菜、豌豆、食盐煮沸，倒入汤碗；再将肉丝连同清水倒入锅内烧沸，撇净浮沫，加入胡椒粉、味精，盛入原汤碗中即可。和中开胃，滋阴养胃。适宜胃阴亏虚型慢性胃炎患者食用。

(15)鲜白扁豆200克，猪腿肉80克，精盐、味精、香葱、黄酒、淀粉各适量。将白扁豆洗净，猪腿肉洗净切薄片，加入精盐、淀粉、黄酒拌匀。锅内放入白扁豆及清水，烧沸约20分钟后，加入精盐、肉片，再烧沸10分钟，放入香葱、味精调味即可。佐餐食用。补肺开胃，健脾化湿。适宜胃及十二指肠溃疡患者食用。

(16)百合30克，冬瓜150克，鸡蛋清2个，油、盐各适量。将上述3味一起入锅，加水煮汤，熟后加油、盐调味。佐餐食用。清热润肠。适于便秘患者食用。

(17)鲜山药100克，鲜扁豆60克，菜花300克，精盐、味精等调味品各适量。山药去皮，洗净，切块；菜花、扁豆择好，洗干净。将山药放锅中，加清水适量，煮沸，随后加入扁豆及菜花，煮熟，加盐、味精等调味品，即可佐餐食用。消食止吐，健脾开胃。适于脾胃虚弱、食欲不振、呕吐反胃、腹部胀满、消瘦乏力者食用。

(18)人参末、生姜各6克，生附子末1.5克，鸡蛋清1枚。将人参等3味中药一并放砂锅内，加水，用文火熬煮30分钟，去药渣，取药液放入锅内加热后，倒入鸡蛋清，经充分搅拌均匀后出锅冷却，装入茶盅内备用。温胃散寒，祛湿止呃。适于肠胃病胃寒呃逆者食用。

(19)白扁豆50克，红枣30克，白芍8克，陈皮6克。将红枣、白扁豆洗净，与陈皮、白芍一起放入砂锅

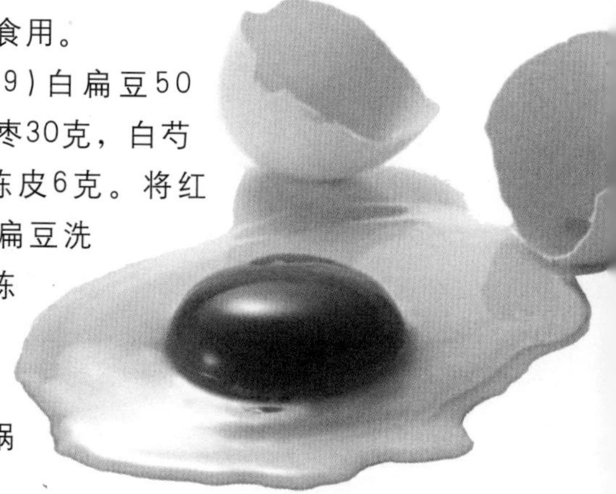

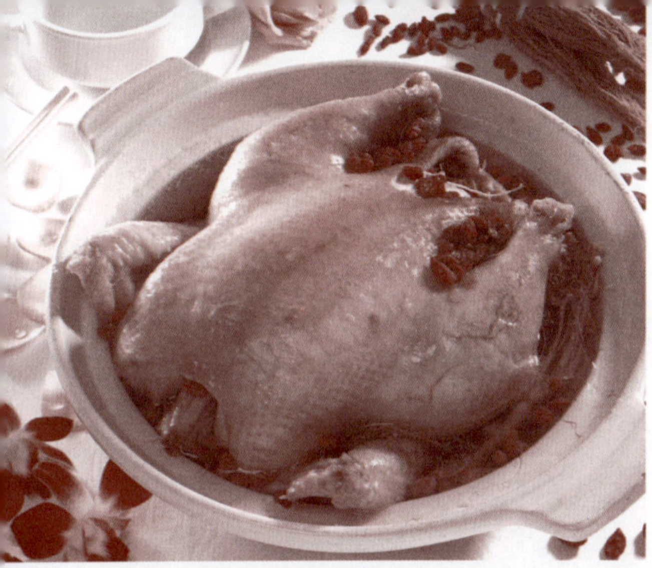

中，加水，用文火煎煮，取汤即成。运脾化湿，益气健中。适于慢性胃炎、慢性肠炎、大便稀溏者食用。

(20)瘦猪肉350克，西洋参30克。将西洋参洗净，用温水泡软，切薄片；猪肉洗净，切作片。将西洋参、猪肉一起放入锅中，加入浸泡西洋参的水，并视水量多少，加清水至足量，用武火煮沸后，改用文火煲100分钟左右，加味精、盐等调味，即可食用。养阴和胃，健脾益气。适于神倦乏力、反胃呃逆、食少纳呆、产后气虚津亏、胃纳不佳、烦渴者食用。

(21)猴头菇150克，冬瓜450克，响螺2只，干贝55克，陈皮2块，新鲜荷叶2张，生姜2片，盐少许。将猴头菇、陈皮、干贝分别用清水浸透洗净，猴头菇切片；冬瓜保留皮、瓤、仁，洗净切厚片；响螺去壳取肉，洗净切片。瓦煲内加入适量清水，用大火烧沸，放入除荷叶以外的全部用料，用中火煲两个多小时，放入荷叶再稍煮沸，加盐调味即可。健脾开胃，清热解毒，滋阴生津。适宜慢性胃炎、食欲不振者食用。

(22)乌骨鸡1只，虫草5克，淮山药20克，盐、味精各适量。先将乌骨鸡洗净，切成块，与其他两味一同放入锅中，加水煮，待鸡肉熟后，加入适量盐、味精调味即成。吃鸡肉喝汤。益精气，补虚损，健脾助运，滋补强身。适宜出血后期及出血后体虚者食用。

(23)白芨、当归、党参各20克，鸡爪2对，调料适量。将上述4味共入锅，加水煮至熟透，加调料调味即可。吃肉喝汤，每日2次，连服5日。健脾，益

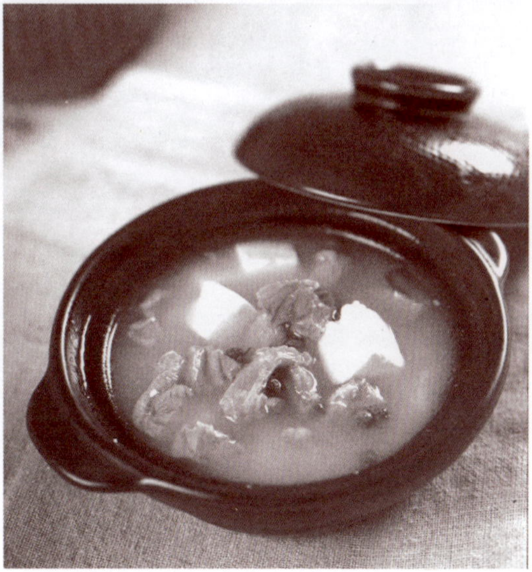

气，摄血。适宜气虚血溢型上消化道出血者食用。

(24)鲜仙鹤草根60克,白芨末、海螵蛸末各30克，新鲜鸡肉300克。将仙鹤草根洗净切碎，加水适量煎煮，去渣取汁，放入鸡肉煮熟，加入白芨末、海螵蛸末，调匀稍煮即可。每日早晚各服1次，连服10天。理气和胃，活血化淤。适于淤血型胃与十二指肠溃疡患者食用。

(25)云苓、党参、白术、当归、白芍、熟地各15克，炙甘草、川芎各6克，黄母鸡1只，猪肚200克，鱼肚60克，猪肉400克，猪杂骨1千克，生姜50克，大枣30枚，调料适量。将前述8味药择净，用布包好；母鸡去毛杂、洗净，沥水；猪肚洗净；鱼肚发开，洗净；猪肉、猪骨洗净，猪杂骨捶破，与鸡肉、猪肚、诸药同入锅中，加清水适量，武火烧沸后，去浮沫，下生姜、大枣、料酒、葱、胡椒、桂枝、

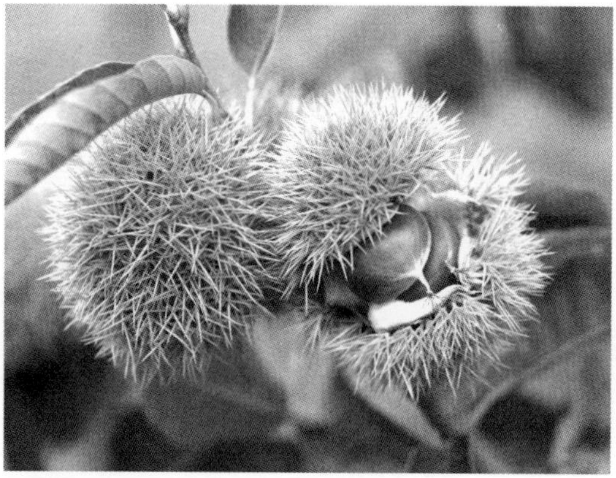

小茴、木香等，文火炖至烂熟后，去药包，将猪肉、鱼肚取出切片，放回锅中煮沸，食盐、味精调味服食。补益气血。适宜溃疡病上消化道出血后以及溃疡病术后气血两虚者的调养。

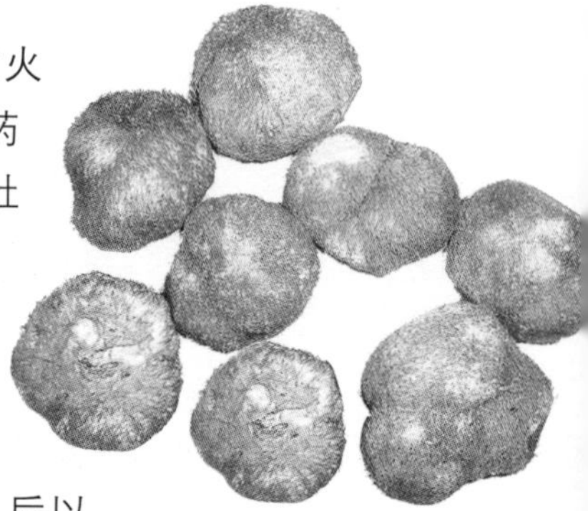

(26)猴头菇300克，黄芪60克，鸡肉450克，生姜、胡椒粉、葱白、食盐、料酒、味精各适量。将猴头菇洗净，用温水泡发后捞出切片，泡发猴头菇的水用纱布过滤待用；鸡肉洗净切块；黄芪揩净切片。把黄芪、鸡块、姜片、料酒、葱节、发猴头菇的水和少量清汤一起放入锅内，用大火烧沸，改用文火炖100分钟，放入猴头菇片，再煨炖50分钟，加入精盐、味精和胡椒粉，调味即可。佐餐食用。养血生津，补中益气，助消化，利五脏。适于胃及十二指肠溃疡患者食用，也可用于消化不良、胃癌患者。

(27)鲜栗子300克，竹丝鸡1只(约450克)。党参35克,生姜5片，调料适量。将竹丝鸡宰杀，拔毛去内脏，洗净切块；鲜栗子去壳，以开水焯过去壳；党参、生姜洗净。把鸡块、党参、生姜一起放入锅内，加清水适量，用大火烧沸后，改用文火煮100分钟，放入栗子

再煮40分钟，调味即可。佐餐食用。健脾，益气，开胃。适宜脾胃气虚型慢性胃炎、溃疡病者食用。

(28)净全鸭1只(约500克)，芡实、白莲子、百合、怀山药、薏苡仁各20克，猪瘦肉150克，姜汁酒、味精、精盐各适量。将全鸭入沸水焯过，洗净血水，用姜汁酒搽遍鸭内腔；余味分别洗净，并将猪瘦肉切碎，加入味精、精盐拌匀，放入鸭腹内，用线缝口，置炖盅内，倒入沸水，加盖，用文火炖100分钟，调味即可食用。饮汤食肉，每日2次。健脾祛湿，温中补虚。适于脾胃虚寒型慢性胃炎患者服用。

(29)鹅肉350克，砂仁8克，陈皮5克，党参20克，红枣10枚，调料适量。将鹅肉洗净，去肥油切块；砂仁打碎；红枣去核，与陈皮、党参分别洗净。把鹅肉、党参、陈皮、红枣一起放入锅内，加清水适量，用大火煮沸后，改用文火煨炖100分钟，放入砂仁再煮30分钟，调味即可。行气止痛，补气健脾。适于脾虚气滞型胃溃疡患者食用。外感发热或湿热泄泻者忌用。

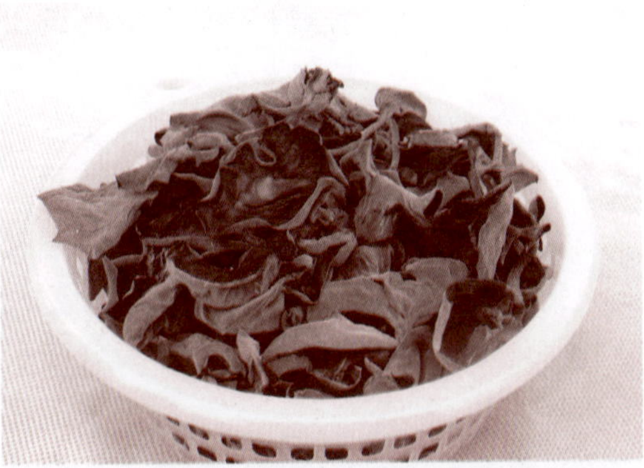

(30)沙参30克，玉竹50克，老鸭1只，调料适量。将老鸭宰杀，去毛、内脏洗净，与沙参、玉竹一起放入砂锅内，加水适量，用文火焖煮至熟烂，调味即可。润燥通便。适于津亏肠燥型便秘者患食用。

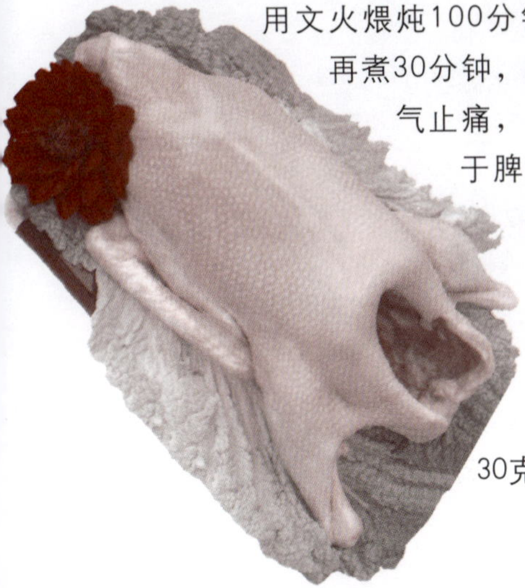

(31)三七15克，母鸡1只，姜、葱、椒、盐、味精各适量。将三七切片；母鸡去毛杂，洗净；纳三七于鸡腹中，置锅内，加清水适量，文火炖沸后，加姜、葱、椒、盐各适量炖至鸡肉烂熟后，味精调服，每周1～2次。化淤止痛，益气活血。适于气滞血淤型消化性溃疡患者食用。

(32)天冬20克，白鸭1只，食盐、味精、大油各适量。将鸭去毛杂，洗净，切块，加天冬及清水适量煮沸后，调入食盐、味精、大油适量煮熟后，食肉饮汤。滋阴润肺。适宜消化性溃疡胃脘隐痛、口干便秘者食用。

(33)嫩子鸡1只(约500克)，老生姜

50克，木耳35克，黄酒、精盐、味精各适量。宰鸡，去毛，剖开，去内脏，剁去子鸡的头和脚爪，割除尾臊，剔去粗骨，斩成块；老姜洗净，切成薄片；木耳加温水浸发，洗净，从中切开。将炒锅放旺火上，放熟猪油，烧至六成热，下老姜片炒几下，待香味出即下鸡块煸炒，煸干水分，烹入黄酒，放盐再炒几下，即下木耳炒匀。将煸炒过的鸡块等倒砂锅内，加水足量，置旺火上烧沸，再改用小火炖30分钟，挑出生姜片，加味精调好味，佐餐食用。温补肠胃。适于各种肠胃病及消化道溃疡所致脘腹痞满、食欲不振、恶心呕吐者食用。

(34)石斛10克，玉竹15克，牛肚450克，大枣8枚，调料适量。将大枣去核，

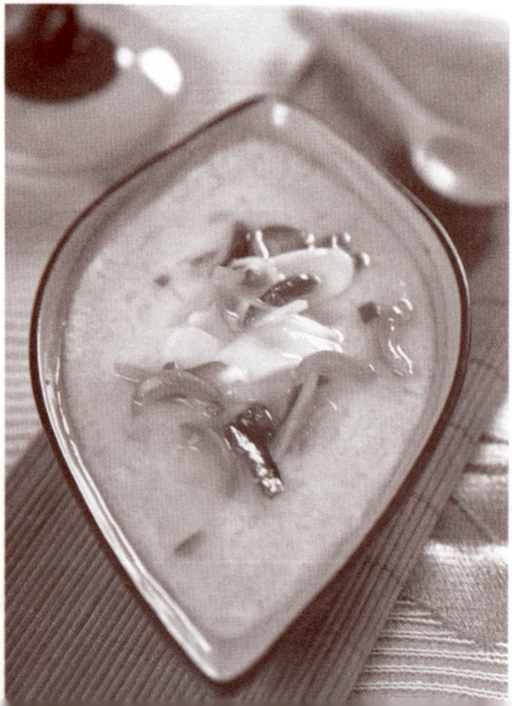

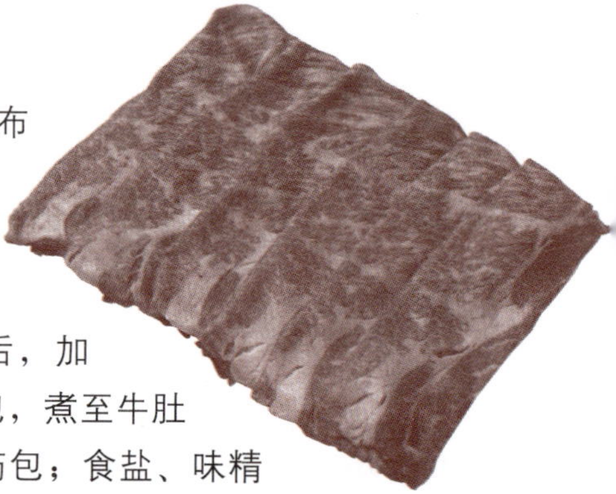

石斛、玉竹布包；牛肚洗净、切片。先将牛肚加水适量煮沸后，加入大枣及药包，煮至牛肚烂熟后，去药包；食盐、味精调味服食。养阴清热，益胃止痛。适宜胃热阴虚、胃脘疼痛、胃内灼热、口苦咽干者食用。

(35)羊肉450克，山药60克，葱白25克，姜10克，胡椒粉、黄酒、盐各适量。将羊肉剔去筋膜洗净，略剞几刀，入沸水焯去血水；山药用清水润透后切片，与羊肉一起放入锅内，加适量清水及葱白、姜、胡椒粉、黄酒，用大火烧沸，撇去浮沫，改用文火煨炖至羊肉酥烂，捞出羊肉凉凉后切片，再将原汤除去葱姜，加入盐、味精，连山药一起倒入羊肉碗内即成。喝汤吃羊肉。温中暖下，补益脾肾。适于脾肾阳虚型腹泻患者食用。

(36)浮小麦50克，羊肚200克，白糖30克。将羊肚洗净，与浮小麦加水同煮至羊肚熟后，去渣取汁，加白糖适量饮服，每日1剂，连续10天。羊肚可取出佐餐服食。益气敛汗。适宜溃疡日久、体虚自汗、胃脘隐痛者食用。

(37)牛肚800克，新鲜荷叶1张，桂皮、茴香、生姜、黄酒、胡椒粉、细盐各

适量。将荷叶垫置于砂锅底，上面放牛肚，加水浸没，用大火烧沸后，改用中火煨半小时，捞出切成条状，再倒入砂锅内，加入黄酒、茴香、桂皮，用文火煨1个半小时左右，放入细盐、生姜、胡椒粉，再煨3个小时左右，煨炖至牛肚熟烂为佳。健脾温胃。适于胃下垂患者食用。

(38)麦冬15克，沙参18克，大枣20枚，陈皮8克，生姜5片，牛肚450克，调料适量。将牛肚洗净，切片；余药布包，加水同煮至牛肚烂熟后，去药包，食盐、味精、葱花等调味服食。养阴清热。适宜胃热阴虚所致口苦咽干、胃脘疼痛、纳差者食用。

(39)小茴香9克，桂皮6克，生姜12克，黄羊肉550克，调料、药酒各适量。将黄羊肉洗净，切成小块，生姜切片，同小茴香、桂皮、精盐、姜、葱、料酒一同入

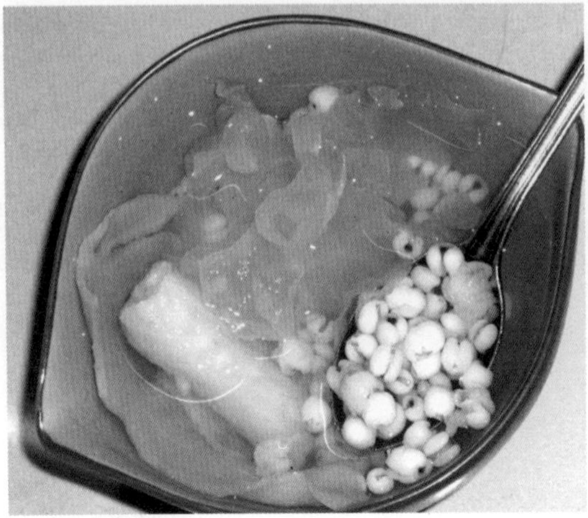

砂锅中，加水适量，约炖煮1小时，至羊肉熟烂，食肉喝汤。散寒止泻，补中益气。适于脾胃虚寒、腹泻腹痛等患者食用。

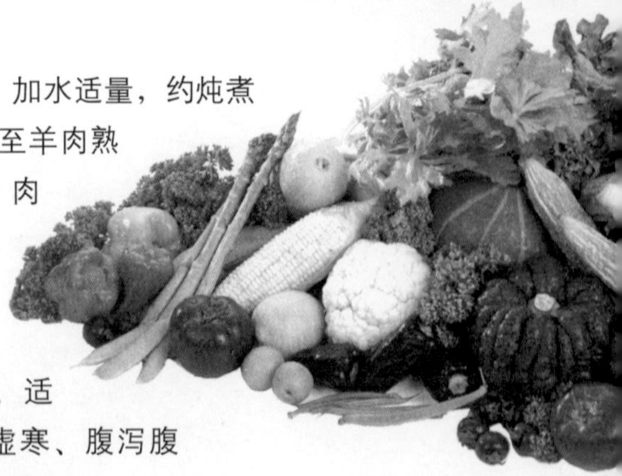

(40)北沙参、玉竹各15克，肥鹅1只，山药20克，瘦猪肉300克，调料适量。将鹅去毛杂，洗净，切块；猪肉洗净，切块；余药布包，加清水适量同煮沸后，姜末、食盐调味，待熟后，去药包，调入味精、葱花适量服食。益气养阴。适于溃疡病气阴不足所致的口干、思饮、气短、乏力、消瘦者食用。

(41)羊肉300克，包心菜400克，调味品各适量。将包心菜洗净备用；羊肉洗净，切块，加清水适量煮沸后，下调味品，待熟时再入包心菜等，煮熟服食，每日1剂。温中暖胃。适于溃疡病脘所致腹冷痛、胀满不适、纳差食少者食用。

(42)牛肉300克，春砂仁8克，桂皮、陈皮各6克，胡椒2克，生姜5片，盐、味精各适量。将牛肉用温水洗净，切片，与砂仁、桂皮、陈皮、胡椒、生姜同放入锅中，加清水适量，用武火煮沸后，改用文火煲1小时，加盐、味精调味，即可食用。

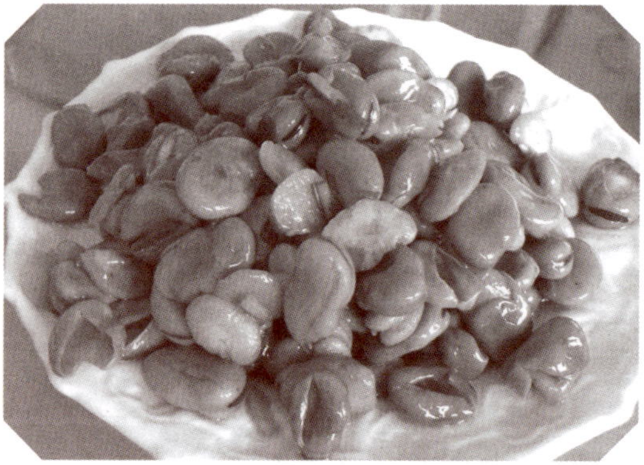

吃肉喝汤。清热止痛，健胃补脾。适宜脾气虚弱型胃病患者食用。

(43)鲜蚕豆300克，瘦牛肉450克，大葱、生姜、盐各适量。将蚕豆剥皮洗净，牛肉洗净切块。把蚕豆、牛肉、姜片、大葱一起放入砂锅中，加水适量，用大火烧沸后，改用小火煨炖至半熟，加入食盐，继续煨炖至牛肉熟烂即可。健脾利湿。适于脾气虚弱型慢性胃炎患者食用。

(44)牛脊髓3条，杜仲15克，巴戟20克，山药、芡实各35克。将上述5味一起放入砂锅内，加水适量，用文火煨炖至黏稠时，加调料调味即可。佐餐食用。补肾助阳，壮腰益精，止泻。适宜脾肾阳虚型慢性腹泻患者食用。

治肠胃病的茶饮

(1)木耳50克，黑芝麻70克。将木耳、黑芝麻分为2份，1份生用，1份炒焦。每次取生熟混合料15克，用沸水冲泡，代茶饮。凉血止血，润燥通便。适于便秘患者饮用，也适宜痔疮便血、肠风出血患者饮用。

(2)茶叶6克，莲子35克，冰糖25克。将茶叶用开水冲泡取汁；莲子用温水浸泡数小时后，加入冰糖，用文火炖烂，倒入茶汁，拌匀即可。健脾利湿。适脾虚久泻者饮用。

(3)生晒参5克。将生晒参切成薄片，放入保温杯内，冲入沸水，加盖焖泡半小时，即可饮服。早晨空腹或晚上临睡前温饮之。益气健脾。适于胃下垂患者饮用。饮此茶3天之内，忌食浓茶、萝卜、绿豆、螃蟹等食物。

(4)乌梅5克，硼砂、红茶各2克。将上述3味一起放入保温杯中，用沸水冲泡，加盖，焖泡20分钟即可。代茶饮用。降逆止呕。适于慢性胃炎或胃神经官能症之呕吐者饮用。

(5)首乌7克。泡开水代茶饮，味淡为止，每日1～2次。适于年老体虚便秘、高脂血症、冠心病患者饮用。

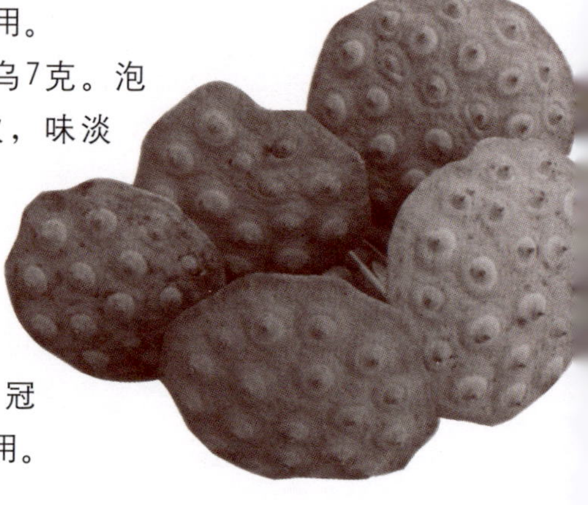

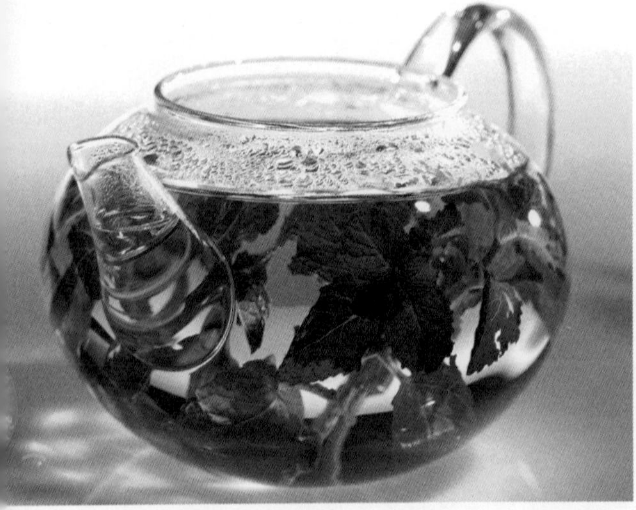

(6)太子参20克、石斛12克、五味子8克。先将上药切碎，共研细末，放入杯中，冲入沸水，加盖焖20分钟，即可。代茶饮用。适宜胃阴不足、干呕食少、胃脘作痛、热病伤阴、口干烦渴以及老年头晕心悸、气短乏力者饮用。

(7)苦瓜根60克，生姜25克，白糖少许。将上述3味一起放入砂锅内，水煎，去渣取汁。代茶饮用。降逆止呕。适宜呕吐患者饮用。

(8)橘皮15克，甘草6克。将橘皮、甘草洗净；橘皮撕碎，与甘草一起放入茶杯中，用沸水冲泡，加盖，焖泡片刻即可饮服。健脾理气。适宜泛吐酸水、消化性溃疡患者饮用。

(9)藿香4克，佩兰7克，薄叶5克，白蔻仁5克。将以上4味药物研成粗末即可。沸水冲泡，加盖焖15分钟即可饮用。每日1剂。具有化湿浊，醒脾胃之功。适宜过食肥腻、消化不良所致胃纳呆滞、饮食减少、口中黏腻无味或口气臭秽难闻患者饮用。

(10)香菇450克。将香菇切细，在前一日晚上置暖水瓶内，用沸水浸泡。每天服9克，代茶频饮。补中益气，开胃健脾。适宜慢性结肠炎患者饮用。

(11)陈皮、茶叶各100克，乌药、炮姜、川朴、炒山楂、麸炒枳壳各25克，炒谷芽35克，麸炒六神曲各50克。先将陈皮用盐水浸润炒干，同上药研为粗末，和匀过筛，分装备用。每次10克，加鲜姜2片，用开水浸泡，代茶饮用。消食健胃，顺气化滞。适宜脘腹胀闷、食积气滞、不思饮食以及水土不服者饮用。

(12)莲蓬5个。将莲蓬洗净切碎，置保温杯中，用沸水冲泡30分钟。代茶频饮。每日1剂，血止为度。消淤、止血。适宜上消化道出血及各种出血症无明显热象患者饮用。

(13)菱茎叶30克，菱角壳各60克，薏苡仁35克。将以上3味一起放入锅内，加水，用文火煎汤。

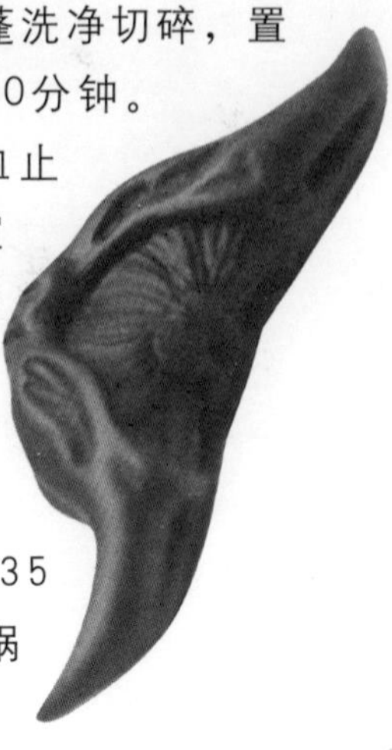

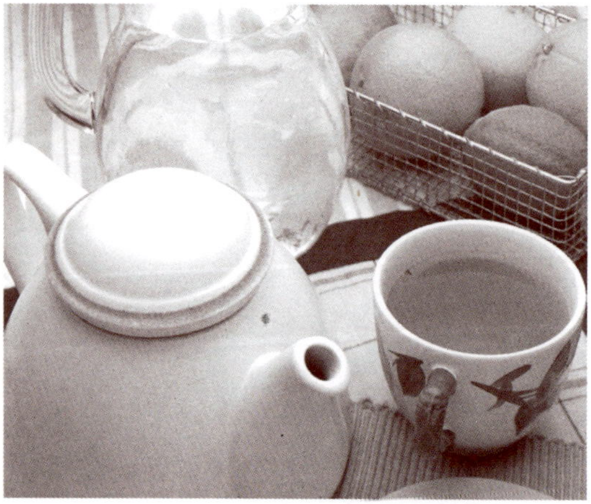

益气，健脾，化湿。适宜胃溃疡患者饮用。

(14)五味子、枸杞子各等份。干燥后研为粗末，每次10～15克，沸水浸泡。代茶饮服。益气生津，补益阴精，健脾养胃。适宜饮食减少、心烦自汗、神疲力乏患者饮用。

(15)萝卜900克，鲜橄榄300克。将上述用料一同洗净后切成小块，水煎。祛淤通络。适宜胆囊炎，属淤血停滞型，胁肋刺痛，痛有定处，局部拒按，舌质紫暗患者饮用。

(16)金橘5枚。将金橘放入茶杯中，沸水泡，代茶饮。化痰止呕，消食开胃。适宜脘腹胀满、恶心呕吐、嗳腐吞酸、消化不良、胃炎、肠炎、肠胃功能紊乱、肠胃痉挛患者饮用。

(17)凤尾草80克，冰糖适量。将凤尾草与冰糖一起放入砂锅内，加水煎汤。代茶饮用。清利湿热。适宜大肠湿热型慢性结肠炎患者饮用。

(18)茯苓30克，陈皮12克，生姜8片。茯苓、陈皮择洗干净，陈皮切丝，生姜切片。将以上3味同放锅中，加清水适量，水煎取汁，代茶饮服。每日1剂。化痰降脂，健脾和胃。适宜脾胃亏虚、痰浊内盛所致咳嗽痰多、消化不良者饮用。

(19)石菖蒲、茉莉花各6克，青茶10克。将以上3味共研细末，沸水冲泡，随时饮用，每日1剂。适宜慢性胃炎所致脘腹胀痛、纳谷不化者饮用。

(20)鲜佛手13克，鲜夏枯草25克，白糖(或冰糖)5克。将鲜佛手洗净切片，夏枯草洗净切节，两者一起放入杯中，加入白糖(或冰糖)，冲入沸水，加盖焖30分钟，去渣取汁即可。代茶饮用。疏肝和胃，散郁解结。适宜肝胃郁热型胃及十二指肠溃疡患者饮用。

(21)山楂35克，茯苓、茶叶、菊花、萝卜子各20克，麦芽、陈皮、赤小豆、泽泻、夏枯草、草决明各12克。将以上原料择净，共研粗末备用。每日取9克，置于茶杯中，开水冲泡代茶饮用。每日1剂。健脾除湿，消脂化积。适宜消化不良、胃寒怕冷者食用。

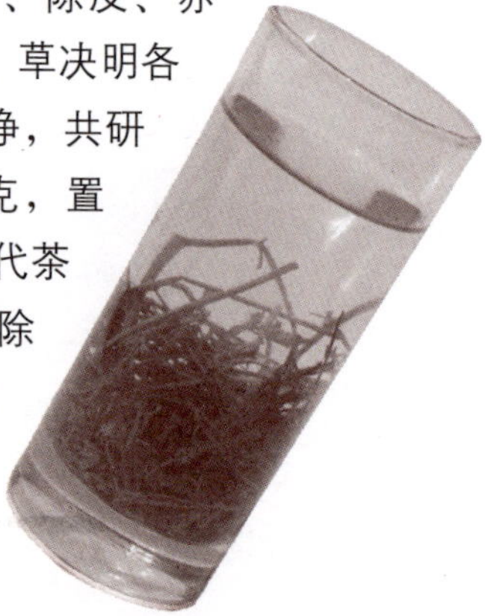

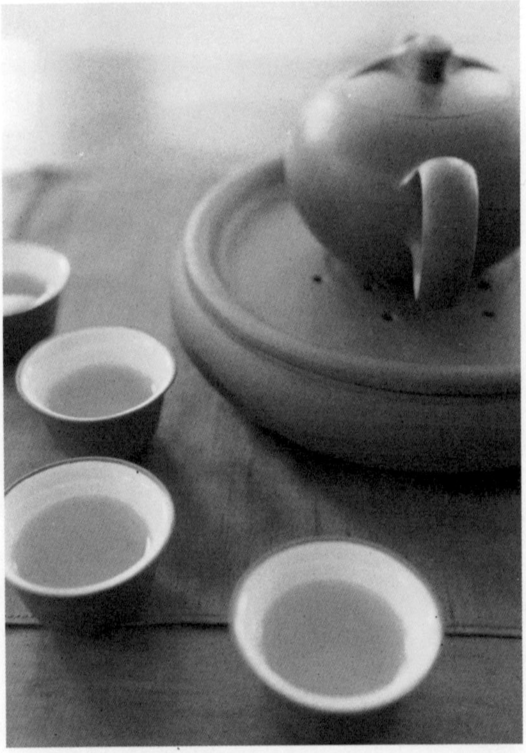

(22)核桃仁200克，白糖250克，山楂60克。核桃仁加水浸泡40分钟，洗净后，加清水将其磨成蓉，蓉浆装入容器中，加水稀释调匀，待用。山楂洗净，打碎入锅，加水，置中火煎熬成汁，加入白糖，搅匀，缓缓倒入核桃浆，边倒边搅匀，烧至微沸，出锅装碗即成。每日4次，每次10克。润肠消滞，补肾纳气。适宜肾虚喘咳、肠燥便秘、腹胀食少者饮用。

(23)甘草8克，乌梅8枚，红枣10枚。将甘草、乌梅、红枣一起放入砂锅内，加水适量浸透，用文火煎煮30分钟，去渣取汁。代茶饮用。和胃止痛，养阴清热。适宜阴虚胃痛者饮用。

(24)大枣15枚，党参18克，陈皮5克。将上3味水煎代茶饮服，每日服1剂。利胃行气。适宜肝胃气滞型慢性胃炎患者饮用。

(25)菊花、红茶末各5克。上述2味沸水冲泡15分钟。代茶饮用，每日1剂。和胃止痛，温中理气。适宜食积不化，胃寒疼痛，兼有咳嗽者饮用。

(26)老姜、红糖300各克。将老姜捣汁去渣，隔水蒸沸，将红糖溶入收膏。分4天服完，每日早、晚各1次。代茶饮用。温中散寒。适宜寒积胃痛，因胃阴不足、冷饮内伤、阴寒郁结所致胃脘疼痛、手足逆冷、遇寒加重、饮食减少者饮用。

(27)石榴皮15克(干品)。石榴皮沸水冲泡代茶饮用，每日1次。健脾和胃，祛湿止泻。适宜脾胃亏虚、久泻不愈者饮用。

(28)决明子(炒熟研细)、肉苁蓉各15克，蜂蜜适量。前2药用沸水冲泡滤液，加蜂蜜适量。代茶饮用。润肠通便。适宜习惯性便

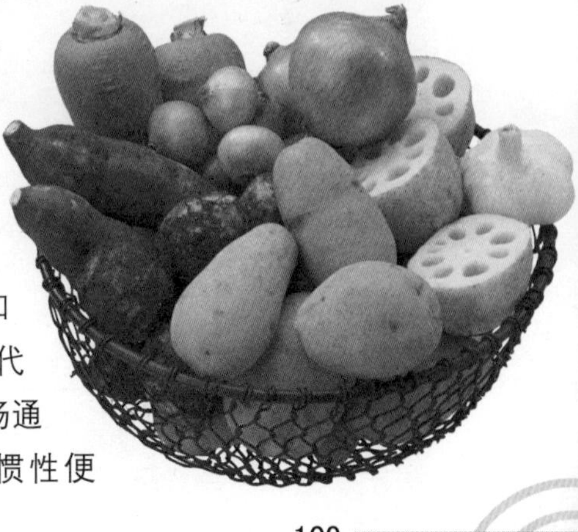

秘和老年性便秘患者饮用。

(29)鲜扁豆叶、鲜藿香叶、鲜荷叶各35克。将以上3味一同捣碎，用洁净纱布绞取汁液。开水冲服，每日1剂。祛暑止呕。适宜急性肠胃炎属暑湿型患者饮用。

(30)嫩槐叶20克。将嫩槐叶晒干，碾细末，开水浸泡，代茶饮用。清热泻火，止血，疗疮。适宜肠热便血、痔疮出血、尿血者饮用，表现为大小便下血或痔疮等病。

(31)鲜藕450克。将鲜藕洗净剁碎，用洁净纱布绞取汁液。一日内分数次服完。清胃泻火，化淤止血。适宜胃热壅盛型上消化道出血患者饮用。

(32)茉莉花20朵。将茉莉花洗净，置入茶杯内，用沸水冲泡。代茶频饮。

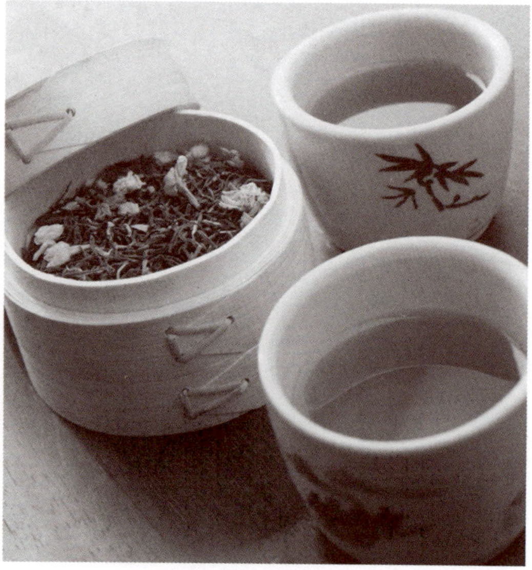

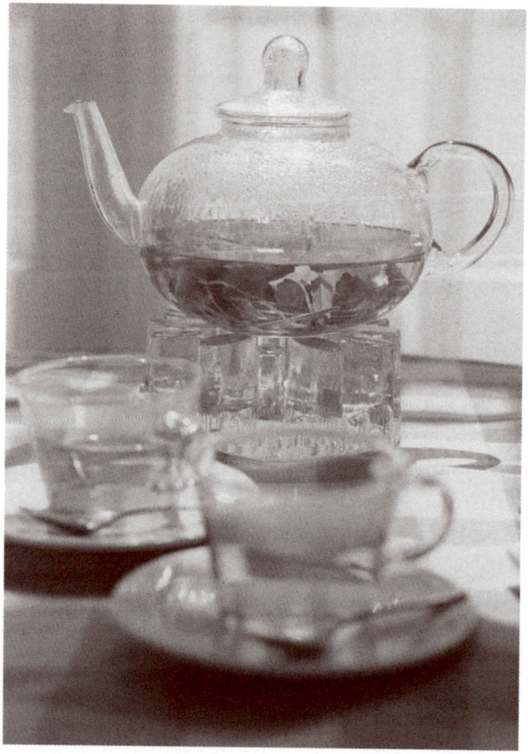

理气和中，芳香化湿。适宜慢性结肠炎患者饮用。

(33)白术16克，干姜6克。水煎，去渣留汁。每日1剂，分2次服完，饭前1小时服为宜。益气健脾，温中散寒。适宜脾胃虚寒、食欲不振者饮用。

(34)炒车前子12克，红茶5克。上述2味以沸水冲泡浓汁，加盖焖10分钟即可，亦可水煎成浓汁。每日1～2剂，分2次温服。化湿止泻，健脾利水。适宜脾胃虚弱者饮用，症见消化不良、小便频繁、泄泻等。

(35)陈皮12克，生姜5克，红糖适量。

将陈皮、生姜煎汤，去渣过滤，加红糖稍煎即可。健胃止吐，润肺止咳。适宜胃酸、呕吐、咳嗽、痰多者饮用。

(36)生地黄汁55克，生姜汁120克，蜂蜜25克。生地黄和生姜洗净，稍晾去水分，切为极细碎末，分别喷洒少许冷开水，经拌匀后，用双层纱布包扎绞汁入锅内，再倒入一汤匙蜂蜜，并加适量的矿泉水，经充分调拌搅匀后，倒入碗内，大约有200毫升，1次服下，每日2次。强心，健胃，利尿。适宜肠炎、胃炎患者饮用。

(37)黄芪16克，蜂蜜55克。将黄芪放入砂锅内，加清水500毫升，用文火煎至300毫升，去渣取汁，放入蜂蜜，拌匀即

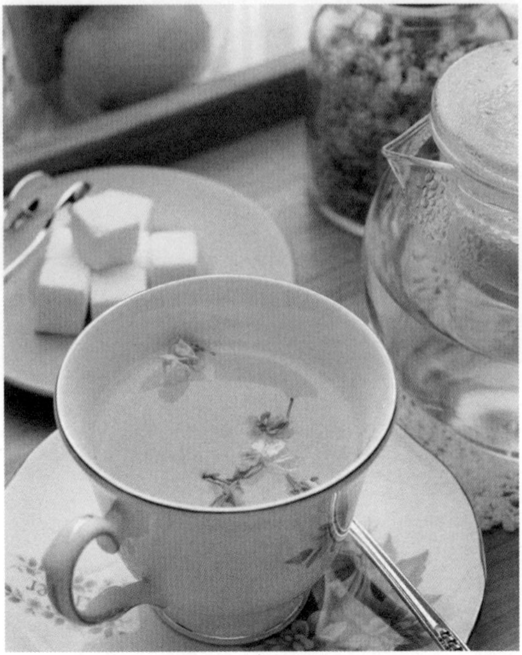

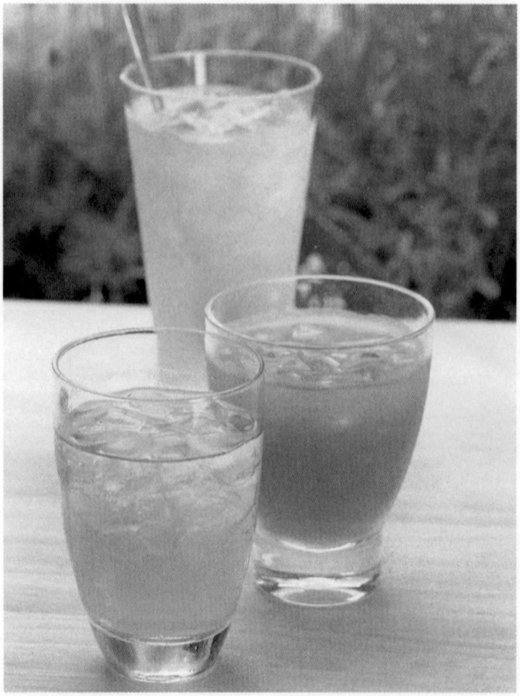

可。代茶饮用。益气润肠通便。适宜气虚便秘患者饮用。

(38)青梅25克，饴糖少许。加水适量，入砂锅煎汤，汤成放入饴糖少许即可饮用，每日2次。酸敛止泻，适宜久泻不愈、无黏冻脓血者。

(39)柴胡、冰糖各15克，栀子8克。将柴胡、栀子加水浸透，用大火煎煮10分钟，去渣取汁，放入冰糖，搅匀即可。代茶饮用。散郁和胃，养阴清热。适宜火郁型胃痛者饮用。

(40)红枣8枚，橘皮、生姜各12克。用水煎服，每日2次。健胃消食，温中畅气。

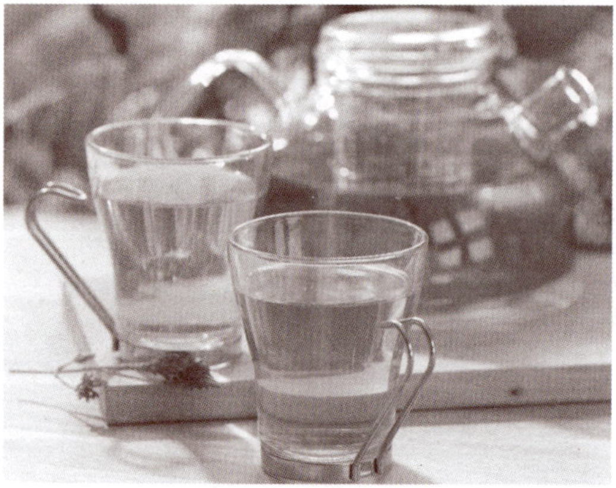

适宜胃痛胃酸、消化不良、呕吐者饮用。

(41)枸杞子30克，百合20克。枸杞子、百合分别洗净，同置锅中，加清水1升，急火煮开5分钟，文火煮20分钟，滤渣取汁，分数次饮用。清热养阴。适宜胃癌，属毒内阻型及胃脘刺痛拒按、五心烦热、口干舌红者饮用。

(42)大黄25克，甘草10克，矿泉水适量。大黄放入铁锅内微炒黄入药，甘草用刀切为细末，与大黄混合均匀，同时放入砂锅内，加水适量，浸泡15分钟后，用文火煎煮为浓液，取出放凉，1次服完，每日服2次，服后可适当饮用一些温开水。清热降火。适宜火热内盛者饮用。孕妇慎用。

(43)鲜甘蔗汁450毫升，鲜生姜汁40毫升，蜂蜜25克。取适量鲜甘蔗洗净，去皮和蔗梢后，切为小块或细末，用双层纱布包扎后，采用压榨法或绞汁法取450毫升鲜汁，放于盆内；再将鲜生姜洗净，切为薄片或细末，按上法取汁40毫升。将此二汁与蜂蜜同放盆内，混合均匀，1次当茶饮服，也可分3次饮用。止咳通便，健胃消食。适宜便秘咳嗽患者饮用。

(44)木瓜2个，蜂蜜80克。将木瓜洗净，去皮，切成小块，放入锅中，加水适量，煮熟后调入蜂蜜，再用文火煮沸30分钟即可。分数次温热饮用。滋润五脏，祛湿舒筋。适宜溃疡病患者饮用，也可适转筋、脚气、肺结核患者饮用。

(45)粟米50克，姜汁5克。将粟米加水适量，用文火水煎取汁，与姜汁拌匀。温服，每日1次，连饮2～3天。益脾和胃。适宜胃虚呕吐者饮用。

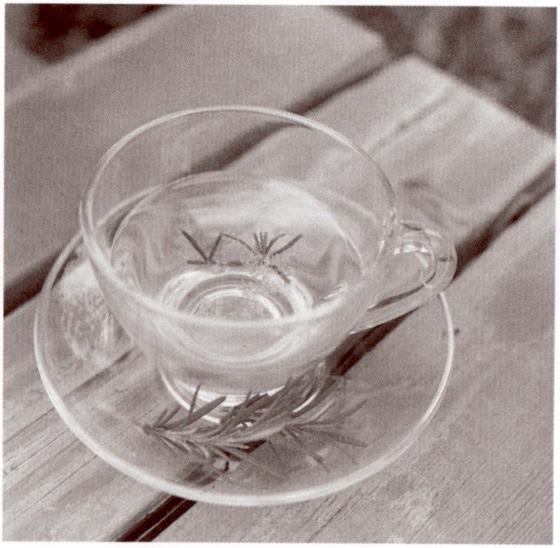

运动疗法

yun dong liao fa

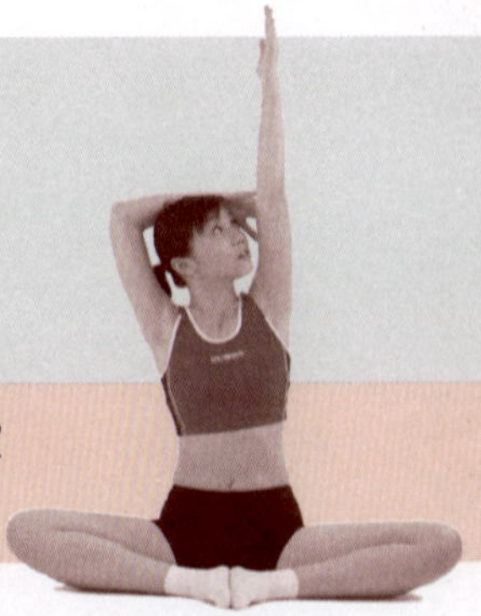

运动疗法，是指利用器械、徒手或患者自身力量，通过某些运动方式（主动或被动运动等），改善患者全身或局部运动功能、感觉功能的训练方法。

实践证明，运动疗法对肠胃病的治愈可起到积极的作用，现在介绍几种对于治疗肠胃病有明显疗效的运动疗法以供参考。

叫化功疗法

叫化功是治疗肠胃病的好方法，具体功法介绍如下：

(1)首先应该选择笔直的墙壁或门板。

(2)全身放松，头部、背部、臀部贴着墙壁或门板，两脚跟距墙根或门板约20厘米远，两脚距离与肩同宽。

(3)上身贴住墙壁，双腿缓缓屈膝下蹲，直到臀部与脚后跟约距离10厘米为止。同时双掌放置在膝盖上，中指轻柔地掐住膝部的犊鼻穴。

(4)腰背离开墙壁，脚跟提起，把重心集中在脚趾尖上，双脚顺势向前推。使腰、臀、背悬着，后脑勺紧靠墙壁或门板。这时全身要保持放松，不可过度用力。并且胸、腹部都应挺起来成一直线，使胃肠能得到适当的运动。

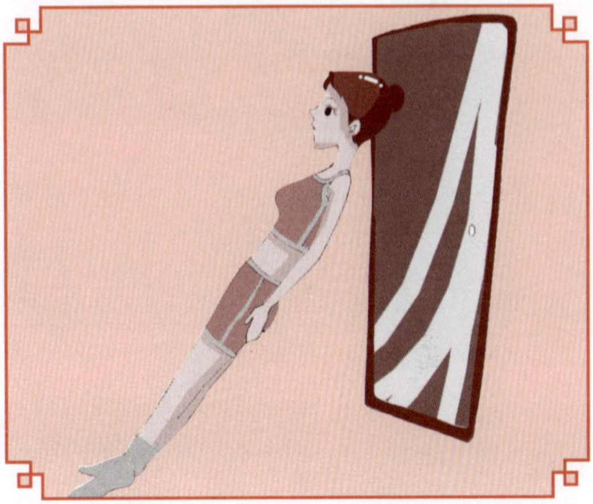

(5)照上一项操练，返回原来的蹲势，缓缓落平脚后跟，肩、背、腰、臀贴着墙壁或门板。

这样来回蹲下运动，患者可根据自己的身体状况来确定具体的运动次数。可以三次五次，也可以十次八次，练功完毕慢慢贴着门板或墙壁站起来。功夫到家后，只需用肩顶住墙或门板，往往用力一挺身就站起来了。所用的吐纳运气方法是“逆呼吸”。用“晒”字诀，则吸气入内，肚皮缩凹；采用“嗨”字诀，呼气外出，肚子鼓大。“晒”字诀微微张唇，叩齿而吸气，发的是“舌齿音”；“嗨”字诀系吐气发出的声音，张口平舌而呼气，发的是“喉音”。

活动脚趾疗法

中医理论认为活动脚趾能强健肠胃，人体的五脏六腑在脚上都有相对应的穴位。人的第二和第三个脚趾上有与肠胃有关的穴位，因此，经常活动它们可以达到强健肠胃的目的。而一个人的肠胃功能好不好，可以通过脚趾的状态判断出来。胃肠功能好的人，第二、三个脚趾往往富有弹性，站立时往往抓地牢固；胃肠功能差的，这两个脚趾没有弹性且较为干瘪，站立时往往抓地不牢。活动脚趾的方法非常简单，最常见又有效的有以下几种：

1 扳动脚趾

在休息或看电视时可反复往上扳或往下扳动脚趾，同时还可配合按摩第二、三脚

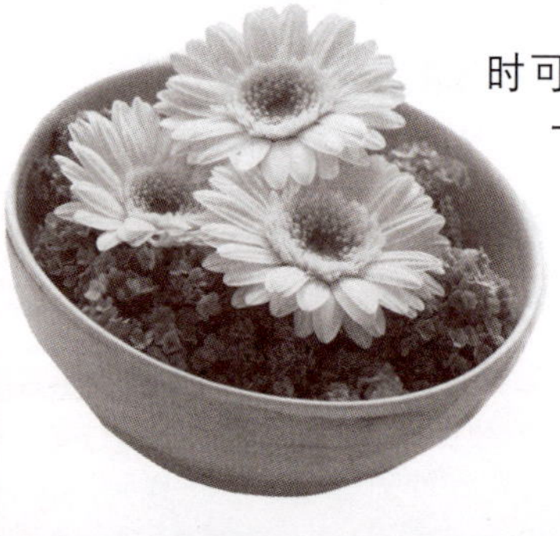

趾趾缝间的内庭穴。对于有口臭、消化不良、便秘的患者，宜顺着脚趾的方向按摩此穴；对于腹泻、受凉、脾胃虚弱或进食生冷食物后胃痛加重的患者，可逆着脚趾的方向按摩此穴。

进行这些疏通经络的练习时要注意，一定要长期坚持，才能达到一定效果。

2 脚趾抓地

采取站姿或坐姿，放平双脚，使之紧贴地面，两脚距离与肩同宽，凝神息虑，连续做脚趾抓地动作60～90次。在做此动作时可穿柔软的平底鞋或赤脚练习，每日可重复多次。

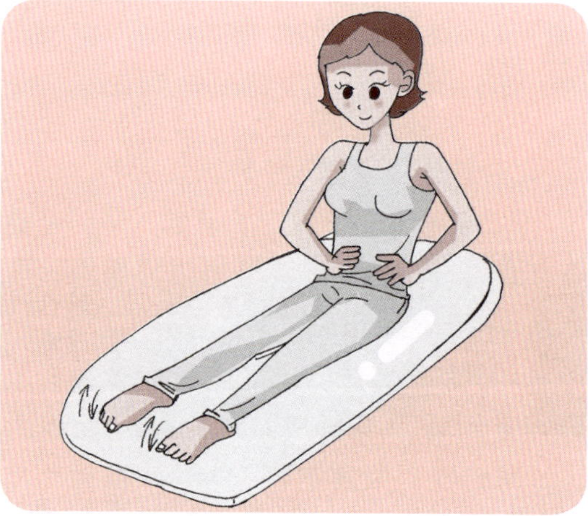

3 脚趾取物

每天洗脚时可在脚盆里放一些大小适

中的椭圆形鹅卵石或其他物体，在泡脚时可练习用第二、三个脚趾反复夹取这些鹅卵石。温水泡脚有利于疏通经络，脚趾夹取鹅卵石可刺激局部胃经的穴位，长期练习有利于胃病患者早日恢复健康。

慢性胃炎的运动疗法

如长期坚持锻炼，慢性胃炎患者有望逐渐痊愈。

1 功 法

1 准备：放松全身，两脚分开与肩同宽，两手掌置于腹前，手指微曲相对，注意不能靠拢。

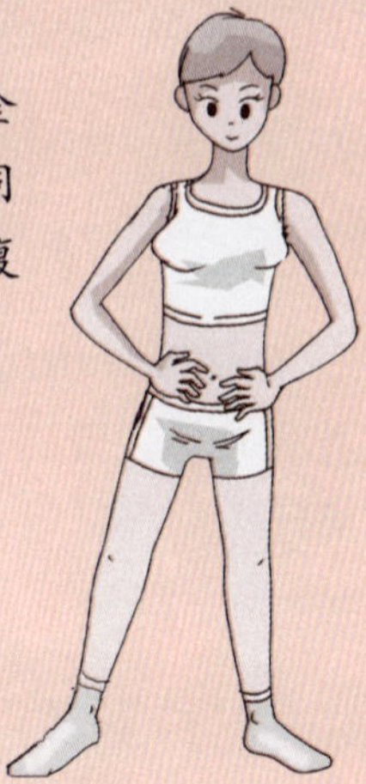

2 练功：(1)腰部放松，从右向左扭腰绕圈36次，再从左向右扭腰绕圈36次。

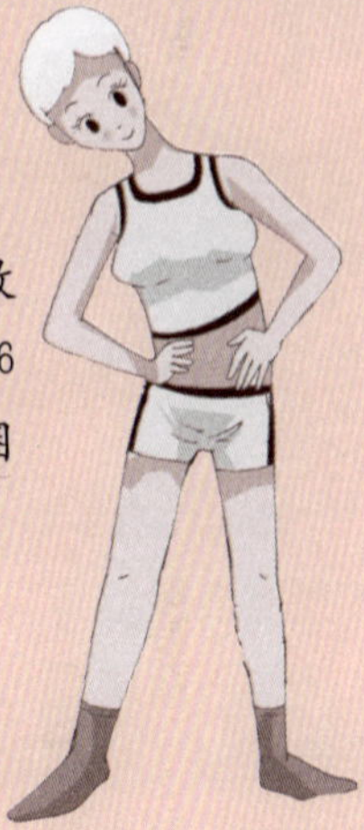

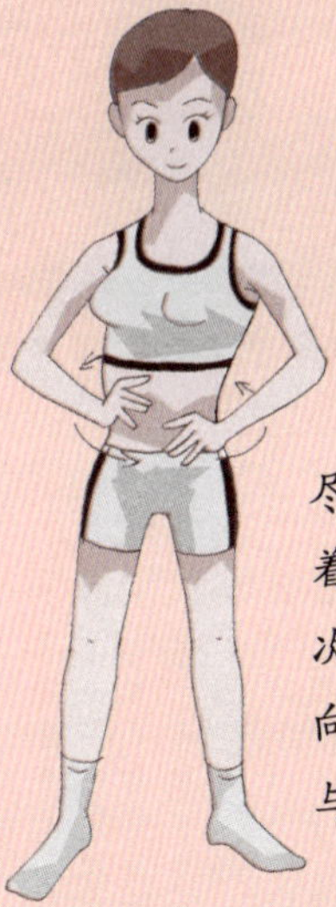

(2)腰部带动上身，尽量向右侧弯压后，接着恢复直立，此为一次，共做36次。腰部又向左侧弯压，动作次数与右侧相同。

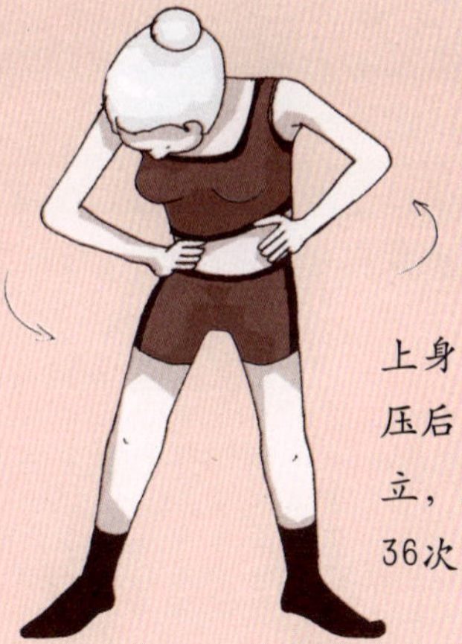

(3)腰部带动上身，尽量向前倾压后，接着恢复直立，此为一次，做36次。

（4）双手握空心拳，以拳心捶击上腹部，先从右向左，再从左向右逐渐向下移至下腹部，接着再从下腹部逐渐向上移动，反复捶击600次。注意撞击力度要柔和。

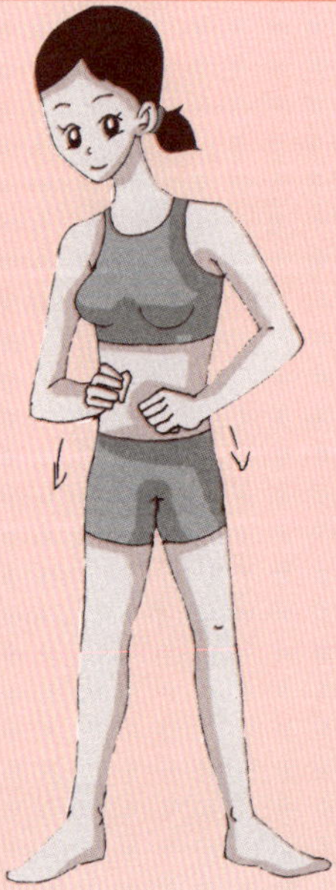

3 收功：将双手贴于肚脐上，左手在下，右手置于左手背上，由小到大绕圈，揉搓腹部36圈。再换成右手在下，左手在上，由大到小绕圈，揉搓36圈，双手绕在肚脐上，完毕。

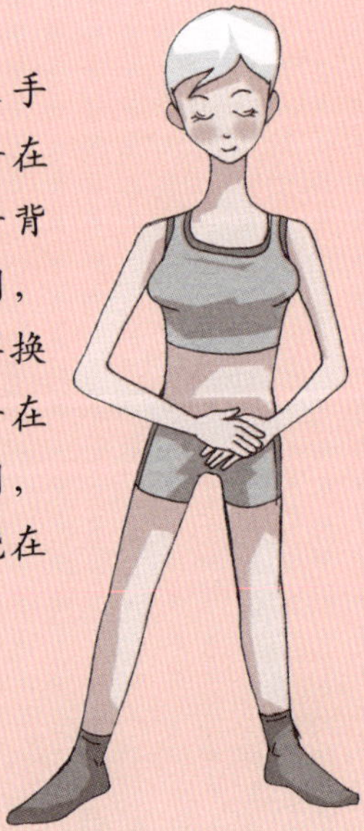

2 功 理

本功表面看起来好像是活动腰部触及腹部表皮，实际上是由表及里。扭腰时可挤压到腹腔里的肠胃，促进肠胃蠕动，起到类似于按摩的作用，一般来说以发出“咕咕”声为佳。捶击腹部则可进一步刺激肠胃增强蠕动，加强按摩作用，进而健全肠胃功能，增强肠胃自身免疫力，达到防治肠胃病的目的。

3 功 效

（1）防治腰以下骨质增生以及腰痛，排便迅速，减少患直肠癌的危险。

（2）消化系统功能增强，食欲增加，对营养吸收好。胃痛、打嗝、反胀、胃酸症状消失。

4 注意事项

（1）练功时，全身特别是腰腹部放松，自然呼吸，意念放在数数上，注意不能闭气。

（2）须在饭后两小时以后才能练功，练功完毕后须隔20分钟才能用餐。早晨练功能取得最佳效果，每练10分钟即可。

（3）练功时宜保持情绪稳定，心情愉快，身心平衡。

（4）树立信心，循序渐进，坚持不懈。

做功动作可轻可重，可大可小，以中等速度为宜。

胃下垂的运动疗法

胃下垂常见于动过腹部手术及体形消瘦、身材修长、体质衰弱的人，多产妇，老年人。目前尚没有可以治疗胃下垂的特效药，一般只是对症治疗，疗效欠佳。胃下垂的运动疗法以卧位锻炼腰背肌肉和腹肌为主，同时可配合腹部按摩，效果比较显著。

1 仰卧抬臀

在床上取仰卧位，两手放在身体两侧，两腿屈曲，两脚蹬在床上，尽量向上抬起臀部，抬2～3秒钟后放下，每天早晚各做5～10次。

2 仰卧抬头

在床上取仰卧位，两手扶住后脑勺，尽量往上抬头，停两秒钟后落下，每天早晚各做10～20次。

3 仰卧挺胸

在床上取仰卧位，以头和腿支撑身

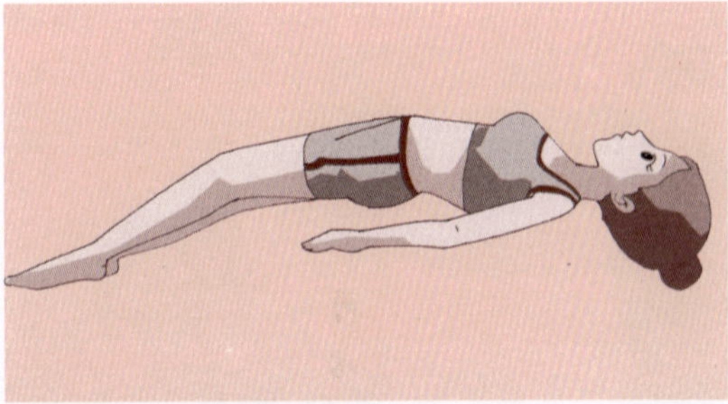

体，用力挺起胸腹部，一起一落，每天早晚各做10～20次。

4 仰卧起坐

在床上取仰卧位，双手放在身体两侧，头向上抬，借助腹肌的力量使身体坐起来，然后再躺下。如不用手扶床坐不起来，则可稍微借助双手的力量，每天早晚各做10～20次。

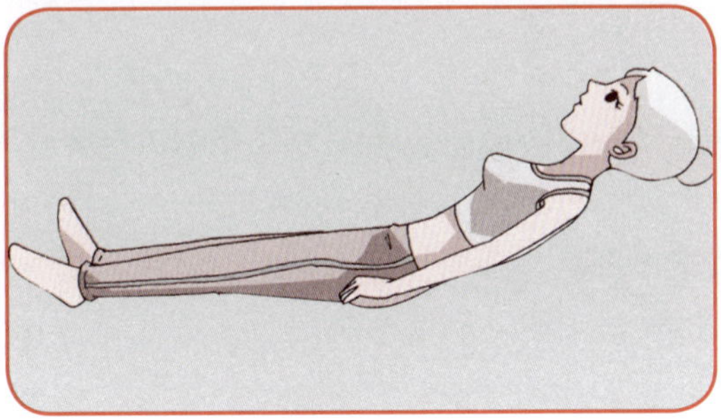

5 V字形平衡操

取坐姿，双脚上举，膝关节与脚尖均伸直，双臂上举，使全身保持V字形，坚持

名医偏方

胃下垂患者应该如何饮食？

下面介绍胃下垂患者的饮食调理方法，注意必须遵循且长期坚持才能有效。

1.细嚼慢咽。胃下垂患者的胃壁张力减低，蠕动缓慢，狼吞虎咽的话会导致吃下去的食物填充在胃中。另外，口腔对食物的咀嚼过程还会反射性刺激胃的蠕动，增强胃壁张力。所以，用餐速度最好缓慢一些，细嚼慢咽有利于消化吸收，缓解腹胀等不适症状。

2.少食多餐。由于胃下垂患者消化功能减弱，过多的食物入胃，必然会引起消化不良。所以，饮食调理的第一要求便是每次用餐量宜少，但次数可以增加，每日5餐左右为合适。进餐时主食宜少，蔬菜宜多，经济条件较好者可每日喝一杯牛奶，蒸一碗蛋花，吃几块饼干作为正餐的补充。

3.减少刺激。刺激性强的食物如辣椒、姜、过量酒精、咖啡、可乐及浓茶等，可加重胃下垂患者的反酸、烧心症状，故而这些食物应尽量限制摄入量。稍微饮些淡茶和果酒是有益的，有利于减缓胃下垂的发生、发展。

4.食物细软。平时所吃的食物应清淡、细软、易于消化。主食应以软饭为佳，如面条要煮透煮软，少吃夹生面条；副食要剁碎炒熟，少吃生冷蔬菜。但应注意的是，鱼肉不可过熟，因为半生不熟的鱼肉容易消化。

5.营养均衡。胃下垂患者要注意膳食营养均衡，脂肪、糖、蛋白质三大营养物质要保持比例适宜，其中脂肪比例应该偏低些。因为脂肪特别是动物脂肪在胃内排空最慢，若吃了过多脂肪，就会使得胃部承受的压力进一步增加，加重食物潴留，因此要适当限制。而蛋白质食物应稍微增加，如瘦猪肉、鱼肉、鸡肉、半熟鸡蛋、豆腐、豆奶、牛奶等，最好做得细软些，这样不会影响消化吸收。通过增加蛋白质的摄入量，可增强患者的体力，缓解易疲劳等症状，也可加强胃壁平滑肌的力量，促进胃壁张力提高，蠕动增强。

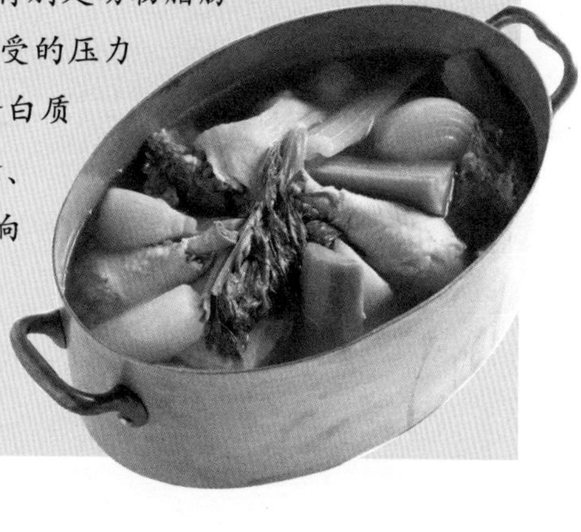

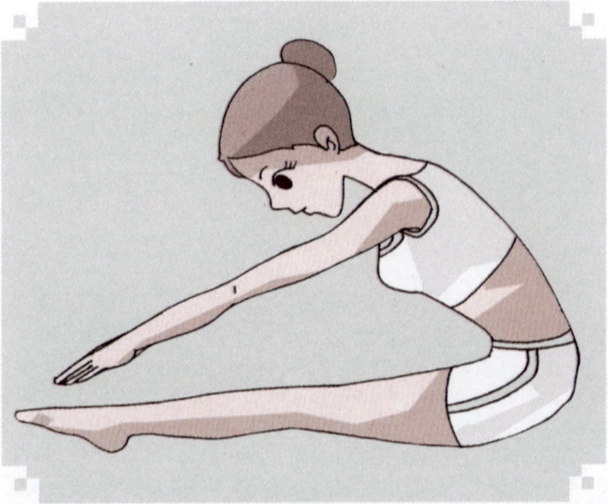

30秒钟，每天早晚各做5～10次。

6 按摩腹部

坐位、站位、仰卧位均可，用右手掌在腹部上下左右按摩，由慢到快，由轻到重，每日按摩2～3分钟，一般而言空腹时按摩效果最好。

7 腹壁运动

配合呼吸运动，使腹壁一张一缩前后运动，以此增强腹肌的力量，使其可对胃产生一定的支撑力。每日三餐前各做一次，每次做30～50下。

8 摆腿运动

取仰卧位，两腿并拢，伸直举起，在离床20～30厘米处停止不动，再慢慢地向两侧来回摆动，每天早晚各做10～20次。

9 高抬腿原地走

站在地上，双腿轮流抬高，膝关节屈曲，大腿和身体呈直角，抬高后现放下，像原地踏步一样，每天走200步。

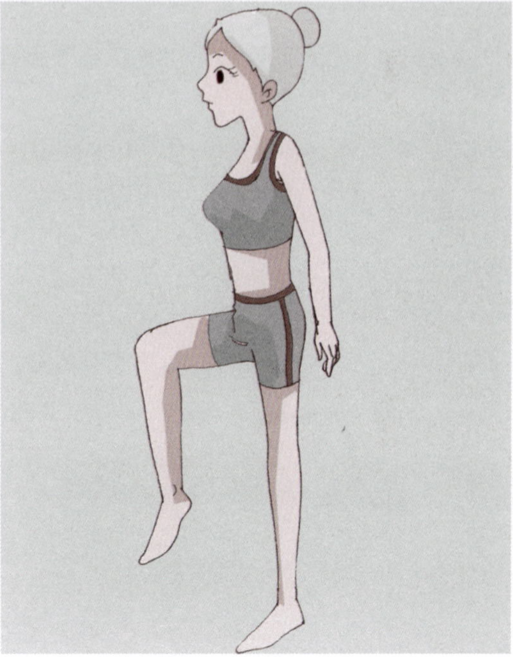

10 举腿运动

取仰卧位，两腿并拢，伸直举起，悬在离床20～30厘米处停止不动，控腿约10秒钟，然后还原做第二次，每天早晚各做

10～20次。

患者可从上述10项动作中任选2～3项，每天坚持练习，一般都能收到良好效果。但要注意，采用运动疗法时不可急于求成，开始时需从小运动量做起。另外每次饭后应注意适当休息，不宜多运动，以免增加胃的负担。

Kangbing 抗病最前线

熨斗疗法可有效治疗便秘

最近日本出现了一种新式疗法——用熨斗熨人身，这种疗法对治疗便秘十分有效。不过采用熨斗疗法时需注意并非身体每个部位都可以熨，例如腹部就不能熨，以免压迫到内脏。也不能使用蒸汽熨斗而且熨时需用一条毛巾垫着。应用这种熨斗疗法时必须使用一般的家用电熨斗，而且温度通常应调到200摄氏度左右，可熨的部位包括背部、大腿、臀部、脚板等处，一般每次30分钟左右。

熨斗所发挥的疗效主要来自它发出的平均热量以及微量电磁波。这种治疗方法可有效消除身体的紧张，使肌肉恢复柔软，同时将体内多余的乳酸及碳酸气体排出体外，使氧气经皮肤渗透进身体内部，刺激静脉的血液及淋巴液的循环，促使新陈代谢过程更加活跃，还有利于血液更顺畅地流通。但此方法须在他人的帮助下进行，且存在一定危险，请注意防烫、防火、防漏电，不可轻易使用。

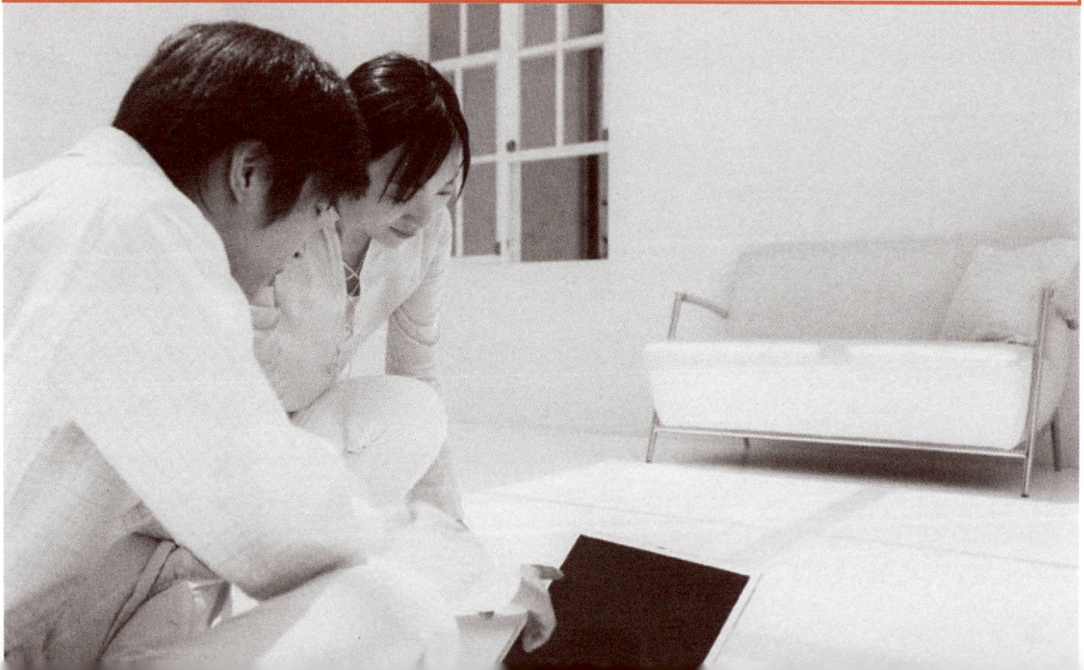

瑜伽疗法

yu jia liao fa

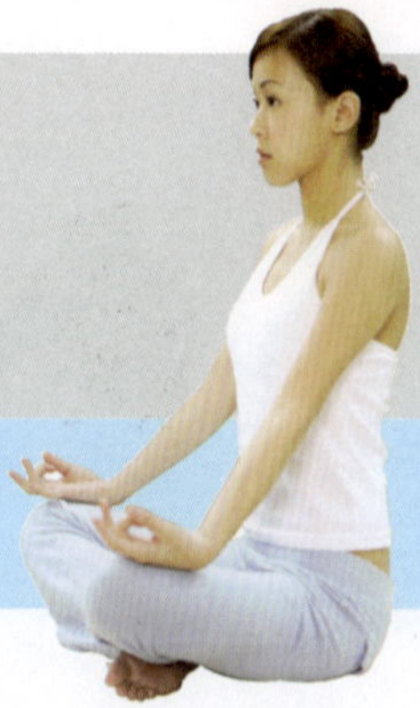

瑜伽是一种达到身心和谐统一的运动方式，长期坚持练习，有助于改善人体健康状况，防治各种肠胃疾病。

瑜伽的修行分为八个阶段，即：约束、戒律、体位和姿势、调节呼吸、控制感觉、集中精神、冥想、三昧。所谓三昧，是指杂念止息，情绪平静，从世俗束缚中超脱出来的境界。瑜伽有多种流派，有的以增强体质为目的，有的以修身养性为目的。采取瑜伽疗法治病时可采用各式各样的体位，调整呼吸，集中注意力或沉思冥想，使应激解除，身心安定，提高自然治愈力和恢复身体内部环境的平衡。实践证明，瑜伽对治疗肠胃病有着独特的疗效，现在介绍几套疗效显著的瑜伽疗法以供参考。

肠胃不适的瑜伽疗法

现代人生活繁忙紧张，加上三餐不规律，容易导致肠胃不适，平日除了合理饮食外，还可利用下列瑜伽招式来强化肠胃功能。

1 蜜蜂式

特色疗效：坚持练习本式可以充分伸展按摩腹部，具有消除胀气、健全肠胃的作用。同时因为做练习时上身需要尽量抬起可以刺激到腰颈，因此能够调整神经，促进血液循环。

练习诀窍：每天练习2～3次，动作完成后可停留5～10秒。

注意事项：尚不熟悉本动作的初学者，不必勉强双脚全盘，可采取半盘坐姿，双手如果不能在背后合掌，也可直接放在腰部。

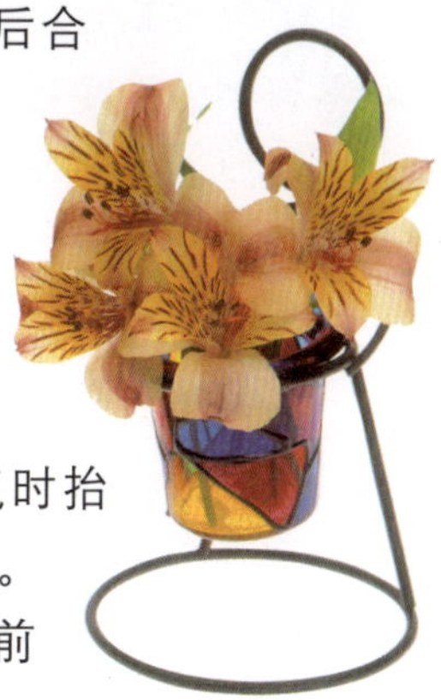

(1)双腿交叉盘成莲花坐，手指并拢，吸气时抬起手臂与肩平。呼气时向前远送。

(2)双手扶地，吸气时抬起臀部，气息向前推出。胸、腰、腹沿着地面向前

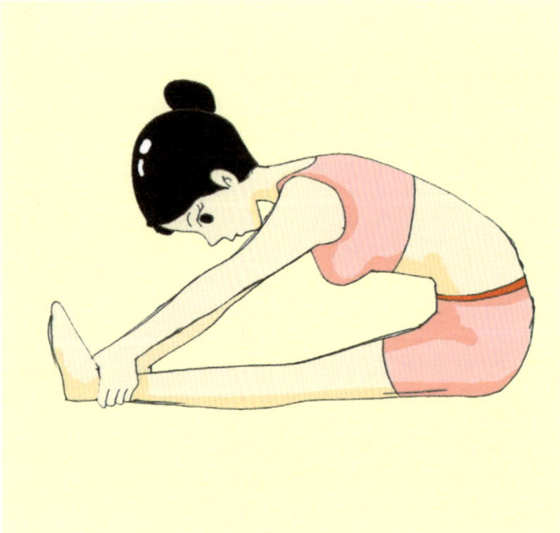

推，使身体完全俯卧在地面。保持呼吸自然。

（3）双手背后合掌，沿着脊柱慢慢向上，尽量向上延伸，接着吸气抬头，自然呼吸3～5秒。最后呼气放松。

2 按摩式

特殊功效：现代人工作过于忙碌，情绪长期处于紧张状态，常造成肠胃负担过重。此式主要伸展胸肌腹肌，可以强化肠胃机能，还可以预防神经衰弱、高血压，缓解胸口烦闷、腰酸背痛的症状。

练习诀窍：每天练习3～5次，完成后停留5～10秒。

注意事项：在做动作时，柔软度不够的初学者在练习时不必勉强自己，只要感觉到腰、胸部肌肉有拉扯感即可。

（1）首先跪坐在垫子上，双腿并拢，臀部坐在脚跟上，手指并拢，放在腹部按摩，这样可以有效刺激消化系统。

（2）大腿与地面保持垂直，左手虎口向外抓住左脚踝，腰部胸部向前展开，手臂向上方延伸，尽量保持呼吸自然。

预防便秘的瑜伽疗法

便秘是一种常见的疾病，但会让人感到非常沮丧。现代人匆忙的生活形态往往就是病因：不常运动，喝水太少，食用低纤维质的快餐，以及便意强烈的时候没有马上排便。某些营养补充品或药物、情绪问题，有时也会引起便秘。最好养成每天都在相同时间排便的良好习惯。以下的瑜伽姿势可以有效地预防便秘。

1 扭转式姿势

（1）将右脚放置在左大腿外侧，右脚后跟向臀部收，脚掌平放在地板上。右脚稍微向外侧用力，其外侧与臀部外侧对齐。注意要尽量把小腿拉近身体，同时不要让脚向外侧歪斜。

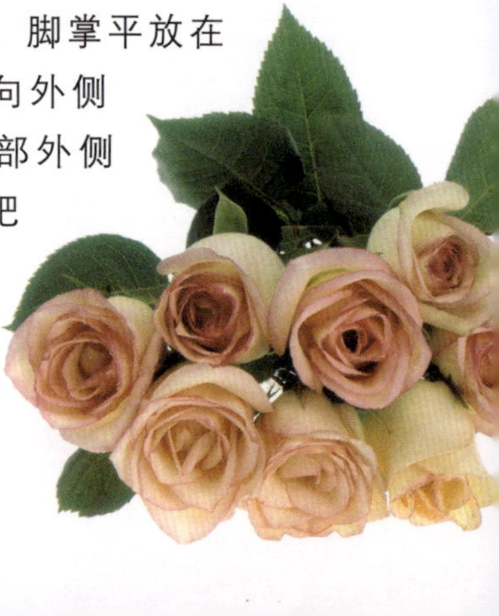

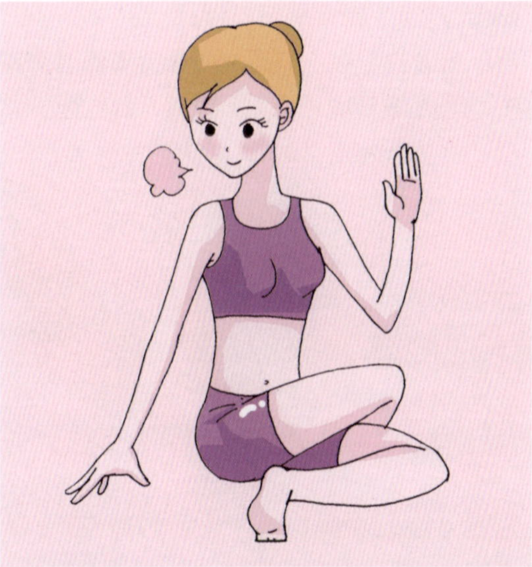

（2）把右手放在身后的地板上，以此支撑身体的重量。呼气，让左上臂越过身体放在右腿上，收紧下面这条腿，同时左脚掌向后勾起。

2 合庶式姿势

两个脚掌对贴在一起，膝盖向外侧放下。轻轻地握住双脚，把脚后跟向跨下拉，注意不要勉强用力，接着吸气，挺胸，伸直脊椎，下巴微微内收。继续轻轻地拉双脚，膝盖向地板压。

注意整个头顶要向上提，脊椎要保持挺直；双肩要拉开，远离耳朵，练习的时候一定不能耸肩；通过反复练习，最终能够把膝盖一直放到地板上。

调顺肠胃的瑜伽疗法

工作压力大、生活不规律、饮食不节制……一系列的恶性循环造成的是肠胃越来越不舒服。瑜伽疗法大多围绕腰、腹进行，有排除毒素，挤压脏腑，调顺肠胃的作用，另外还有利于纤腰收腹。

推荐姿势：

1 脊柱转动式姿势

（1）坐姿，两腿并拢向前伸直。

（2）吸气，将一侧腿收回，脚掌放在另一侧膝盖外面的地面上。用手握住脚踝，脊柱自然伸展。

（3）呼气，另一侧手轻扶臀部后侧地面，略微推动，使脊柱向后方拧转。眼睛应尽量注视身体后侧，控制姿势，保持呼吸。

印度瑜伽专家特别推崇这个姿势，它

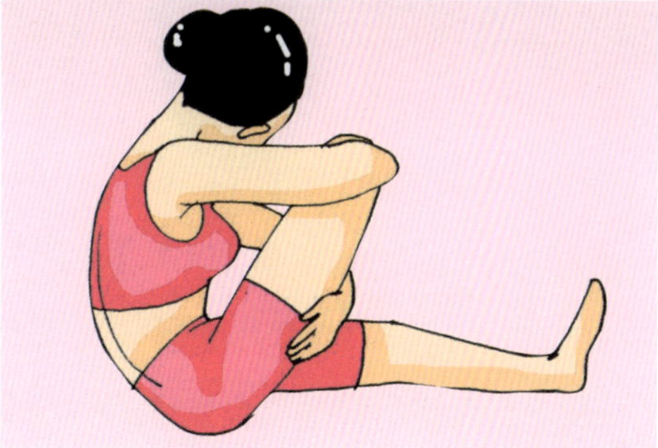

可以排除体内浊气、疝气，缓解腰椎疲劳，挤压腹脏，伸展腿部后侧肌群。

(4)自检：反复做3次，停留姿势15秒。练习时配合腹式呼吸。如果发现保持姿势时有胃肠痉挛、腹部胀痛等现象，并且伴有上腹部刺痛感、腹部肌肉群收缩无力，请做专业检查。

2 生活调理

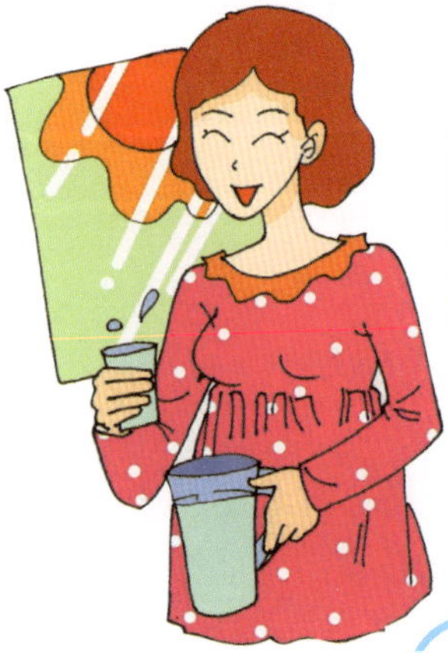

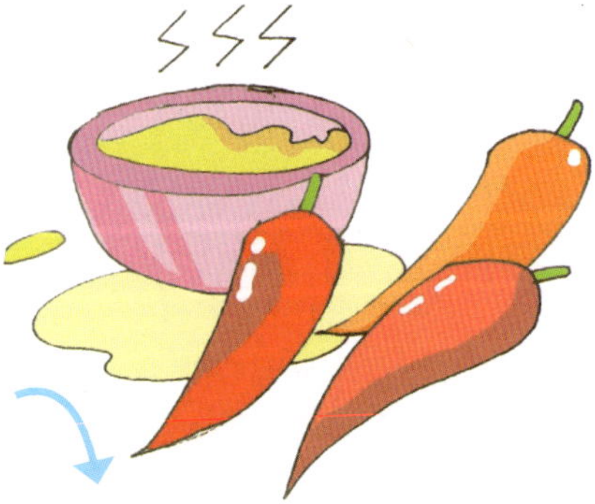

第一，少食刺激性强的辛、辣、酸等食物。早餐宜食谷物，粥类、温补类食品。

第二，每天清晨空腹喝一杯蜂蜜水或淡盐水，有效帮助清理和护养肠胃，防止和改善便秘。

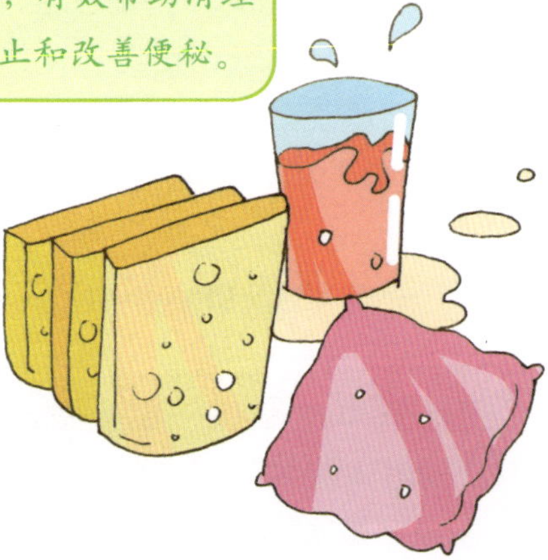

第三，慢性胃炎、胃酸过多者，可随身携带一些饼干、全麦面包片等富含碳水化合物、淀粉的食物，以防胃部过空造成胃部不适。

预防胃癌的瑜伽疗法

亚洲人中的胃癌患者特别多，约占了癌症死亡者的半数。胃癌的初期几乎没有任何症状，等到发现时一般已经发展到了胃癌晚期。要预防胃癌，可采用下面的瑜伽姿势，长期练习的话可收到良好的效果。

(1)端正地坐着，身体向前倾，双肘放在地面之上，缓慢调整呼吸。

（2）左腿不动，右腿往后面直伸出去。两手放在地板上，以保持身体平衡。

（3）背部挺直是，注意右腿的膝盖、脚尖必须着地且充分伸直，双手慢慢伸直，眼睛平视前方。

（4）一面吸气，一面把上半身往后倾倒，以两手屈肘的姿势，放在胸前两侧。再缓慢地呼吸四次，逐渐恢复到刚开始时的姿势。

换另一条腿，做相同的动作。最重要的是，扩张胃部，伸直背部肌肉，并及时消除紧张情绪。长期坚持练习上述瑜伽姿势，可以把良好的血液送入胃部，预防胃癌。

清洁肠胃的瑜伽疗法

这是瑜伽中一种很重要的洁净功法，对身体有益。它可以洁净从口到肛门的整条进食与排泄通道，对于便秘、胃酸过多、胃气胀、消化不良患者很有益，对肾脏和泌尿系统也有一定的好处。注意胃溃疡和十二指肠溃疡的患者最好不要做，高血压的患者要用温水代替盐水来做这个练习。

早上空腹冥想练习后（当然也可不做），准备一大瓶温的淡盐水和两个杯子。先快速地喝完两杯盐水，跟着立即做下面5个瑜伽姿势，每个做6次，一个接一个做下去：

1 摩天式姿势

首先，双脚并拢持站立姿势。注意脚跟随身体上下运动点起伏放下。这样可以让水迅速地从胃部流向小肠。

2 风吹树式姿势

首先，双脚并拢持站立姿势。分别向左右弯曲腰部，身体始终保持在同一个平面内。

3 腰部旋转式姿势

首先，双脚并拢持站立姿势。以髋关节为支点，向下弯曲上半身，然后腰部向左右方向旋转扭动。

4 眼镜蛇式姿势

首先，双脚并拢持站立姿势。双手于身体前方撑住地面，呼气，眼睛向右后方看，看向自己的左脚后跟。吸气，返回正中位置。再呼气，眼睛向左后方看，看向自己的右脚后跟。如此反复进行练习。

5 扭动腰部式姿势

首先，双脚并拢持站立姿势。在此动作的基础上，左右扭动自己的腰部。

练习上述姿势可以有效放松和伸展肌肉和内脏，以便水迅速通过身体。做完以上姿势后应迅速地饮两杯水，然后再重复以上的姿势。接着再喝两杯水再接着练习，直到你解完便为止。解便之后，可做15～20分钟的仰卧放松。不要让自己睡着。起码在45分钟内不要进食。

延伸阅读

腹式深呼吸好处多

明代养生学家冷谦在《修龄要旨》中记录了养生十六字令：“一吸便提，气气归脐；一提便咽，水火相见。”包含了提肛、咽津、腹式呼吸3种方法。

人的呼吸方式分为胸式呼吸和腹式呼吸两种。如果经常采用胸式呼吸，那么便只有肺的上半部分肺泡在工作，而中下肺叶的肺泡却长期闲置不用，易使肺叶老化，弹性减退，呼吸功能变差，满足不了各组织器官对氧气的需求，使抵抗力下降，机体的新陈代谢受到影响，易患呼吸道疾病。而腹式深呼吸弥补了胸式呼吸的缺陷，可使中下肺叶的肺泡在换气中得到锻炼，延缓老化过程，保持良好弹性，提高了肺活量，使机体获得充足的氧，随血液运行而散布周身，并源源不断地给大脑供氧，使人精力充沛。

腹式呼吸运动可有效地调节肠胃道的运动，能促进胃肠道的蠕动，利于消化，加快粪便的排出，预防老年人习惯性便秘等病。许多大腹便便的中老年人应坚持做腹式深呼吸，可锻炼腹肌，消除堆积在腹部的脂肪，预防多种代谢性疾病。腹式深呼吸简单易学，站、立、坐、卧皆可行，但以躺在床上为好。

唐代名医孙思邈的做法是：每天于黎明至正午之间行调气之法，仰卧于床上，舒展手脚，两手握住大拇指节，距离身体15厘米，两脚相距15厘米左右，叩齿饮(唾液)。然后，引气从鼻入腹，吸足为止，久住气闷，乃从口中细细吐出，务使气尽，再从鼻孔细细引气入胸腹。这种腹式深呼吸，吐故纳新，使人神清气爽。在做腹式呼吸时，可仰卧于床上，松开腰带，放松肢体，思想集中，排除杂念，由鼻慢慢吸气，鼓起肚皮，每口气坚持10～15秒钟，再徐徐呼出，每分钟呼吸4次。腹式深呼吸时间长短由个人掌握，也可与胸式呼吸相结合，这便是呼吸系统的交替运动。如能常年坚持每天做腹式深呼吸，就会收到强身延寿的奇效。

有益肠胃的瑜伽疗法

下面介绍了3种从易到难的瑜伽姿势，长期坚持练习会对肠胃有很大的益处，再配合瑜伽饮食，能有效地预防各种肠胃疾病。

1 站立式姿势

这是一个基本站立姿态，因为瑜伽认为如果人的站立姿态不正确会导致脊椎变形，而且还会压迫内脏，影响内脏机能，如果长期弯腰驼背的话，可能压迫心脏和肺部，导致胸闷、呼吸困难，压迫肠胃可能导致肠胃虚弱、消化不良等症状，因此有必要保持良好的站姿。

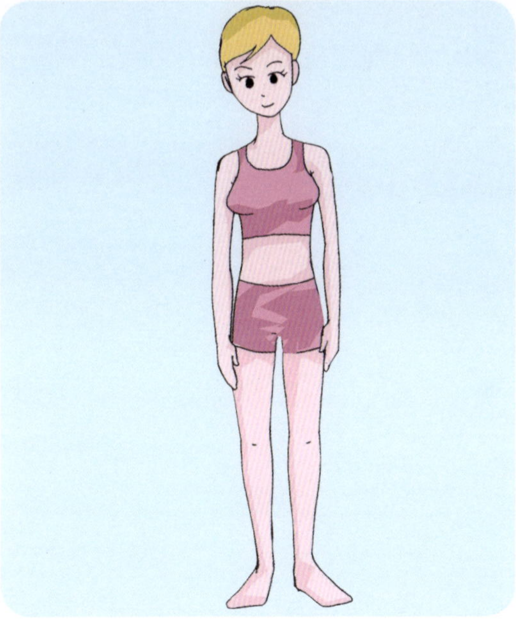

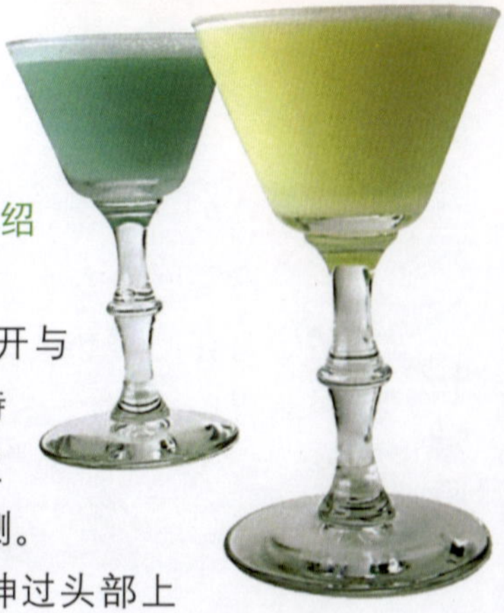

现将具体做法介绍如下：

(1)首先两脚分开与肩同宽，身体应保持稳定，脊椎应保持正直，手臂放在身体两侧。

(2)吸气时手臂伸过头部上方并向上看；吐气时手臂回到体侧，头部回到正中位置。注意在整个练习过程中应保持腹部收紧的感觉，同时尽量扩张胸部。这样重复6～8次。

2 前弯后仰式姿势

这个姿势可以增强脊椎柔韧性，还可以加速身体的血液循环，使消化系统维持正常的功能，促进新陈代谢，每天坚持练习这个姿势还有益于促进脊椎和肠胃的健康。

现将具体做法介绍如下：

(1)从站立式姿势开始，两腿稍微分开，双手放在腰部，如有必要可稍微弯曲膝盖，吸气，向前推髋部，身体后仰，注意应放松颈部、肩膀。

(2)吐气，身体向前弯曲，并尽可能使背部保持平直状态。如此重复8次。

3 椎 式

这是一个身体侧弯伸展的姿势，在瑜伽姿势中也是非常重要的姿势，因为它作用于身体的脊椎，身体侧弯时，按摩到身体内脏，尤其可促进肠胃的血液循环，加强肠胃的蠕动。

做法：

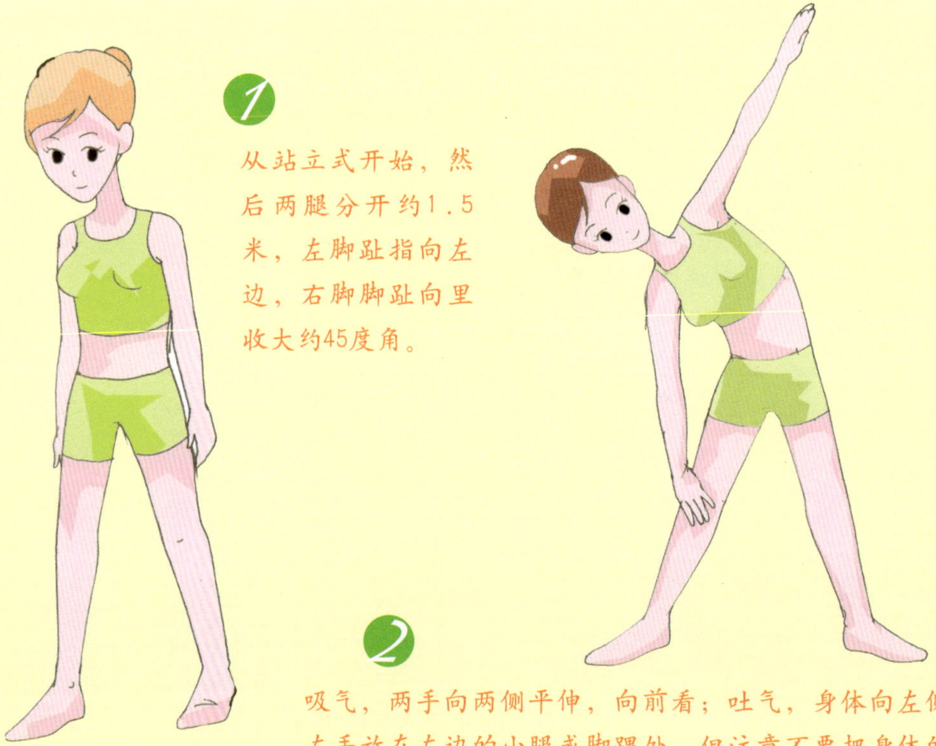

1 从站立式开始，然后两腿分开约1.5米，左脚趾指向左边，右脚脚趾向里收大约45度角。

2 吸气，两手向两侧平伸，向前看；吐气，身体向左侧弯，左手放在左边的小腿或脚踝处，但注意不要把身体的重心压在左边的腿部，保持这一姿势，呼吸6～8次；吸气，还原姿势换边重复。这个姿势可左右重复2～3次。

太极拳疗法

tai ji quan liao fa

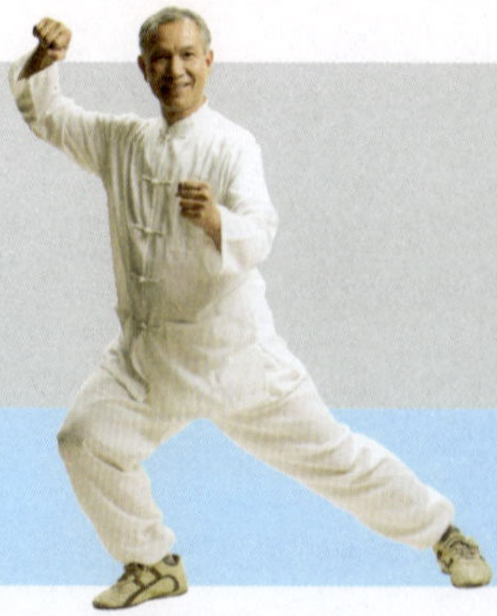

太极拳作为有着悠久历史的中华武术重要拳种之一，是普及率最高的一种拳术健身方式。

太极拳不仅有强身、健体、健脑、养心之功用，而且对肠胃病患者起到一定的修心、养性、保健和延年益寿之医疗效用。可以毫不夸张地说，“太极拳其实是一项高质量的休息运动”，是心理学领域内咨询治疗中可与催眠疗法相媲美的放松“行为疗法”。

打太极拳时强调有意念则轻灵，无意念则重滞，所谓轻灵，是指反应较快末梢神经较灵敏。例如手指触到火焰的时候，自会不假思索地迅速抽回。“轻灵”与“轻利”不同，所谓“满身轻利顶头悬”，是指浑身上下有一种灵活利索劲，感觉很舒服，而轻灵则是像蟋蟀头上的两根须，具有侦察特性的那种灵敏度。

据研究，通过圆形运动能够锻炼内脏平滑肌(平滑肌又称不随意肌，凡是不听大脑指挥的都是)，从而增进内脏系统的健康。比如说吴式太极拳中的揽雀尾式，就是典型的圆形运动，它通过左右旋转可对肝脏、胰脏起到机械按摩的作用，是多种肠胃疾病的辅助疗法。另外通过练习提手上式可有效调理脾胃；并且可以说整套太极拳都是圆形运动，叫作“招招不离太极圈”，即每个招式都注重画圆圈。在技击应用上，则能够以半圆化解对方来力，用另半圆攻击对方。做圆形运动应注重重心。重心无论在前脚或后脚，都要保持三尖相照，即鼻尖、膝尖、脚尖始终保持上下垂直。注意弓步重心在前脚，坐步重心在后脚，即使是坐步，也

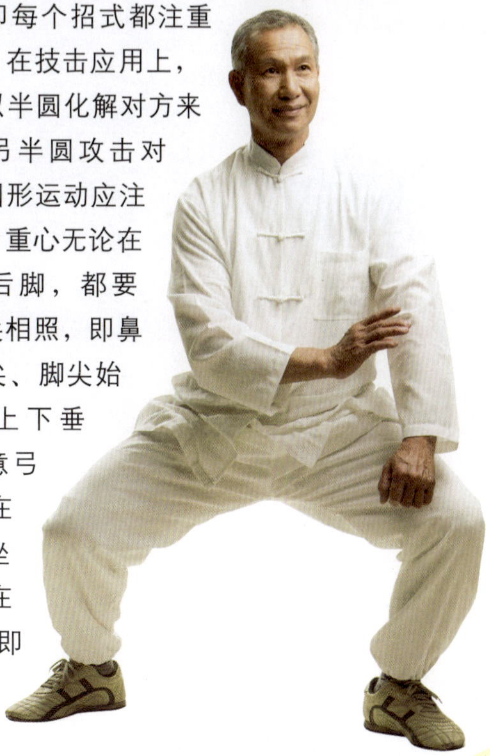

同样应该保持三尖相照。做太极拳时自始至终要保持轻灵圆活。画圆时不能随意地去画，一定要掌握好中心点，例如：做吴式太极拳的揽雀尾时，可以在地上画一个十字，右脚向前迈出，落在十字当中，右手展开围绕右脚之中心点画圆。做太极拳时画圆了感觉舒服，画不圆就会憋气，也起不到健身作用。

可以说人体的一切活动，都是在意念指挥下进行的，打太极拳时强调意念的作用，要求最大限度地集中注意力，以便更好地调节中枢神经的兴奋和抑制，通过太极拳运动来促进身体健康。太极拳不仅注重身体的修炼，更注重形象思维的锻炼和精神心理的修养，长期坚持打太极拳，便能体现出安逸舒适、轻灵活泼、矫健伶俐的境界。这些都是由于太极拳是一种行之有效的气功修养的缘故。

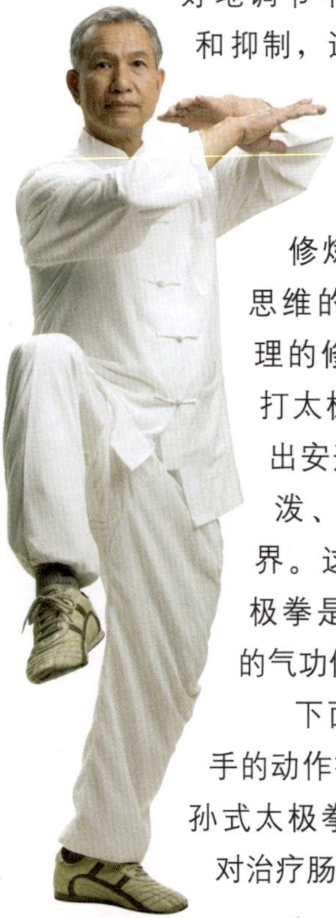

下面详细介绍开合手的动作招式。开合手是孙式太极拳特有的一手，对治疗肠胃病可起到特殊的健身医疗作用。

孙式太极拳是太极拳流派之一，由于此拳以开手和合手(开合手)为动作衔接转换的基本方法，因此又称为开合太极拳。孙式太极拳可以整套练习，也可单式练习，可以说，整套练体，单式入门。开合手则是孙式太极拳使用频率最高的一手，它是由吴式太极拳中的起、承、转、合演化来的。开合手可充分体现孙式太极拳的特有风格。练习开合手时，手腕应该做出轻微的曲伸动作。即在两掌开时，手腕向内弯曲；两掌合时，手腕外伸外伸展。但要注意，手腕的曲伸动作一定要和手臂的开合动作同时进行。这样，可使开合手的上肢动作显得柔和灵活。

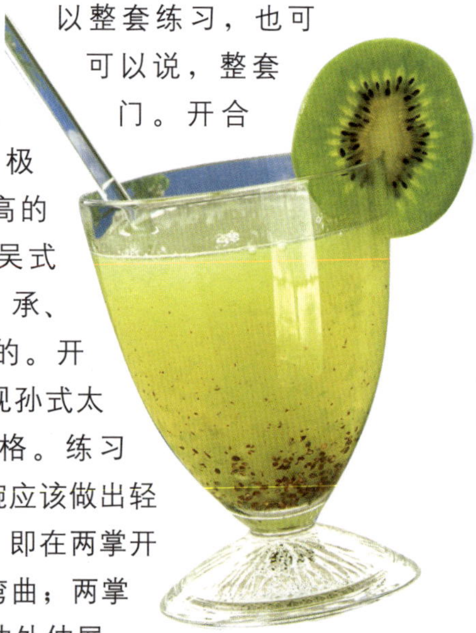

从现代医学的角度看，开合手可以调整呼吸，增强肺活量，同时还可以锻炼胸肌。常练开合手可以明显改善肺呼吸机能，使肋间肌等呼吸肌纤维变粗，肌肉更为有力，肺廓活动度得到改善，肋软骨骨化率降低，肺活量扩大，从而使肺更好地进行气体交换，提高氧气的利用率，增强机体氧代谢能力和能量储存，促进呼吸系

统功能的改善。并且练习开合手时需要运用腹式呼吸方法，这样不仅加大了呼吸深度，按摩了脏腑，而且促使呼吸道阻力减小，肺活量增加，最大通气量提高，肺泡弹性增强。另外还能增强左心室心肌收缩能力，改善心肌舒张能力，提高心脏泵血功能，增加每分输出量和每搏输出量，降低安静状态下的心律，使心电图在安静和负荷状态下发生良性改变，特别是在负荷增加时变化不明显，表明心脏对负荷的耐受力增加。腹式呼吸所形成的腹压升降，有利于血液循环，有利于人体获得更充分的血液营养，促进血液气体成分发生良性改变。同时可明显改善肢体的能量供给状况。肠胃病患者如果想通过打太极拳收到预期的治疗效果，首先必须要做到持之以恒，天天坚持练功，反复练习。其次，不能急于求成，要注意循序渐进。肠胃病患者应该根据自己的病情和体力，选择适当的呼吸方法。身体较虚弱的患者，开始时可以坐着练，体质有所增强后再站着练。一开始的时候应该保持自然呼吸，经过一段时间的练习，体力有所增强后，可采用腹式呼吸，过一段时间再采用胸式呼吸逆式呼吸。同时患者应注意掌握正确的练习方法。长期坚持练习，有利于肠胃病患者早日恢复健康。

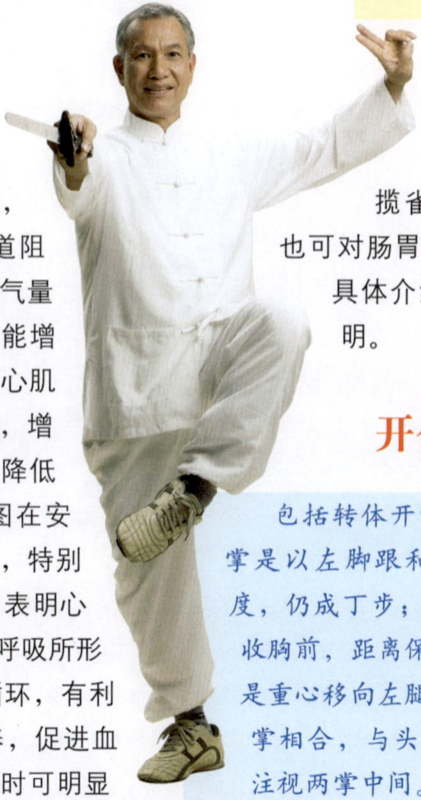

感兴趣者不妨试之。

除开合手之外，揽雀尾、提手上式等招式也可对肠胃病患者有所裨益，下面具体介绍这三种招工的动作说明。

开合手

包括转体开掌和提踵合掌，转体开掌是以左脚跟和右脚掌为轴，右转90度，仍成丁步；两掌翻转掌心相对，屈收胸前，距离保持与肩同宽。提踵合掌是重心移向左腿，提起右脚跟；同时两掌相合，与头同宽，掌心相对；两眼注视两掌中间。

注意转体时，应充分表现孙式太极拳步法和手法的特点，上下肢要协调配合。做完后，身体保持正直，两臂要沉肩垂肘。

揽雀尾

首先左脚应向前方踏上一步，脚底着地；同时屈右膝蹲下，左掌自右胯侧，由外向内画圆圈，弯转向前伸展，伸展到腹部前面；右手向下按，手指轻抚左肱，接着逐渐上提至胸部。左足尖随之落下，落到地面时，全身重心移于左足。进右步，向右方，同时右臂曲肱向外前挤，大指向对鼻部，右腿同前，垂肘曲。左腿后坐，两臂向怀内合抱，若揽物下落之意。两手前按。右手上仰前挂，隐含掤意。两手旋转向内，指尖作圆圈，右手转至胸前，掌心向下，即向前推切；右手约处右肘弯处，两手参差，向同一方前推。

注意练习时，手尖方向须成一双环形，腰脊跟着作同一动作，方向宜灵活掌握，此式可以运动到肩、背、腰、腹各部。搭右手时，外搭则外挂前推，搭内则揽起前推。若搭外方顺手时，则揽其肘前推，搭内则外挂其肘或腕前推。

提手上式

右足踏进两足距离之中，分开两臂，向怀内抱，右手略向前，两掌心左右相对。在以右臂向己身合抱时宜从上而下，向内合抱。还可从下而上，向上合抱，或者垂下右手腕，从左掌心经过，向上提起，直至与鼻子保持在同一水平线。

注意练此式时，宜提顶劲，而腰腿跟着伸展收缩，上下方得机势。此式可锻炼脊骨的伸缩力。对方用顺手迎面直击时，己方可由上搭其臂，用腕挤掷；或者下蹲向上挤掷之；另外还可以用左手下按敌腕，掏出右手，提腕上击敌之颏、鼻等部。

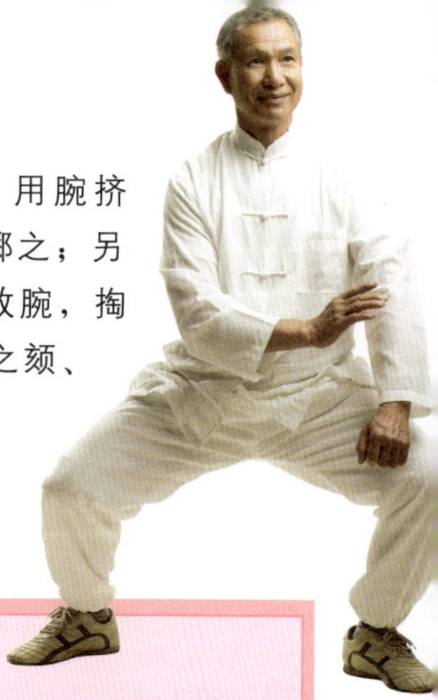

专家提醒

秋季护胃宜知

如果在秋季的时候长期处于紧张、烦恼、愤怒等情绪之中，其不良反应可通过大脑皮质扩散到边缘系统，影响自律神经系统，直接导致胃肠功能失调，分泌出过多的胃酸和胃蛋白酶，使胃血管收缩、幽门痉挛、排空障碍、胃黏膜保护层受损，形成溃疡。所以，秋季护胃忌精神紧张。

研究和临床实践都表明，秋季护胃忌过度疲劳。因为，疲劳过度往往会引起胃肠供血不足，分泌功能失调，胃酸过多，黏液减少，使胃黏膜受到损害。

按 摩 疗 法

an mo liao fa

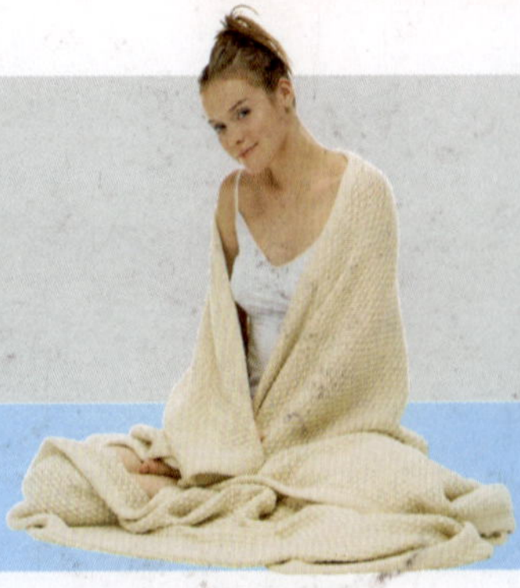

中医按摩，是我国古代劳动人民和医学家在与疾病长期作斗争的实践中，不断发展充实起来的，是一项风靡世界的疾病疗法。

按摩是当今物理康复医学的组成部分，在我国传统保健方法中占有重要地位。因此，掌握正确的按摩方法，并根据自己的身体状况加以运用，对延年益寿、强身防病大有裨益。实践证明，按摩能够有效调理肠胃的功能，防止肠胃病的发生，现在介绍几种促进肠胃功能的按摩方法。

健脾和胃按摩疗法

取平卧位，以手掌上的劳宫穴对准神阙穴，男左女右，另一手掌则压在上面，其劳宫穴与下面手掌的劳宫穴相叠对，然后按顺时针方向以肚脐眼为中心轻轻揉圈，约3秒钟揉一圈，一共揉6圈，再以同样速度按逆时针方向揉6圈，交替各做3次，共做36次，此为1遍，每天2遍左右。

本法具有理气止痛，健脾和胃，调理肠胃的功能，在临床实践中，一些慢性疾病，体弱纳差，或者脾胃虚弱，消化能力较弱者，长期坚持按摩，可以收到良好功效。

胃肠神经官能症按摩疗法

1 擦腰骶法

患者取坐位，腰部向前弯曲。两手五指并拢，掌面紧紧贴腰眼，用力擦向骶部，如此连续反复摩擦，约持续1分钟，以皮肤微热为宜。

以上两种按摩方法每日1～2次，连续

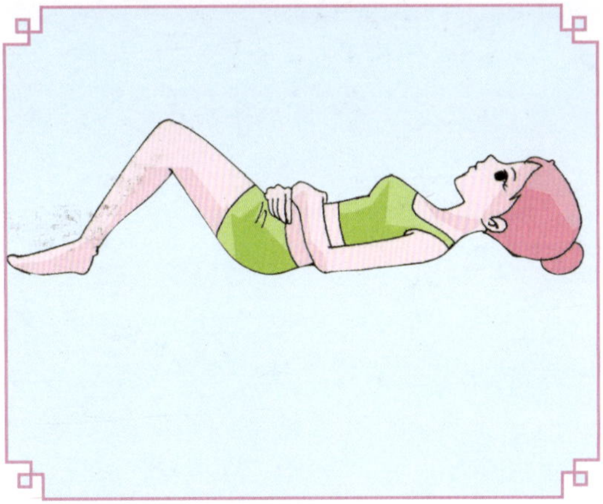

治疗24天，然后根据病情可隔日按摩一次，直至不适症状消失为止。

2 按摩腹部法

患者取仰卧位，双膝弯曲。两掌相叠，放于腹部，以肚脐为中心，在中、下腹部沿顺时针方向约按摩5分钟，以腹部产生温热感为度。用力时应注意先轻后重，然后扩大按摩范围。

教您几招

“点穴”奇方

1.指压太阳穴止头痛：一般头痛，自己可用双手食指分别按压头部双侧太阳穴，压至胀痛，并按顺时针方向旋转约1分钟，头痛便可减轻。

2.捏脚后跟止鼻子流血：鼻子出血时，马上以拇指和食指捏患者脚后跟(踝关节及足跟随骨之间的凹陷处)，左鼻孔出血捏右足跟，右鼻孔出血捏左足跟，当可止血。

3.捏压虎口治晕厥：晕厥即面色苍白，恶心欲呕，出冷汗甚至不省人事。此时，他人可用拇指与食指捏压患者手之虎口，捏压十余下时，一般可以苏醒。

4.掐中指甲根缓解心绞痛：当心绞痛发作，一时无法找到硝酸甘油片时，旁人可用拇指甲掐患者中指甲根部，让其有明显痛感，便可一压一放，坚持3～5分钟症状便可缓解。

5.按揉足三里穴止胃痛：胃痛时，用拇指揉足三里穴。足三里穴在膝盖下3寸，胫骨外侧一横指处，待有酸麻胀感后3～5分钟，胃痛可明显减轻至消失。

6.指压少商穴治呃逆：呃逆发作时，指压少商穴即可自制。少商穴在大拇指外侧，距指甲1分处。患者可以拇指和食指紧压少商穴，至有酸痛感为度，持续半分至1分钟，呃逆可止。

7.指压内关穴止呕吐：因小恙引起呕吐，可用中指压内关穴止呕。内关穴在掌后(掌面方向)2寸处尺桡骨之间，压至有酸胀感即说明已中穴位，约1分钟即止呕吐。

8.点压天枢穴治便秘：便秘者在大便时以左手中指点压左侧天枢穴上，至有明显酸胀感即按住不动，坚持1分钟左右，就有便意，然后屏气，增加腹压，即可排便。

便秘“指针”疗法

以指代针，按压迎香穴，可有效治疗便秘，现将具体按压方法介绍如下：

根据中医经络学说的原理，迎香穴属手阳明大肠经。以手指按压该穴，可刺激到大肠，从而使大便畅通，润滑易行。按压迎香穴治疗便秘，方法简单，患者可以自己操作。可以在排便前时用双手各一指压迫迎香穴位(在鼻孔两侧凹陷处)，以适度的压力按压5～10分钟，直至局部出现酸痛感即可。

便秘运动按摩疗法

适当的运动锻炼可以，促进胃肠蠕动，加强腹肌收缩力和增加排便动力。因此早上起来可以慢跑、散步、做体操，如果实在没有时间，可以通过做半蹲动作锻炼腹肌张力，弥补运动不足。另外还可每天花费10分钟左右的时间来按摩，也可收到较显著的疗效。

揉腹：在床上取卧位，全身放松，两手手心叠放按住肚脐，先沿顺时针方向揉动100次，再沿逆时针方向揉动100次，揉时应保持用力适度，动作轻柔，呼吸自然。

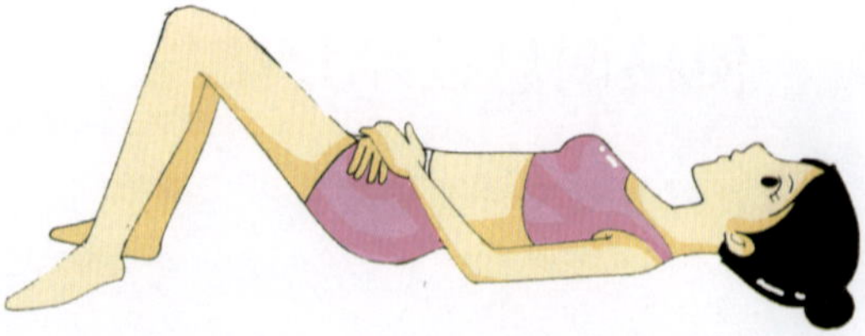

腹部按摩：在床上取卧位，双腿弯曲，腹肌放松，将一手掌放在肚脐正上方，用拇指以外的四指指腹，从右到左沿结肠走向轻轻按摩。当按摩至左下腹时，应适当加强按摩力度，以不感疼痛为宜，注意按压时呼气，放松时吸气，每次约按摩10分钟左右。揉腹和腹部按摩可随时进行，但一般选择晚上临睡前或早晨起床时，注意揉腹前应排空小便，不宜在过饱或过于饥饿的情况下按摩腹部。

指压相关穴位：可于大便未排出时，两手重叠在即肚脐周围，按顺逆时针方向各按摩15次，然后轻拍肚子15次。大便将出不出时，用右手食指压迫会阴穴(处可二阴之间中点)，便可助大便缓缓排出，注意要放松心情，千万不要焦虑。此外，坐在马桶上，平静心神，深呼吸，将注意力集中于肠，做提肛运动15次，这样也有助于顺利排便。

其他的重要穴位还有：气海穴(肚脐下1.5寸)，关元穴(肚脐下3寸)，曲骨穴(小腹耻骨联合上缘中点处)，长强穴(尾骨尖下0.5寸，于尾骨端与肛门中点取穴)。

便秘调息按摩疗法

便秘患者除了应注意饮食调理，多吃新鲜蔬菜、水果外，还应坚持进行腹部按摩，可调理肠胃，促进便意。下面介绍几种行之有效的促进便意的按摩方法，大家可以根据自己的具体情况选一两种，长期坚持锻炼有助于早日恢复健康。

1 腹式呼吸法

这种方法不讲究姿势、地点，行、立、坐、卧，随时都可练习。主要是通过腹部的起伏，达到直接按摩内脏的作用，增强胃肠的蠕动，促进胃肠的血液循环。方法：用力吸气，然后屏住呼吸4秒，此时身体会感到紧张，接着用8秒钟时间缓缓将气吐出。吐气宜长而慢，且不要中断。每日两次，每次10分钟。坚持一段时间，会感觉腹部发热，食欲增强，呼吸深而平顺，肠鸣音增强，大便通畅。

2 揉腹法

此法具有增进腹肌运动和肠蠕动的功能，可增强便意，有利于排便。揉腹法早晚各一次，分躺卧和站立两种方式进行。

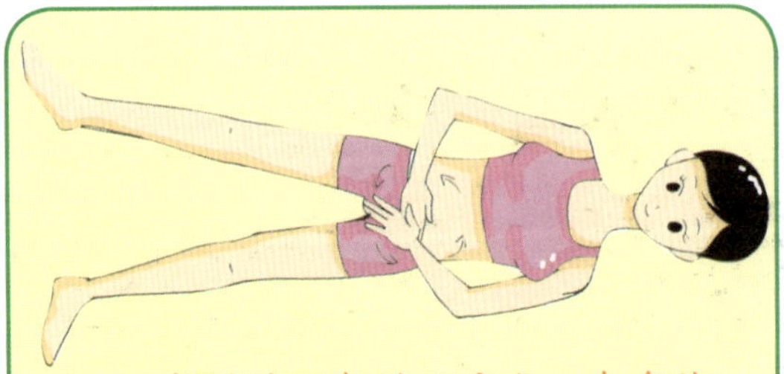

躺卧法：仰卧于床上，全身放松，两手叠放于肚脐，按顺时逆针方向各揉动腹部100次。

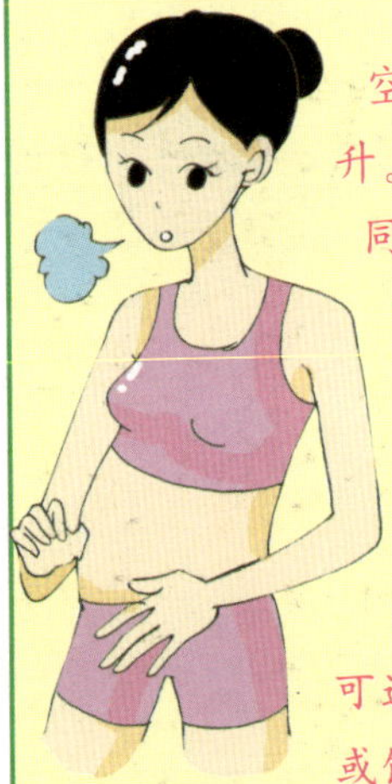

站立法：起床后排空小便，喝凉开水400毫升。站立，两脚距离与肩同宽，身体放松，左手掌放在右手背上，两手重叠，从右下腹开始，沿着大肠的走向按顺时针方向按摩36次。注意按摩时用力不可过大，不可在过分饥饿或饱餐后进行。

3 提肛运动

平卧或坐位时进行收缩肛门运动。这样可加强直肠运动，增强腹部及肛周肌肉的收缩力度，从而增强便意。这种方法既可与上述两种方法配合进行，亦可单独进行。

4 体操法

体操以腹部运动为主，分以下3节，每天可锻炼2～3次。

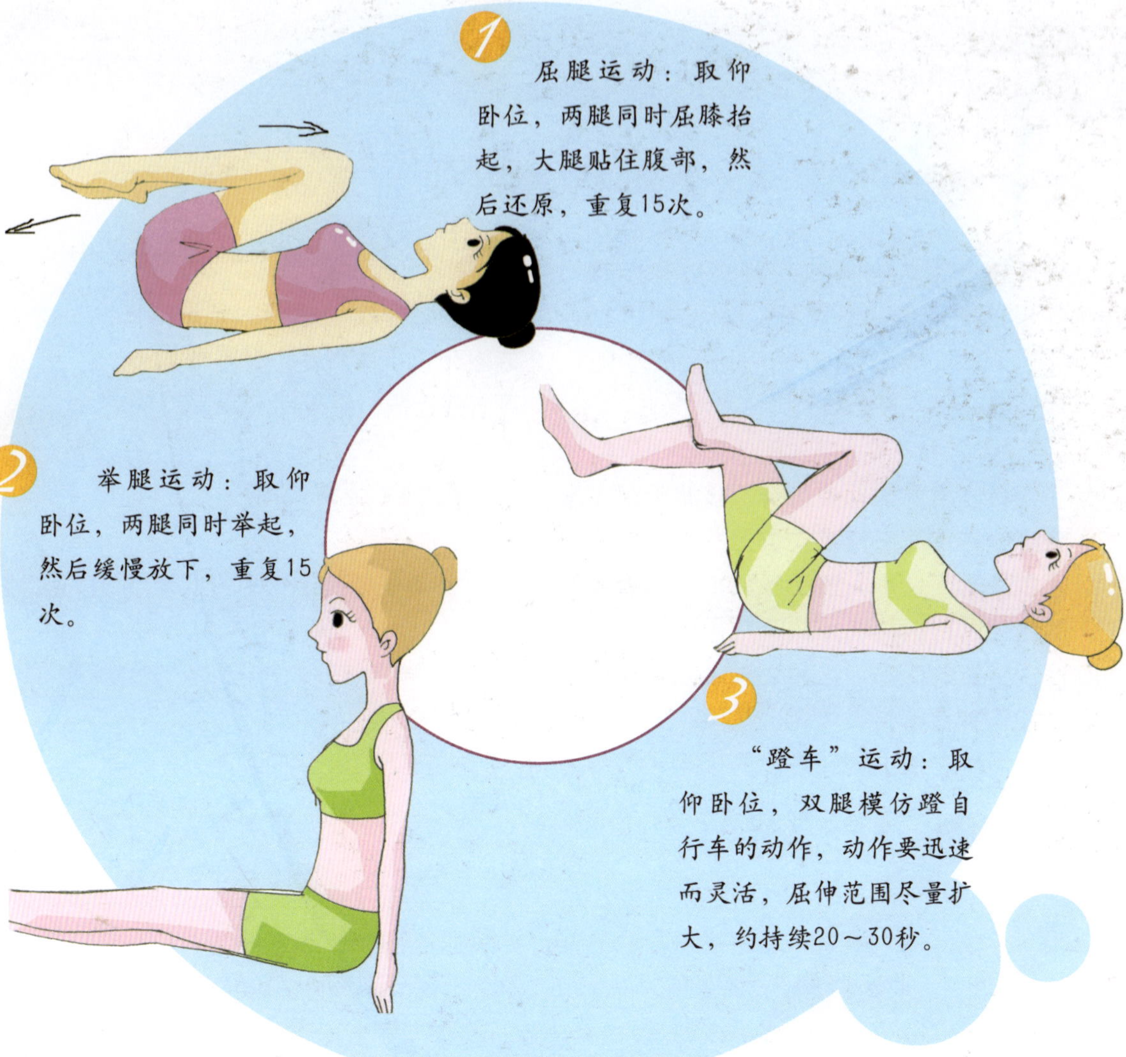

1 屈腿运动：取仰卧位，两腿同时屈膝抬起，大腿贴住腹部，然后还原，重复15次。

2 举腿运动：取仰卧位，两腿同时举起，然后缓慢放下，重复15次。

3 “蹬车”运动：取仰卧位，双腿模仿蹬自行车的动作，动作要迅速而灵活，屈伸范围尽量扩大，约持续20～30秒。

推拿疗法

tui na liao fa

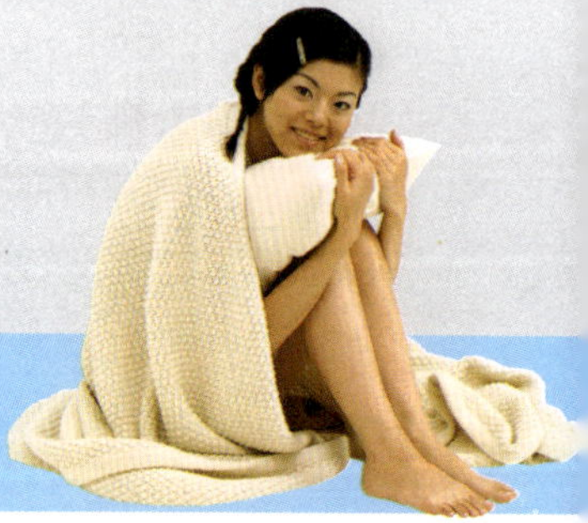

中医推拿治病有着非常悠久的历史，古代就有推拿医疗的活动。当人们因患病而感到疼痛时，用手按摩痛处，就会感到疼痛减轻或消失。

人们经过长期实践后，充分认识到了按摩的作用，并使之成为自觉的医疗活动，以后逐渐发展形成了中医的推拿学科。在临床上最常见的手法，可归纳为以下十六字诀："推，拿，按、摩，揉、擦、滚、搓，理、分、点、弹，摇、搬、抖、拍"。

推拿属中医外治范畴，按摩师是在患者身体特定的部位或穴位上做功，而这种功是按摩师运用各种手法、根据患者具体的病情，所做的有用功，它可以起到纠正解剖位置的作用。这种功也可以转换成各种能量并渗透到人体内，从而改善与其有关的系统功能，达到治病的效果。实践证明，推拿能够有效调理肠胃的功能，预防肠胃病的发生，现在介绍几种促进肠胃功能的推拿手法。

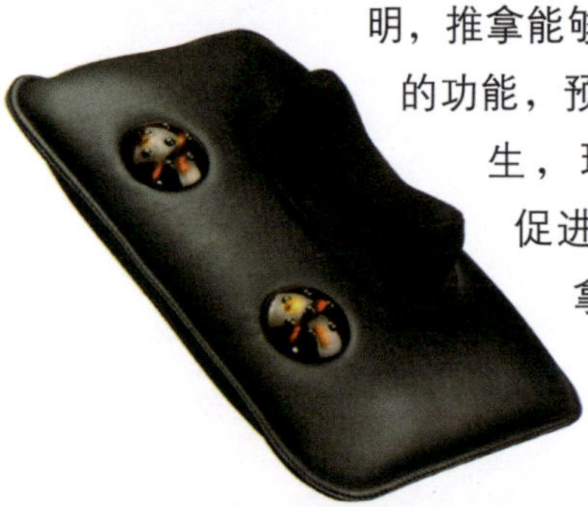

胃痛推拿疗法

1 揉按内关

左右手交替进行，用拇指揉按，定位转圈36次，胃痛发作时可增至200次。此法可解痉止痛，健胃行气。

2 点按足三里

以两手拇指端部点按足三里穴，平时点按36次，胃痛发作时可揉200次左右。操作手法可略重。

3 揉按腹部

两手交叉，男性右手在上，左手在下；女性左手在上，右手在下。以肚脐为中心揉按腹部划太极图，按顺时针方向分别划36圈。本法可增进食欲。

便秘推拿疗法(一)

便秘患者除了适当进行体育运动，以促进胃肠蠕动和增加排便动力外，还可采取一些简便省时的办法，即腹部推拿和腹部呼吸。通过这两种方式对肠胃产生压力，还能够让肌体因此变被动为主动地排除人体废物，排出容易引起衰老和疾病的毒素。

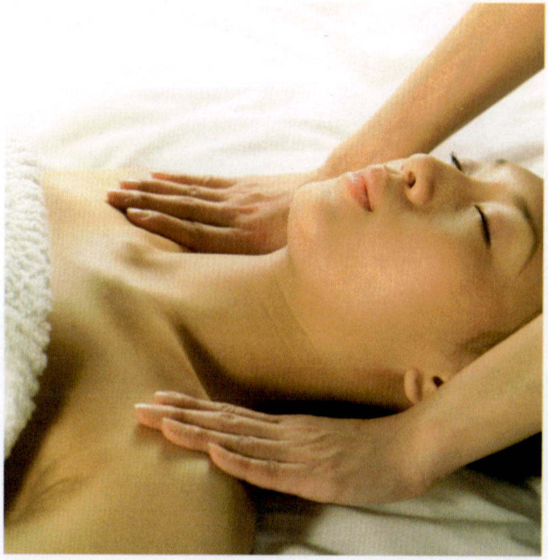

腹部推拿能改善肠胃功能、促进肠胃蠕动、有效防治便秘。推拿的最佳时间是晚上临睡上床后。具体手法如下：躺在床上，双腿弯曲，腹肌放松，一只手掌的掌心贴附肚脐，另一只手掌叠放在上面。用下面手掌拇指以外的四指指腹，沿顺时针方向以画陀螺的方式轻轻边按边摩擦，当按摩至左下腹时，应适当加强力度，以不感疼痛为度。再双手交换，按逆时针方向以同样的方式再推拿一遍。注意按压时呼气，放松时吸气，每次约持续10分钟左右。手法既要柔和、均匀，又要有一定的力度，但不要使劲往下按压，避免伤害体内脏器。腹部推拿要达到最佳效果，应在排空小便后，既不太饱又不太饿的情况下进行。

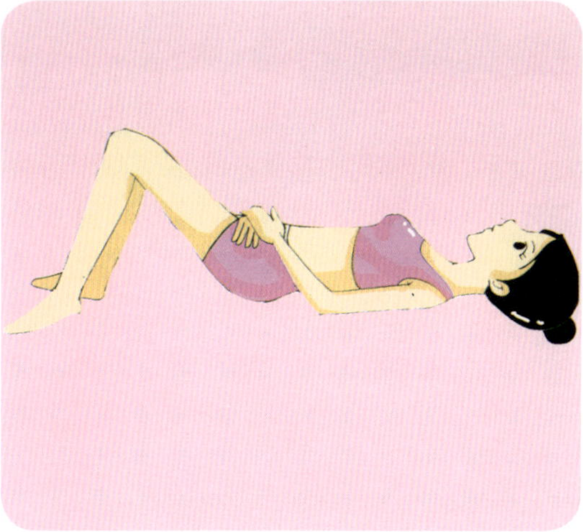

便秘推拿疗法(二)

穴位：中脘、天枢、大横、水道、足三里等。

现将具体操作方法介绍如下：

1 患者仰卧位

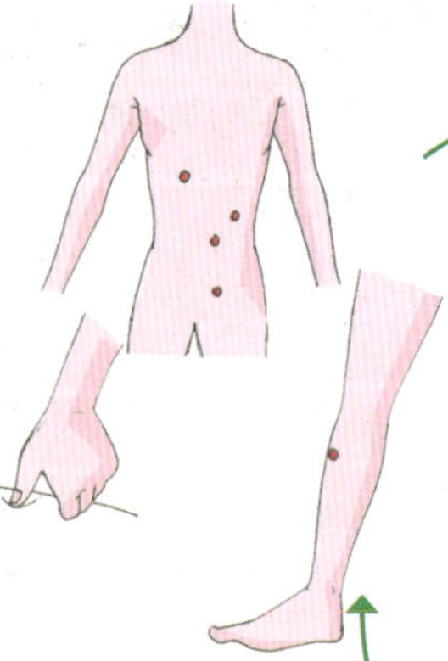

点按中脘、天枢、大横和左侧水道、足三里，每穴约点按半分钟。

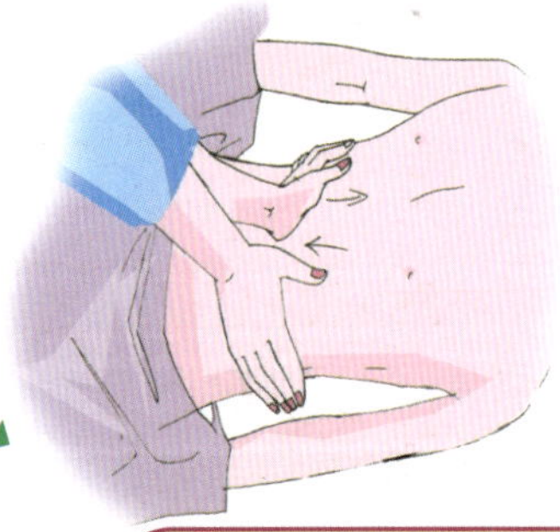

按摩法。医者两掌手指着力，从膻中穴开始一直按摩到肚脐下的关元穴，反复施术5～7次。然后左右交替进行，沿升、横、降结肠行经，约按摩5分钟。

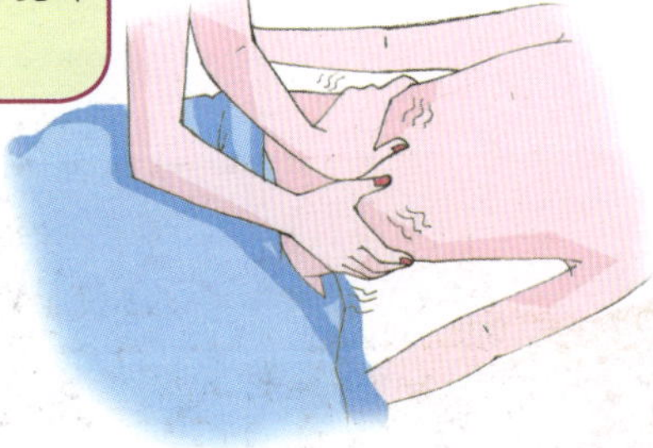

推拿法。医者以双手四指托起病人两侧之腹后壁，大拇指合拢于病人腹中。然后拿住腹直肌，左手从剑突下向下推拿至下腹部，右手自脐上向剑突方向作振颤动作，反复操作5～7次。

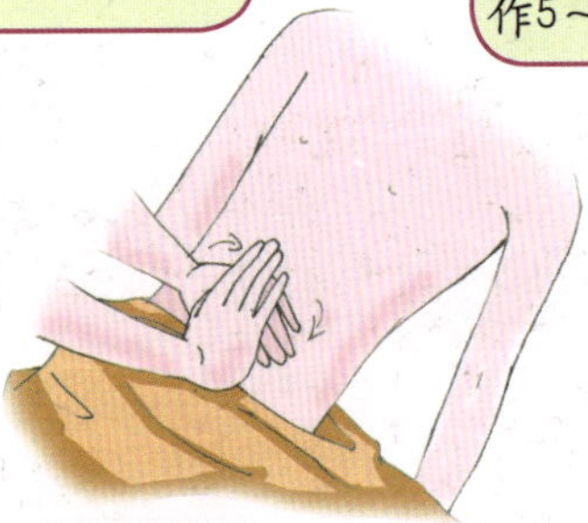

按揉法。医者左右手交替或重叠按揉左下腹部3分钟。手法要轻柔、和缓，用力要适度。

2 患者俯卧位

(1)推法。医者沿脊柱两侧膀胱经自肝俞穴开始至八髎穴，直推6次左右。

(2)擦法。医生左右手交替着力，在腰骶部八髎穴处不停地摩擦，以皮肤微红、局部发热为宜。

注意事项：

(1)先要针对病因采取具体措施，如多食粗粮、蔬菜，改变饮食习惯；养成定时排便的习惯；加强体育锻炼等。

(2)注意受肿瘤影响造成的便秘，不属经穴按摩范围。

名家诊答

推腹法治慢性病有奇效

推腹，顾名思义就是推肚子，用手指、手掌、拳头皆可，由心窝向下推到小腹，但是千万不要因其简单而忽略它。

一般来说，所有的慢性病都可以在腹部找到相应的阻滞点。这也意味着，一切慢性病都可以在腹部找到对应的蛛丝马迹，由此，当慢性病难以治愈，又查不出具体病因、不知如何治疗的时候，就可以去寻找这个对应的腹部阻滞点(也许是一个痛点，也许是一个硬块，也许是一个“气团”，也许是一个“水槽”)吧，只要把它推开揉散，就会发现病情也会随之发生好转。

如果你并没有患上什么慢性病，但却在腹部某个部位发现有阻滞点，就一定要趁早将它揉开推散，因为那必是个隐患。

每天早上起床时要推一次，晚上临睡前推一次，平常有空时也可以时常推推。有人一推就会打嗝放屁，那意味着清气上升、浊气下降，效果最好；有人腹中会发出咕咕的水声，这是推动了腹中沉积多日的浊水，这种浊水如果不及早排出，循经上头则头痛眩晕，滞塞毛孔则引发皮炎，逢脾虚则腹泻，遇肝火则化痰，贻害无穷，必须及早清除。

正所谓“胃不和则寝不安”，肚子不舒服就别想睡踏实觉。有人长期睡眠不好，或容易惊醒，或噩梦不断，或辗转难眠，只能靠服用安眠药来帮助入睡，真是痛苦不堪。发生这种情况可以赶紧推推肚子，会很容易找到阻滞点，然后仔细地将它揉开推散，坚持下去，就可以有效摆脱失眠困扰。

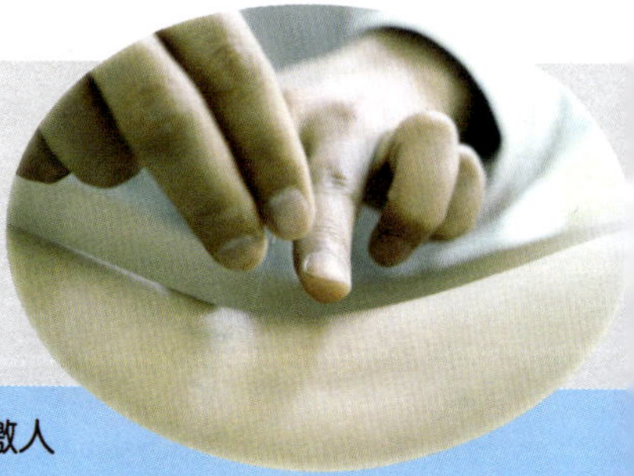

针灸疗法

zhen jiu liao fa

针灸疗法源于中医。它通过针刺、艾灸、激光、按摩、电刺激等方式刺激人体穴位，促进机体的“气”在经络中循环、流动，从而促进机体早日恢复健康。

传统的中医针灸疗法在治疗疾病中尚须在阴阳、五行、辨证施治、针灸经络等中医理论指导下进行。实践证明，针灸能够有效地治疗肠胃病，现在介绍几种能有效改善肠胃功能的针灸手法。

胃炎的针灸疗法

胃炎分为急性、慢性两类。临床上以痞满、胃脘痛、呕吐为主要表现症状。属中医学“胃痛”、“呕吐”、“痞满”范畴。

辨证治疗：

主穴：足三里、内关。

1 胃阴亏虚

选穴：中脘、三阴交、内庭。

方法：针灸。

2 脾胃虚寒

选穴：脾俞、胃俞、中脘、足三里。

方法：针灸。

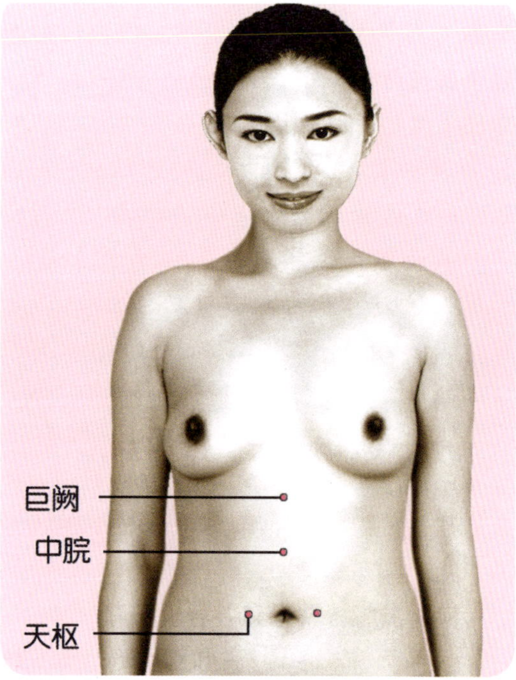

3 湿热中阻

选穴：内庭、厉兑、阴陵泉、三阴交。

方法：针灸。

4 肝气犯胃

选穴：期门、阳陵泉。

方法：针灸。

5 饮食停滞

选穴：中脘、天枢。

方法：针灸。

6 寒邪凝滞

选穴：中脘、梁丘。

方法：针灸。

7 其他疗法

耳穴贴压：胃、交感、肝、脾、神门。

皮肤针：取第6～12胸椎两侧足太阳经背俞穴，足阳明胃经及上腹部任脉。自上向下依次叩打，急性胃炎宜用力叩打至皮肤隐隐出血为度；慢性胃炎手法较轻，叩打至皮肤潮红即可。每日或隔日一治疗次。

消化性溃疡的针灸疗法

本病以上腹痛、呕吐、吐酸为主要表现症状。属于中医学“胃脘痛”、“呕吐”、“吞酸”范畴。

1 胃阴亏虚

选穴：脾俞、三阴交、内关。

方法：针灸。

2 肝气犯胃

选穴：期门、公孙、内关。

方法：针灸。

3 肝胃郁热

选穴：肝俞、太冲、内庭。

方法：针灸。

4 脾胃虚寒

选穴：脾俞、中脘、关元(灸)。

方法：针灸。

5 其他疗法

耳穴贴压：胃、脾、神门、交感、内分泌、皮质下。

皮肤针：取第7～12胸椎两侧的夹脊穴，足太阳经背俞穴，足阳明胃经，上腹部任脉。自上向下依次叩打，至皮肤潮红为度。

慢性胃炎的针灸疗法

慢性胃炎是指由不同病因引起的各种胃黏膜的慢性炎症性改变，是一种常见的胃部疾病。一般认为多由脾胃受损，气机不畅，升降失调而致。根据临床表现，本病归属于中医学之胃脘痛、吞酸、痞满、嘈杂等病证中。中医治疗本病，疗效明显，尤其是对慢性萎缩性胃炎的治疗，疗效明显优于西医疗法。

选穴：上脘、脾俞、膈俞、建里、足三里；再选胃俞、肝俞、中脘、下脘、足三里。火针及毫针取穴相同；配穴：胃阴不足加三阴交，肝胃不和加期门，脾胃虚弱加章门，恶心、胸闷加内关。

方法：取坐位或卧位，选穴进行并常规消毒。然后以右手拇指持细火针针柄，左手持酒精灯并将其靠近穴位。将针于火上烧红至白亮，迅速将针刺入穴内(可根据病人的胖瘦情况、具体部位来确定角度

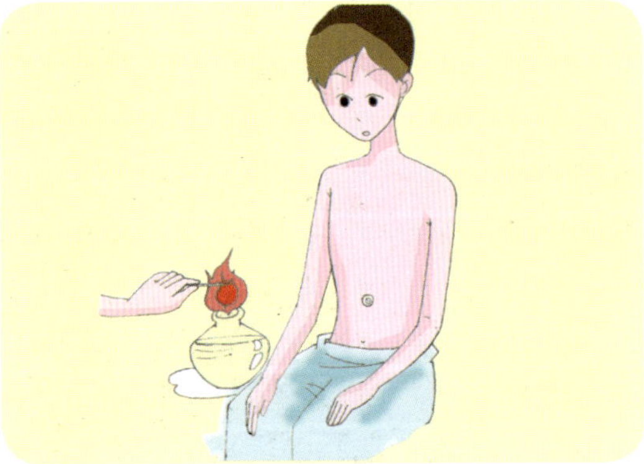

和深度，可灵活采用直刺、点刺和斜刺和法，约刺入0.5～1寸)，并迅速刻敏捷出针(进出针靠腕力控制，时间约半秒)，随即用消毒干棉球按压针孔。两组主穴交替使用，背俞穴和相应类俞穴交替使用，其他穴两侧交替使用。毫针组采用常规针刺，施平补平泻法，留针30分钟，中间行针2次。两组均隔日治疗1次，10次为1疗程两个，疗程间隔10天。第4个疗程前应进行复查。

肠痈的针灸疗法

1 针　灸

选穴：阑尾、足三里、曲池、天枢。

方法：以手足阳明经穴为主。毫针刺用泻法，留针时间30分钟左右，一般每日针刺1～2次，重证可每隔4小时针刺1次。通过治疗可调节手足阳明经穴的经气，调

整阳明腑气，达到清热止痛，散淤消肿之效。根据“合治内府”的原则，取胃经之合穴足三里以疏导足阳明经腑气，曲池为大肠经合穴，泻之以疏泄肠中热邪，取大肠之募穴天枢，以通调肠腑之气机。阑尾为治疗阑尾炎之有效穴，且分布于胃经，可通泻肠腑之积热。

2 水 针

选穴：阑尾穴腹部压痛点。

方法：用10%葡萄糖注射液2～5毫升，注射深度2厘米左右，每日注射一次。

3 耳 针

选穴：大肠、下脚端、阑尾、神门。

方法：间歇捻针，留针2～3小时。

消化性溃疡的针灸疗法

1 针刺疗法

选穴：肝俞、脾俞、第9、10、11夹脊穴、中脘、内关、足三里。

方法：每次取3～4个穴位，中等刺激，每日治疗1次。

2 温针疗法

选穴：脾俞、大肠俞、肝俞、胃俞、梁门、中脘、足三里。

方法：用隔姜温针法。

3 耳针疗法

选穴：口、胃及十二指肠、皮质下、神门、三焦、脾、肝、膈。

方法：用毫针或电针法，每次约取4个个穴位，每日治疗1次，留针1小时。

寒秘型便秘的针灸疗法

选穴：关元、天枢、三阴交。

方法：取足太阴经穴、任脉，用补法。

热秘型便秘的针刺疗法

选穴：天枢、大肠俞、合谷、内庭。

方法：取手足阳明经穴，用泻法。

虚秘型便秘的针灸疗法

选穴：胃俞、脾俞、足三里。

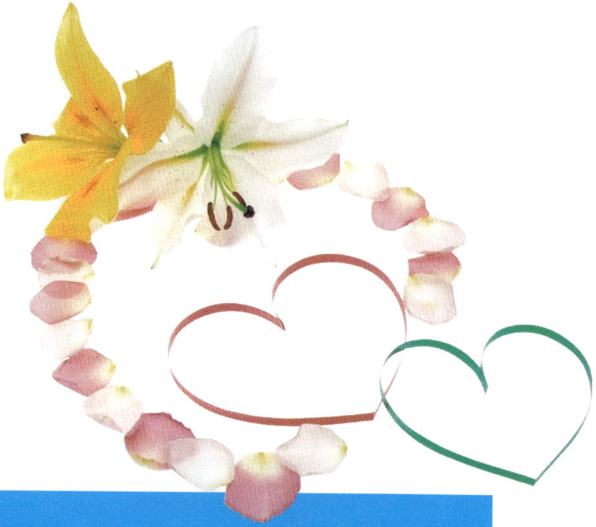

方法：取背俞穴及足阳明经穴，用补法。

实秘型便秘的针灸疗法

选穴：内庭、阳溪、大肠俞。
方法：取背俞穴及手足阳明经穴，用泻法。

Jian kang bao dian
健★康★宝★典

春天养胃需遵循哪些原则

中医认为，春季属“木”，相对应于人体则属“肝”。春季万物复苏，欣欣向荣，如肝气不舒，郁结不达，气机不畅，则可能出现胃痛等症状。春天是胃病——包括胃、十二指肠溃疡、肝硬化等疾病伴消化道出血的高发季节。

胃病患者在这个季节一定要格外注意，预防胃病的发作。

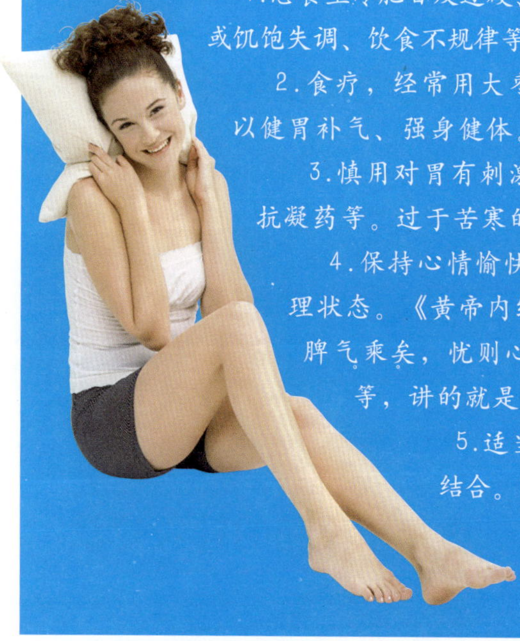

1.忌食生冷肥甘及过硬、粗糙、酸、辛辣等刺激性食物，避免暴饮暴食或饥饱失调、饮食不规律等不良习惯。

2.食疗，经常用大枣、山药、薏苡仁、茯苓、芡实等煮粥饮，可以健胃补气、强身健体。

3.慎用对胃有刺激的药物，如激素、阿司匹林、保泰松、某些抗凝药等。过于苦寒的药物如龙胆草、苦参、黄连等也要慎用。

4.保持心情愉快、乐观，避免抑郁、焦虑、生气等情绪及心理状态。《黄帝内经》里“怒则肝气乘矣，悲则肺气乘矣，恐则脾气乘矣，忧则心气乘矣”、“怒则气逆，甚则呕血及飧泄”等，讲的就是因情志失调而发病。

5.适当锻炼身体，增强体质，日常生活中要注意劳逸结合。

6.忌烟酒。

艾灸疗法

ai jiu liao fa

艾灸疗法是使用艾绒制成的艾炷、艾卷，点燃后，在身体相应的穴位上施行熏灸，以温热性刺激，通过经络俞穴的作用，达到防治疾病目的的一种方法。

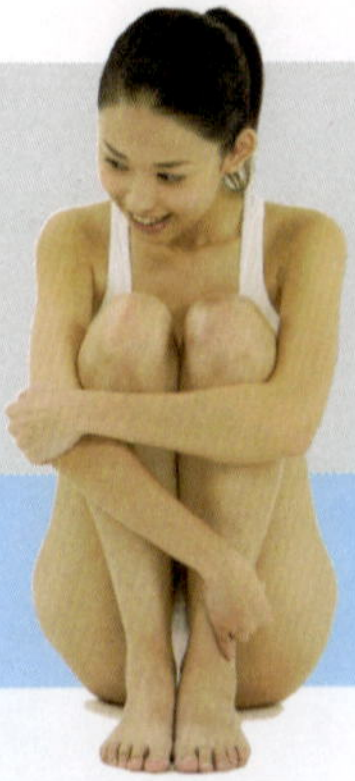

艾条的制作方法

艾灸疗法的主要材料为艾绒，艾绒是由艾叶加工而成。选用向阳处5月份长成的野生艾叶，风干后在室内放置1年后使用，即称为陈年熟艾。

取陈年熟艾去掉杂质粗梗，碾碎后过筛，然后去掉尖屑，取白纤丝再行碾轧成

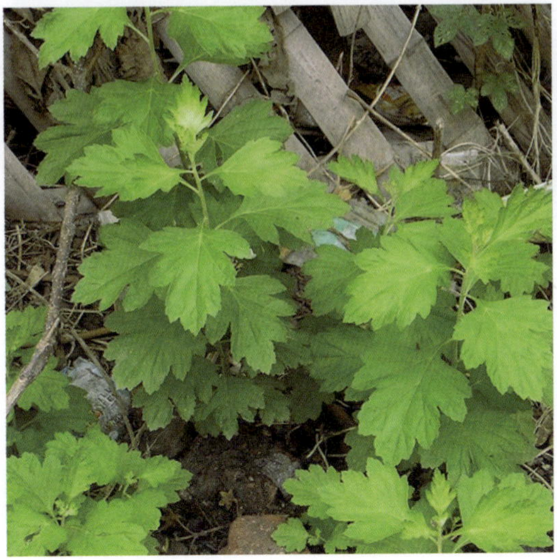

绒。也可将新鲜艾叶充分晒干后，多碾轧几次，至其揉烂如棉即成艾绒。

1 艾炷的制作

将适量艾绒放在平底瓷盘内，用拇食、中指捏成圆柱状即制成艾炷。艾绒捏得越紧实越好，艾炷可根据需要制成拇指大、蚕豆大、麦粒大3种，分别称为大、中、小艾炷。

2 艾卷的制作

将适量艾绒用双手捏压成长条状，软硬要适度，以炭燃为宜，然后将其置于长约25厘米、宽约5.5厘米的纯棉纸或桑皮纸上，搓卷成圆柱形，接着用糨糊将纸边粘合，两端纸头压实，即制成长约20厘米、直径约1.5厘米的艾卷。

3 间隔物的制作

在间隔灸时，需要选用不同的间隔物，如蒜泥、蒜片、鲜姜片、药瓶等。在施灸前均应准备好。鲜姜、蒜洗净后切成约2～3毫米厚的薄片，并在蒜片、姜片中间用细针或毫针刺成筛孔状，以利灸治时通气导热。蒜、葱、姜等均应将其洗净后捣烂成泥。药瓶则应选择适当药物捣碎碾轧成粉末后，用蜂蜜、姜汁或黄酒等调和后塑成薄饼状，注意应在中间刺出筛孔后再使用。

艾灸的操作方法

直接灸

指将大小适宜的艾炷，直接放在皮肤上施灸。若不使皮肤烧伤化脓，不留瘢痕者，称为无瘢痕灸。若施灸时需将皮肤烧伤化脓，愈后留有瘢痕者，称为瘢痕灸。

1 瘢痕灸

又名化脓灸。施灸时先在所灸俞穴部位涂上少量的蒜汁，以增强黏附和刺激作用，然后将大小适宜的艾炷放在俞穴上，用火点燃艾炷施灸。每壮艾炷必须燃尽并除去灰烬后，方可继续易炷再灸，直至规定壮数灸完为止。施灸时由于火烧灼皮肤，因此会非常疼痛，此时可轻轻拍打施灸俞穴周围，以便缓解疼痛。在正常情况下，灸后7天左右，施灸部位化脓形成灸疮，40天左右，灸疮会自行痊愈，结痂脱落后而留下瘢痕。临床上常用于治疗肺结核、哮喘、瘰疬等慢性疾病。

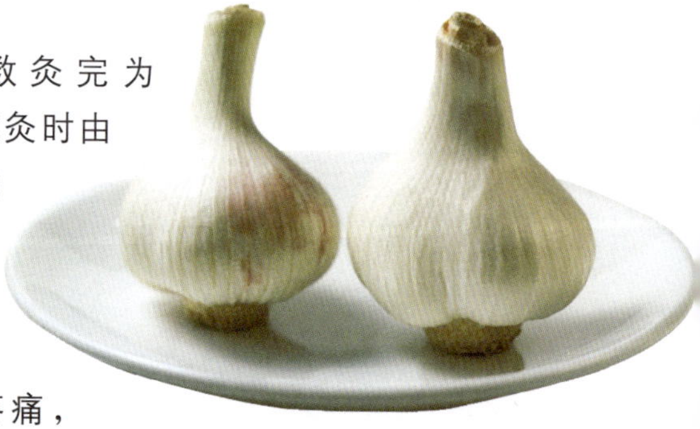

2 无瘢痕灸

施灸时先在所灸俞穴部位涂上少量的凡士林，以使艾炷便于黏附，然后将大小适宜的艾炷，放在俞穴上点燃施灸，当灸炷燃剩3/5或1/4而患者微微感到灼痛时，即可易炷再灸。若用麦粒大的艾炷施灸，当患者感到灼痛时，医者可用镊子柄熄灭艾炷，然后继续易位再灸，直到按规定壮数灸完为止。一般应灸至局部皮肤红晕而不起泡为度。因其皮肤无灼伤，故灸后，不留瘢痕，不化脓。一般虚寒性疾病，均可用采此法。

间接灸

是指用药物隔开艾炷与施灸俞穴部位的皮肤，然后再施灸的方法。如隔蒜灸、隔盐灸、隔姜灸等。

1 隔姜灸

是指把鲜姜切成直径约2～3厘米、厚约0.2～0.3厘米的薄片，中间用针刺出数孔，然后将姜片放在应灸的俞穴部位或患处，再把艾炷放在姜片上点燃施灸。艾炷燃尽之后再易炷施灸。应灸完所规定的壮数，以皮肤红润而不起泡为度。常用于因寒冷导致的腹痛、呕吐、及风寒痹痛等症。

2 隔蒜灸

将新鲜大蒜头，切成厚0.2～0.3厘米的薄片，中间用针刺出数孔，然后放在应灸俞穴或患处，然后将艾炷放在蒜片上，点燃施灸。待艾炷燃尽之后，易炷再灸，直至灸完规定的壮数。此法多用于治疗，肺结核及初起的肿疡等症。

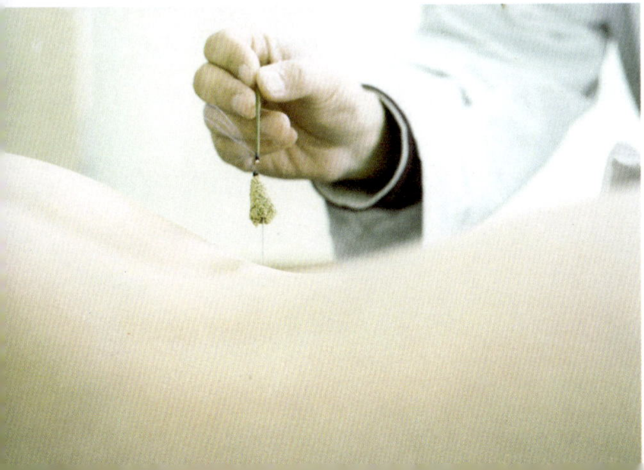

3 隔盐灸

用纯净的食盐填敷肚脐，或在盐上再放置一薄姜片，上置大艾炷施灸。多用于治疗伤寒阴证或吐泻并作等。

4 隔附子饼灸

是指将附子研成粉末，用酒调和做成直径约3厘米、厚约0.8厘米的附子饼，中间用针刺出数孔，放在应灸俞穴或患处，上面再放艾炷施灸，直到灸完所规定壮数为止。可用于治疗命门火衰而致的阳痿、早泄或疮疡溃烂不敛等症。

艾条灸

取纯净细软的艾绒24克，平铺在长26厘米、宽20厘米的细草纸上，将其卷成圆柱形直径约1.5厘米的艾卷，要求卷紧，外裹以质地疏松柔软而坚韧的桑皮纸，用胶水或浆糊封口而成。也可在每条艾绒中渗入丁香、肉桂、独活、细辛、白芷、雄黄各等份的细末6克，则成为药条。施灸的方法分雀啄灸和温和灸。

1 雀啄灸

施灸时，艾条点燃的一端与施灸部位的皮肤不固定在一定距离，像鸟雀啄食一样，一上一下活动地施灸。另外也可均匀地上下或左右移动或反复地施灸。

2 温和灸

施灸时将艾条的一端点燃，对准相应的俞穴部位或患处，约距皮肤2.5厘米左右进行熏烤。熏烤以患者局部有温热感而无灼痛感为宜，一般每处灸6分钟左右，以皮肤红晕为度。对于局部知觉迟钝、晕厥的患者，医者可将食、中二指分开，置于施灸部位的两侧，这样医者便可以测知患者局部的受热程度，以便及时调节施灸的距离和防止烫伤。

温针灸

是指针刺与艾灸结合应用的一种疗法，适用于既需要留针而又适宜用艾灸的病症。操作时，将针刺入俞穴得气后，给予适当补泻手法而留针，然后将纯净细软的艾绒黏附在针尾上，或将一段长约2厘米的艾条，插在针柄上，点燃施灸。待艾绒或艾条烧完后，除去灰烬，取出针即可。

温灸器灸

灸时使用金属特制的一种圆筒灸具，故又称温筒灸。其筒底有尖有平，筒内套有小筒，小筒四周有孔。施灸时，将艾绒（可以掺加药物）装入温灸器的小筒，点燃后，将温灸器的盖子扣好，即可置于相应俞穴或应灸部位熨灸，直到所灸部位的皮肤变得红润为止。有温中散寒，调节气血的作用。

禁忌证与注意事项

1 禁忌证

（1）器质性心脏病伴心功能不全，精神分裂症，孕妇的腹部、腰骶部，均不宜施灸。

（2）凡属实热证或邪热内炽、阴虚发热等证，如高热、高血压危象、肺结核晚期、呕吐、大量咯血、严重贫血、急性传染性疾病、皮肤痈疽疔疖并伴有发热者，均不宜使用本疗法。

（3）颜面部、颈部及大血管走行的体表区域、黏膜附近，均不得施灸。

2 注意事项

（1）施灸前要告知患者针灸的具体方法及疗程，尤其是瘢痕灸，一定要取得患者的同意与合作。瘢痕灸后，局部宜保持清洁，必要时要贴敷料，每天换药1次，直至结痂为止。在施灸前，要将所选穴位用温水或酒精棉球擦洗干净，灸后注意保持局部皮肤适当温度，防止因受凉而影响疗效。

（2）除瘢痕灸外，在施灸过程中，还要注意防止艾火灼伤皮肤，尤其年幼患者更多加要注意。如有起泡时，可用酒精消毒后，用毫针将水泡挑破，再涂上龙胆紫即可。

（3）施灸时注意安全使用火种，避免烧坏被褥、衣服等物。

（4）偶有灸后身体不适者，如出现全身发热、头昏、烦躁等症状，可嘱咐患者适当活动身体，饮少量温开水，或针刺后溪、合谷等穴位，可使不适症状迅速得以缓解。

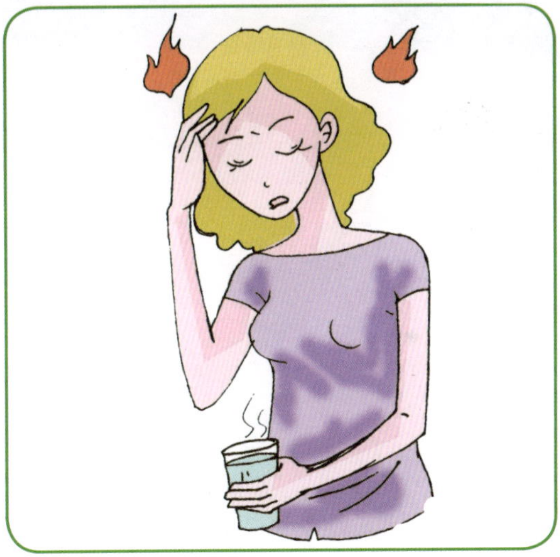

肠胃病的艾灸疗法

1 慢性胃炎

穴位：脾俞、内关、中脘、足三里。

操作步骤：每次选2～3个穴，用艾条温和灸，每次15分钟，每天1～2次，10次为1个疗程。

2 胃、十二指肠球部溃疡

穴位：胃俞、内关、中脘、足三里。

操作步骤：每次选穴2～3个，用艾条温和灸，每次20分钟，每天1～2次。或用生姜片隔姜灸，每穴灸6壮左右，每天1～2次，10次为1个疗程。

3 急性胃肠炎

穴位：神阙、天枢、关元。

操作步骤：将1块0.3厘米厚的姜片放在肚脐上，取艾炷隔姜灸6壮左右；再取大艾炷灸天枢、关元6壮左右，或用小艾炷灸25壮左右。

穴位埋线疗法

xue wei mai xian liao fa

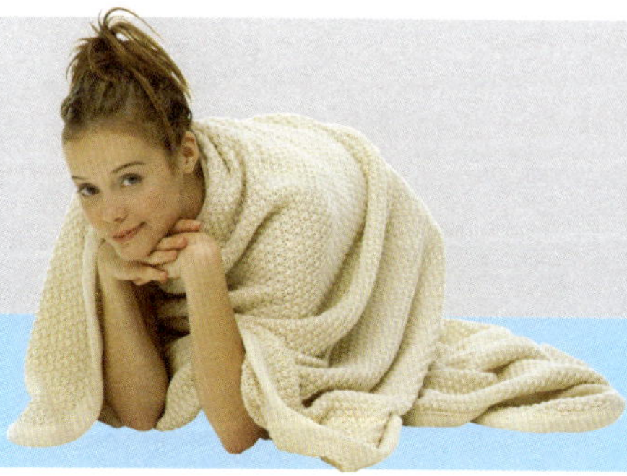

穴位埋线疗法是指将羊肠线埋入穴位，利用羊肠线对穴位的持续刺激作用治疗疾病的方法。

穴位埋线疗法多用于遗尿、腹泻、胃痛、面瘫、腰腿痛、癫痫、痿证以及脊髓灰质炎后遗症、神经官能症等。也可用于治疗便秘，慢性胃炎等肠胃疾病。

器材和穴位选择

皮肤消毒用品、剪刀、消毒纱布及敷料、洞巾、注射器、镊子、埋线针或腰椎穿刺针(将针芯前端磨平)、持针器、铬制羊肠线、0.5%～1%盐酸普鲁卡因等。埋线针是特制的金属钩针，长约12～15厘米，针尖呈三角形，底部有一缺口。如用切开法需备三角缝针、尖头手术刀片、手术刀柄等。

埋线多选肌肉比较丰满的部位的穴位，经常选用背腰部及腹部穴。如胃病取胃俞、脾俞、中脘，哮喘取肺俞等。选穴原则与针刺疗法相同。但取穴要精简，每次埋线1～3穴，可间隔3周左右治疗一次。

穴位埋线的操作方法

1 穿刺针埋线法

对局部皮肤进行常规消毒，镊取一段约1.5厘米长已消毒的羊肠线，放在腰椎穿

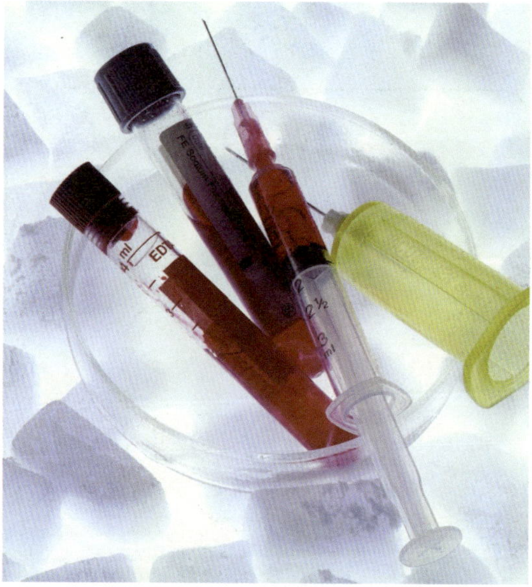

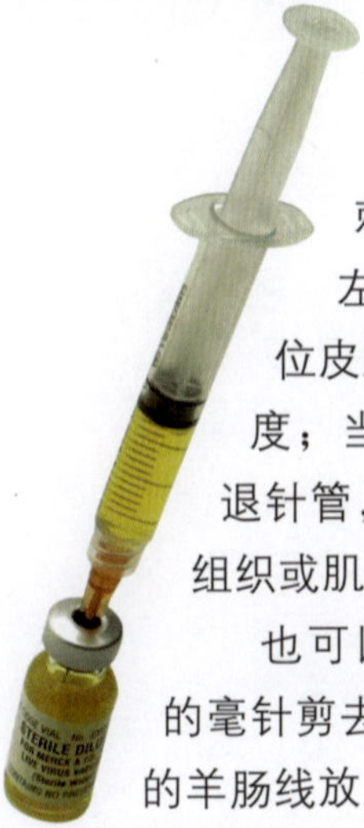

刺针针管的前端，后接针芯，左手拇食指绷紧或捏起进针部位皮肤，右手持针刺入到所需的深度；当出现针感后，边推针芯，边退针管，将羊肠线埋植在穴位的皮下组织或肌层内，针孔处覆盖消毒纱布。

也可以注射针针头为套管，2寸长的毫针剪去针尖作针芯，将长约1.5厘米的羊肠线放入针头内埋入穴位，操作方法如上。

局部皮肤消毒后，用特制的埋线针埋线，以0.5%～1%盐酸普鲁卡因作浸润麻醉，剪取长约1厘米羊肠线一段，套在埋线针尖缺口上，两端用血管钳夹住。右手持针，左手持钳，针尖缺口向下以15～40度方向刺入，当针头缺口进入皮内后，左手便松开血管钳，右手持续进针直至肠线头完全埋入皮下，再进针0.5厘米，随后退出针，用棉球或纱布压迫针孔片刻，再敷盖上纱布以保护创口。

2 切开埋线法

在选定的穴位上用0.5%盐酸普鲁卡因作浸润麻醉，用刀尖刺开皮肤(0.5～1.0厘米)，先将血管钳探到穴位深处，经过浅筋膜达肌层探查敏感点，按摩数秒钟，休息1～2秒。然后将4～5根0.5～1.0厘米长的羊肠线埋于肌层内。羊肠线不能埋在脂肪层或埋得过浅，以防造成不易吸收或感染。切口处用丝线缝合，再覆盖上消毒纱布，约6天后拆去丝线。

3 三角针埋线法

在距离穴位两侧约1.5厘米处，用龙胆紫做好进出针点的标记。皮肤消毒后，在标记处用0.5%～1%的盐酸普鲁卡因作皮内麻醉，用持针器夹住带羊肠线的皮肤缝合针，从一侧局部麻醉点刺入，穿过穴位下方的肌层或皮下组织，从对侧局部麻醉点穿出，捏起两针孔之间的皮肤，紧贴皮肤剪断两端线头，放松皮肤，轻轻按揉便于肠线完全埋入皮下组织内。敷盖纱布3～5天。

每次可选用2个左右的穴位，一般25天左右埋线一次。

穴位埋线的注意事项

(1)埋线最好埋在肌肉与皮下组织之间，肌肉丰满的地方可埋入肌层，应避免羊肠线暴露在皮肤外面。

(2)严格无菌操作，防止感染。三角针埋线时操作要

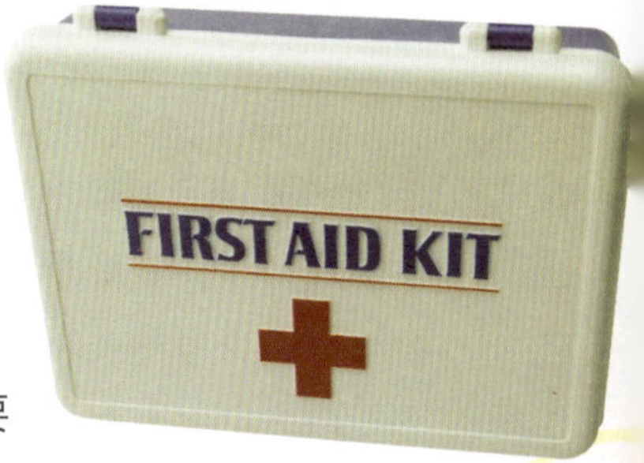

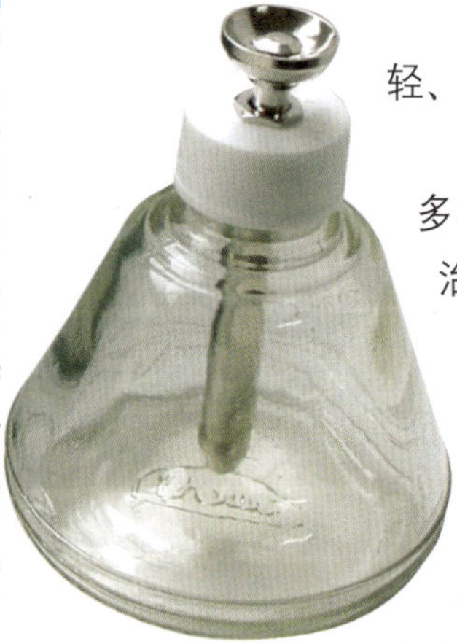

轻、准，避免出现断针。

(3)在一个穴位上作多次治疗时应偏离前次治疗的部位。

(4)根据不同部位，掌握埋线的深度，不要伤及内脏、神经和大血管(不要直接结扎神经和血管)，以免导致疼痛功能障碍。

(5)皮肤局部有溃疡或感染不宜埋线。肺结核活动期、骨结核、严重心脏病或妊娠期等均不宜使用本法。

(6)羊肠线用剩后，可用新洁尔灭处理，或浸泡在70%酒精中，临用时再用生理盐水浸泡。

(7)注意术后反应，出现异常反应时应及时处理。

术后反应

1 正常反应

由于刺激损伤及羊肠线刺激，在治疗后1～5天，局部可出现红肿、痛热等无菌性炎症反应。少数病例反应较剧烈，切口处有少量渗出液，这属于正常现象，一般情况下不需要处理。若渗出液较多凸出于皮肤表面时，可将乳白色渗出液挤出，用70%酒精棉球擦去，覆盖消毒纱布。施术后患肢局部温度也会升高，可持续5天左右。少数病人可有全身反应，即埋线后4～24小时内体温上升，一般约保持在38摄氏度左右，局部一般没有感染现象，持续3天左右体温恢复正常。埋线后还可能出现中性多形核细胞计数及白细胞总数升高现象，应注意观察。

2 异常反应

(1)神经损伤。如运动神经损伤，会出现所支配的肌肉群瘫痪；感觉神经损伤，会出现神经分布区皮肤感觉障碍；如坐骨神经、腓神经损伤，会引起足下垂等症状。如发生此种现象，应及时抽出羊肠线，并给予适当处理。

(2)少数病人因治疗中无菌操作不严或伤口保护不好，以致造成感染。一般在治疗3～4天后出现疼痛加剧、局部红肿，并可能伴有发烧。这时应给予局部热敷及抗感染处理。

(3)个别病人由于对羊肠线过敏，治疗后出现局部红肿、

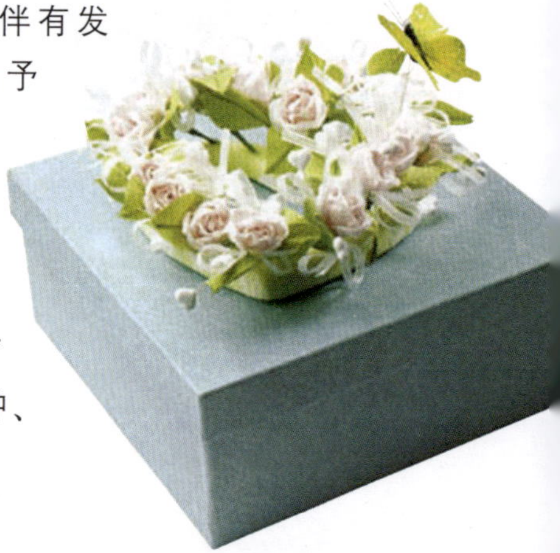

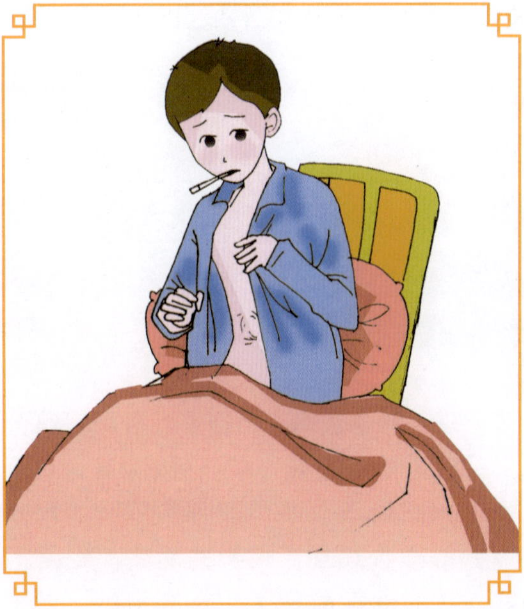

发热、瘙痒等反应，甚至会出现羊肠线溢出，切口处脂肪液化，所以应适当作抗过敏处理。

穴位埋线疗法因其见效快，痛苦少，无毒副作用，因此受到广大患者的热烈欢迎。本疗法10～15天进行1次，4次为1疗程，可治疗便秘慢性胃炎、胃溃疡、十二指肠溃疡、慢性肠炎、结肠炎等。现在具体介绍一下便秘、慢性胃炎的穴位埋线疗法。

便秘的穴位埋线疗法

取穴：大肠俞、上巨虚、天枢；配穴：足三里、三阴交。

方法：通过腰椎穿刺针将2厘米长的羊肠线垂直置入上述诸穴中，每隔20天左右可重复埋线一次。

慢性胃炎的穴位埋线疗法

取穴：胃俞、中脘、足三里。

方法：消毒：①穴位区域常规皮肤消毒，铺孔巾；②麻醉：0.5%普鲁卡因或1%利多卡因局部麻醉；③埋线：用刀片将穴位作0.5～1.0厘米纵行切口，用蚊式钳分离至筋膜下，将2～3根0.5厘米长的羊肠线(酒精浸泡)置入筋膜处，缝合皮肤，加压包扎；④拆线：1个星期后拆线；⑤疗程：两个疗程之间间隔2个月左右，做2～3次，治疗期间可停用药物。

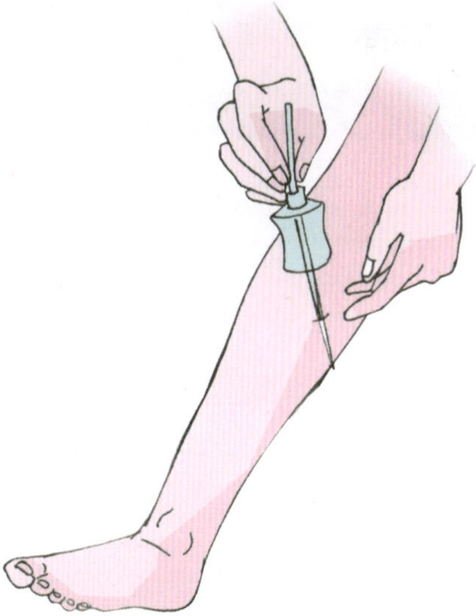

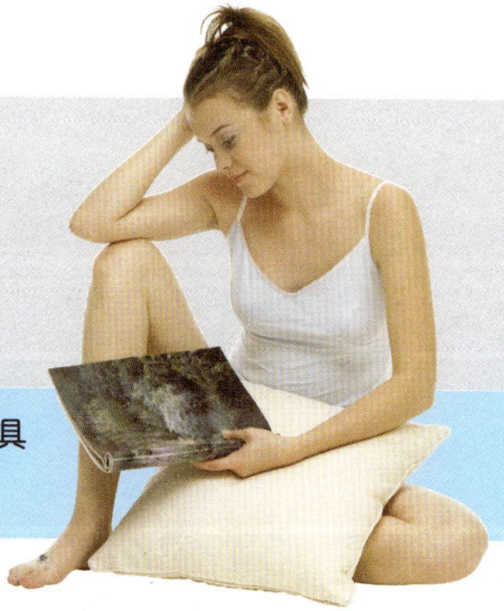

刮痧疗法

gua sha liao fa

刮痧是传统的自然疗法之一，它是以中医皮部理论为基础，用刮痧器具在皮肤相关部位刮拭，以达到活血化淤、疏通经络、预防疾病之目的。

刮痧疗法简介

明代郭志邃著有《痧胀玉衡》一书，完整地记录了一百多种痧症。近代医学也对刮痧疗法给予了充分肯定，著名中医外治家吴尚先曾说“阳痧腹痛，莫妙以瓷调羹蘸香油刮背，盖五脏之系，咸在于背，刮之则邪气随降，病自松解”。

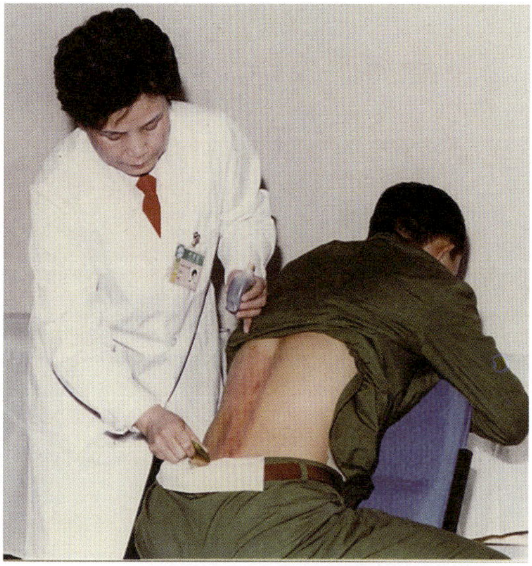

现代科学证明，刮痧可以增加汗腺分泌，促进血液循环，扩张毛细血管，对于中暑、高血压、肌肉酸疼等所致的风寒痹症都能收到立竿见影的功效。经常刮痧，可起到解除疲劳，调整经气，增强免疫功能的作用。

刮痧工具、体位：刮痧板为专用刮痧工具，一般由水牛角制成，形状为长方形，边缘钝圆。在背部刮痧时患者应取俯卧位，在肩部刮痧时患者应取正坐位。一般刮拭后会出现紫青色出血点。

刮痧适应证：感冒、发烧、中暑、头痛、肠胃病、落枕、肩周炎、腰肌劳损、肌肉痉挛、风湿性关节炎等病症。

刮痧禁忌证：

1.心脏病发生心力衰竭者，肝硬化腹水、全身重度浮肿者，肾功能衰竭者禁刮。

2.妇女的乳头禁刮，孕妇的腹部、腰骶部禁刮。

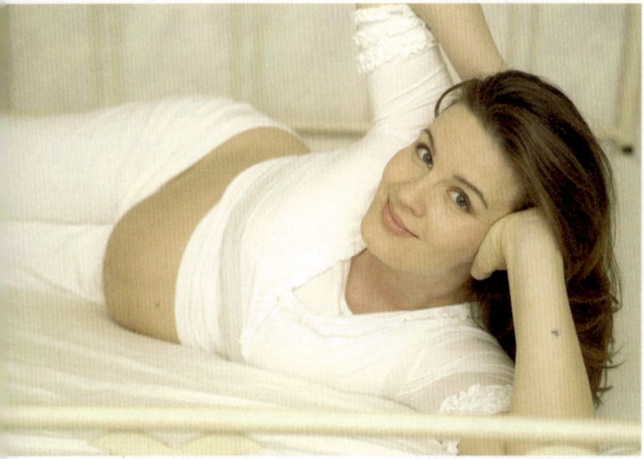

3.血小板少者、白血病患慎刮。

刮痧手法

刮痧手法有十几种之多，其中最常用的手法为手拿刮板，治疗时刮板厚的一面对着手掌，保健时刮板薄的一面对着手掌。刮拭方向是从上到下，从颈部到背部、腹部、上肢再到下肢依次刮拭，胸部从内向外刮拭。刮板与刮拭方向一般保持在45～90度进行刮痧。刮痧板一定要消毒。一般每个部位刮3～5分钟，最长不超20分钟。对于一些不出痧或出痧少的患者，不可强求出痧，应以患者感觉舒适为原则。一般是第一次刮完后3～5天，等痧退后再进行第二次刮治。出痧后1～2天，皮肤可能发痒或者轻微疼痛，这些反应属正常现象。

刮痧疗法不仅能治疗各种疾病，而且还能起到保健作用。只要皮肤没有什么疾病，尤其是出血性疾病，沿着经络适当刮一刮对身体还是大有裨的。刮痧的保健作用主要体现在疏通经络方面。

刮痧疗法会对皮肤造成一定的损伤，所以第一次刮完后要等过一段时间，一般为6天左右，再进行第二次刮。刮痧疗法具有舒筋通络、调理阴阳、活血化淤、排除毒素等作用，操作方便，疗效显著，深受广大患者的欢迎。

需要提醒注意的是，刮痧疗法和针灸、按摩等方法是一样的，都是对人体的穴位进行刺激，只不过使用的工具有所不同而已。所以刮痧也和针灸一样，有可能像晕针一样出现晕刮。

(1)晕刮表现为头晕、心慌、面色苍白、出冷汗、四肢发冷、恶心欲吐或昏迷等症状。

(2)预防措施：低血糖、低血压、过度虚弱和神经紧张特别怕痛的患者轻刮，过度疲劳、空腹者忌刮。

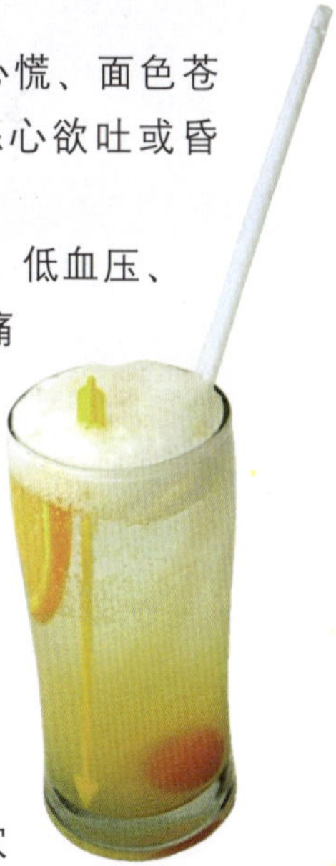

(3)急救措施：尽快让患者平卧；让患者饮用1杯温糖水；迅速用刮板刮拭患者的百会穴(用力刮)、人中穴(棱角轻刮)、内关穴(用力刮)、足三里穴(用力刮)、涌泉穴

(用力刮)。现在具体介绍一下急性肠炎这种常见肠胃病的刮痧疗法。

急性肠炎刮痧疗法

急性肠炎多由暴饮暴食或饮食不当或引起，多表现为肠鸣、突然腹痛、频繁腹泻、大便稀薄或呈水样，可伴有呕吐、恶心、发热与脐周压痛等症状。急性菌痢症状与急性肠炎相似，但多表现为大便量少呈脓血或黏液状，里急后重。二者在采取刮痧治疗时，采用的穴位、经络基本相似，均以督脉、足阳明、足太阴经络穴位为主，常用的穴位及位置如下：

大椎：第七颈椎棘突下。

大杼：第一胸椎棘突下，旁开1.5寸。

膏肓俞：第四胸椎棘突下，旁开3寸。

神堂：第五胸椎棘突下，旁开3寸。

天枢：肚脐旁开2寸。

足三里：犊鼻穴下3寸，胫骨前嵴外一横指处。

上巨墟：足三里穴下3寸。

阴陵泉：胫骨内侧髁下缘凹陷中。

曲泽：肘横纹中，肱二头肌腱尺侧。

委中：横纹中点。

合谷：手背第一、二掌骨之间，约平第二掌骨中点处。简便取法：以一手的拇指指关节横纹，放在另一手拇、食指之间的指蹼缘上，拇指尖下面即为合谷穴。

三阴交：内踝高点上3寸，胫骨内侧面后缘。

内关：腕横纹上2寸，掌长肌腱与桡侧腕屈肌腱之间。

曲池：屈肘成直角，位于横纹外端与肱骨外上髁连线的中点。

关元俞：位于第五腰椎棘突下，旁开1.5寸。

大椎穴属于督脉，督脉包含总管、统率的意思，行于背部正中，其经脉多与阳维脉及手足三阳经交会，能总督一身之阳经，故又称为“阳脉之海”；其次，督脉行于脊里，上行入脑并从脊里分出属肾，它与脑、脊髓和肾都有密切联系。大杼、膏肓、神堂穴则属足太阳膀胱经，太阳者，天之巨阳也，膀胱与表气相通，“腠理毫毛其应”，外邪侵袭时则首先受到冲击。基于上述原因，治疗时应首先刮拭的

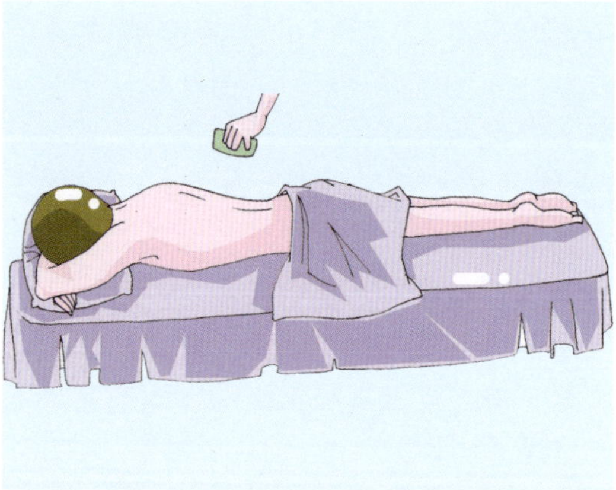

穴位是大椎、大杼、膏肓俞及神堂，配合刮拭的穴位是天枢、足三里、上巨虚、阴陵泉、曲泽及委中。腹痛剧烈时加刮合谷、三阴交；恶心、呕吐时加刮内关；发热时加刮曲池；里急后重时加刮关元俞。

凡刮拭出现紫块淤点的穴位，7天后才能刮拭，其他穴位可刮拭1～2次。

健康小卫士

让你的肠子做做操

如果你经常便秘，遍寻良方却都没有显著效果，那你可以试试让肠子做做操。因为运动可有效地促进肠子蠕动，自然有助于治疗便秘。

1.两脚放松与肩同宽，脚尖稍微向外站立着。然后深呼吸后缓慢吐气，注意尽量保持轻松。两手交叉，手掌心向外，边吸气边慢慢把手往头上伸。然后放松再吐气，手往下放。共做5次。

2.因为大腿的肌肉连接着腰骨，如果经常运动的话便会刺激到肠子。首先必须上仰，身体自然放轻松。把一条腿弯曲后用两手抱住膝盖，边吸气并用力地往胸膛拉。再慢慢地吐气归位。另一只脚也做相同动作，大腿压迫下腹有助于放出肠内的空气。睡前可做三次左右，不要过于勉强。

3.早上起床前即可做轻微腹部运动，为避免颈部不适可以拿掉枕头，首先也从放松全身开始。用同样的姿势在弯曲膝盖的情况下，将脚抬高10～15厘米，慢慢地数到十，再还原，边休息边做3次。

4.试着在地板上两脚伸直地坐着，两手往后撑，上半身有点倾斜。努力让头与指尖呈一直线，伸直背部，抬起腰部保持10～15秒，然后一边吐气一边回复原来的姿势，共做5次。

5.不妨爬爬楼梯，可以有效地促使大腿的肌肉运动，如果爬楼梯对你而言有难度的话，也可以在家里抬高大腿走动。记住无论何时何地都可以进行刺激腹部运动，适量运动有助于缓解便秘症状。

灌肠疗法

guan chang liao fa

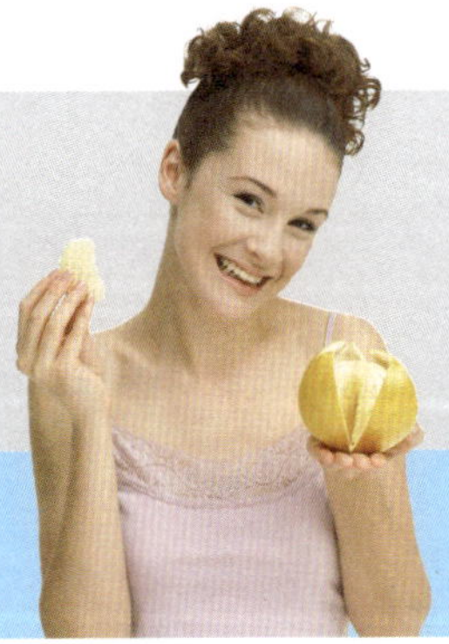

灌肠疗法是以药液或掺入散剂灌肠，以化淤、泻毒、理气等，可有效地治疗结肠炎这种常见的肠胃病。

结肠炎灌肠疗法

结肠炎又称慢性非特异性溃疡性结肠炎，主要症状是腹泻，往往又因炎症刺激导致腹泄程度轻重不一。药物保留灌肠是治疗结肠炎非常好的一种治疗方法。

1 家庭药物灌肠疗法

灌肠疗法可分为滴注法和注入法，现将具体做法介绍如下：

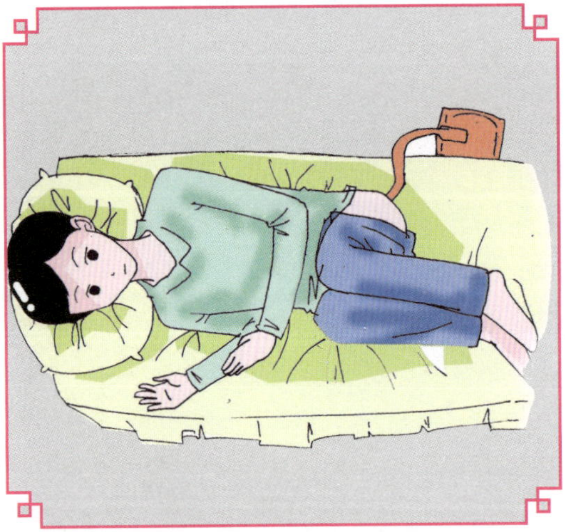

(1)病人采取左倒卧位或右倒卧位；

(2)准备好导尿管，在导尿管表面涂上油脂滑润剂，缓缓插入肛门，约插入15厘米左右，稍加固定；

(3)滴注法：用静脉点滴。用一次性输液管，一端插入药瓶中，空时插入进气管，待药液充满输液管时将其与导尿管尾端连接，将药瓶悬挂在1.5米左右高度调节滴入速度，待药液点完即可；注入法：用50～100毫升的注射器抽取药液，接到导尿管尾端，缓慢注入药液；

(4)必须注意灌肠后4小时内不能排便(避免将药液排空)。

(5)白天用药后须卧床休息半小时，灌注则无需严格要求。

2 灌肠疗法的注意事项

(1)灌药前最好排空大便。

(2)灌药量以80～150毫升为宜，速度要慢，药液温度保持在20～37摄氏度，有利于药液在肠内保留，充分发挥药效。

3 灌肠后的家庭辅助治疗

（1）适当休息：活动期结肠炎病人要充分休息，减少体力和精神负担。

（2）饮食合理：腹泻期要注意补充营养，又要适当减少饮食中的纤维素成分，像韭菜、芹菜、蒜薹等；另外还要用少渣饮食，以减轻高纤维素成分可能给结肠黏膜带来的机械性损伤。

由于长期摄食过少和吸收营养不良、腹泄便血等因素，患者可能出现缺铁、叶酸缺乏或贫血，应适当增加营养。一般可经注射或口服补充，但不要滥补。长期腹泻者，要补充钙以及锌、镁等微量元素。

结肠炎灌肠验方

现在提供几种灌肠疗法治疗肠胃病的特效配方：

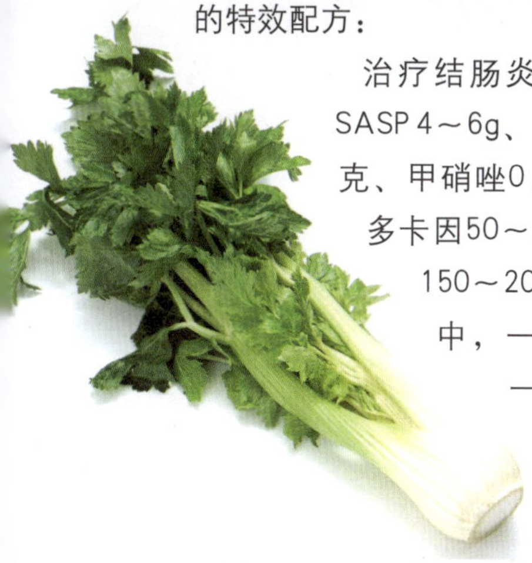

治疗结肠炎的常用配方是SASP 4～6g、氟美松5～10毫克、甲硝唑0.2～0.3克、利多卡因50～100毫克混合于150～200毫升生理盐水中，一般要求14天为一个疗程，如果一疗程后症状没有完全消失则休息5天后再开始第二个疗程，待症状完全消失且经纤维结肠镜检查无异常后，再持续灌肠治疗5～7天。

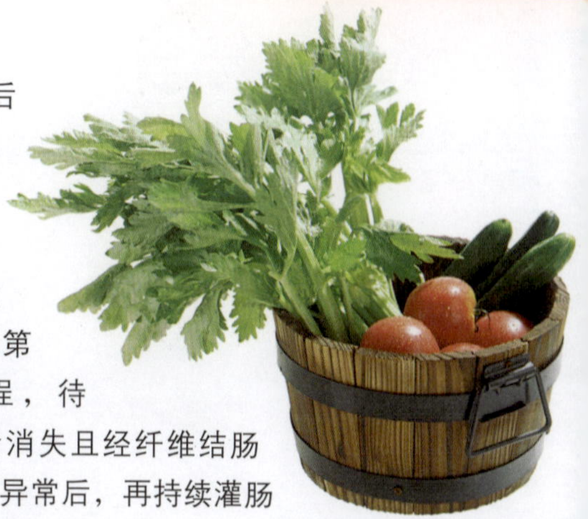

再提供几个治疗结肠炎的方子：

（1）黄芪、白术、丹参、白芍各20克，黄连、黄芩、侧柏叶、防风各15克，金银花、连翘、白及、生地各10克，每剂药煎3次，每次煎药液250毫升，3次共750毫升，其中早、午饭前各服250毫升，余下250毫升药液于晚上睡前用于灌肠。

（2）苦参30克，地榆15克，槐花15克。水煎浓缩至100～250毫升，另将珍珠层粉6克溶于药液中，保留灌肠。若腹痛明显可加没药、莪术以散淤止痛，行气活血；若大便次数增多、结肠水肿明显者，可加生薏苡仁健脾止泻，利水消肿，清热排脓。

（3）将干壁虎研末和白及，煎成黏性汤液保留灌肠，每3天灌肠1次，5次为1个疗程。另将壁虎、白及各等份研粉装入胶囊，每次2～3粒，于灌肠间歇期服用，1个疗程结束后再服胶囊2周，治疗期间可停用其他西药。

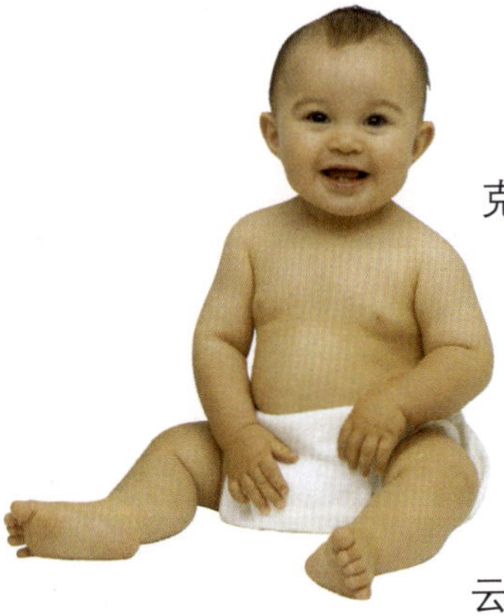

(4)菊花30克，白术15克，防风10克，甘草10克，白芷8克，米壳15克。便血重时加防风炭、云南白药适量，溃疡较广泛者加雷公藤6克。上药水煎后用双层纱布过滤去渣，再回锅浓缩至60～80毫升，以药液保留灌肠，每晚1次，连续7～10天为1个疗程。

(5)生蒲黄10克，仙鹤草、败酱草、乳香各15克，没药6克，煅龙骨10克(先煎)，生牡蛎10克(先煎)，赤石脂10克(先煎)。将上药煎成200毫升药液，每晚睡前灌肠，15天为1个疗程。

其次，对于肛窦炎的治疗，通过临床观察，一般以7天为1个疗程，1个疗程(一星期)可以治愈，而对于那些病程较长的加用一个疗程的药，或略作调整，一般来说都能治愈。其配方为甲硝唑50毫升，也可加用庆大霉素，但是一般初次敏感，并且容易产生耐药性。

对于便秘的治疗，症状比较严重的可使用双氧水或甘油或者甘油水混合液灌肠。当然结肠灌洗机灌洗效果也相当好，一般灌洗一次可以持续10～15天。

注意灌肠时必须严格掌握适应证和禁忌证，务必注意对于长期便秘患者必须首先排除肠梗阻；对于孕妇及小孩，则应注意灌肠液中是否有甲硝唑，因为甲硝唑有致畸作用，孕妇及小孩禁用。

Kangbing 抗病最前线

泥沙疗法

泥疗、沙疗合称泥沙疗法。李时珍的《本草纲目》中谈及泥沙与人体的关系，曰“诸土皆能胜湿补脾”。中医认为，脾属土，将泥土敷于人体，可与人体的脾“同气相召”，凡由于脾的因素引起的疾病，采用泥沙疗法疗效明显。但古人说“土地各以类生人”又“各以类治病”。用来治病的泥土主要有河泥、井泥、温泉泥、田泥、灶心土、黄土、蚯蚓泥、白土、壁土、燕窝土、蜂窝土等。沙疗中的热沙治疗是把患部甚至全身掩埋在沙里，利用热沙的温热和按摩作用来治病健身。食白土可治腹泻，灶心土用新汲水调蜂蜜服用，治疗反胃可收到良好疗效。

矿泉疗法

kuang quan liao fa

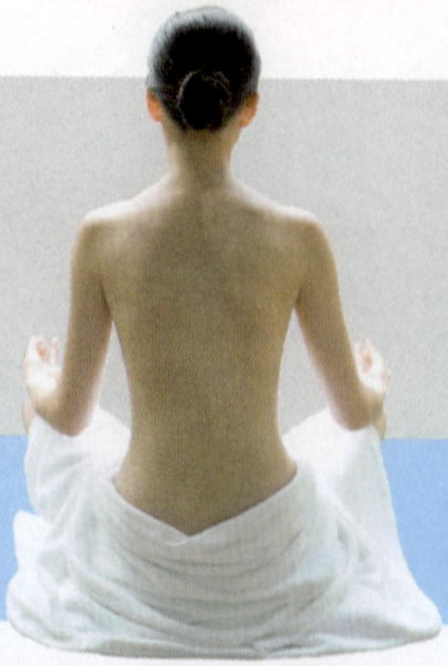

矿泉疗法，是指利用矿泉水的物理和化学综合作用，达到有效防治疾病目的的一种疗法。

矿泉的分类

物理作用可分为机械和温度作用。机械作用即静水压、浮力及矿泉水中液体微粒运动对皮肤的按摩作用。温度作用即温度对皮肤、心血管系统、呼吸、胃肠功能、免疫机制等的有益刺激。化学作用主要表现在矿泉水中的阴阳离子、游离气体、微量元素及放射性物质，不断地刺激体表及体内的感受器官，改善中枢神经的调节功能。这些综合作用促使大脑皮层逐渐形成正常协调的活动，抑制并逐渐代替紊乱机体的病理过程，从而能够使多种慢性疾病得到缓解或痊愈。

目前，用于医疗保健的温泉可分为如下几种。

1 单纯泉

水温在25摄氏度以上，水中游离二氧化碳和固体成分含量在每升1克以下。这种泉水主要靠热起到医疗作用，温水有加快物质代谢和镇痛的作用，对精神和神经系统疾患有一定疗效。如陕西临潼华清池、广东从化温泉、云南安宁温泉等均属此类。

2 食盐泉

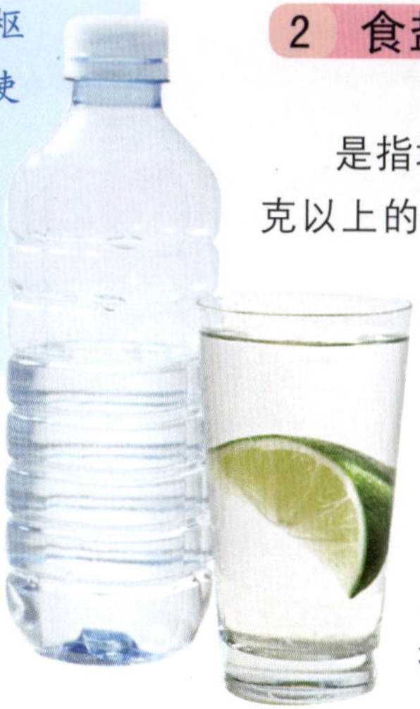

是指地热水中含食盐量每升在1毫克以上的泉水。依含盐量多少可分为食盐泉、弱盐泉、强盐泉，浴后有强烈的温暖感。这是由于钠、钙、镁等的氯化物附着在皮肤表面形成一个保温层，可阻止体温放散。食盐刺激皮肤可促使皮肤血管扩张，从而可加速汗腺和皮

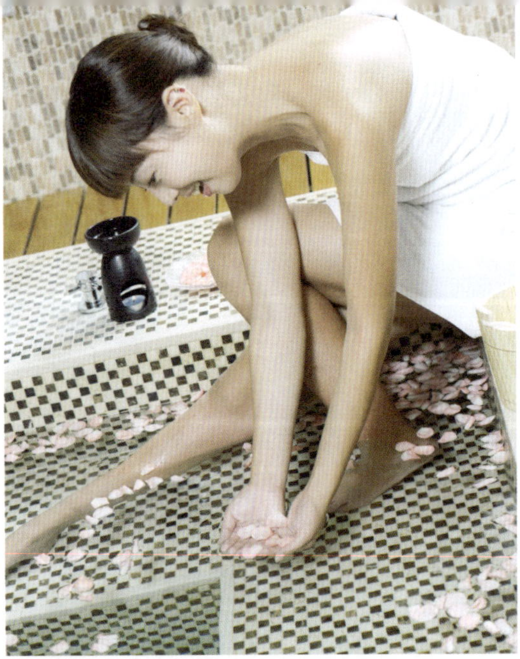

脂腺的分泌，增进体表血液循环，增加胃肠蠕动。食盐泉对治疗风湿病、神经痛和妇女的冷感症也有明显疗效。

3 酸性泉

泉水中含有大量矿酸。需要特别注意的是，一般情况下，浴用时只能浸泡2分钟左右。因其刺激性强，长时间浸泡的话在腋窝等处易发生溃疡。用此水洗浴可使血液中吞噬细胞数、白细胞数增加，并能增强血液杀菌作用。

4 碳酸泉

一般是指含游离二氧化碳每升在1克以上，含固体成分每升不足1克的地热水。此水透明无色，而且味道可口。水温低时可使血压下降、毛细血管扩张，可以较有效地增强心脏功能。饮用碳酸泉可促进食欲、帮助消化。

5 碳酸土类泉

水中含二氧化碳和固体成分的总量在每升1克以上。其主要成分阳离子是钙、镁，阴离子是碳酸。钙离子有消炎作用，除可有效治疗皮肤黏膜炎症外，还有降低血管内皮细胞通透性、兴奋神经的作用。另外泉水也可作为饮料使用。

6 硫酸矿泉

地热水中含硫酸盐每升在1克以上，水有苦味。依硫酸盐的种类可分为石膏泉、硫酸钠泉、苦味泉。需要注意的是饮用硫酸钠泉水可刺激胃肠黏膜，使之增加蠕动，治疗便秘。但是长期饮用的话可以诱发慢性肠炎。

7 碱　泉

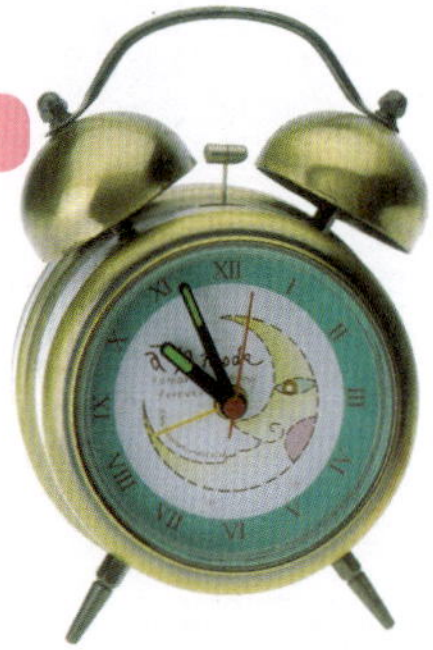

水中含重碳酸钠每升1克以上，水透明无色，味道不错。泉水可使

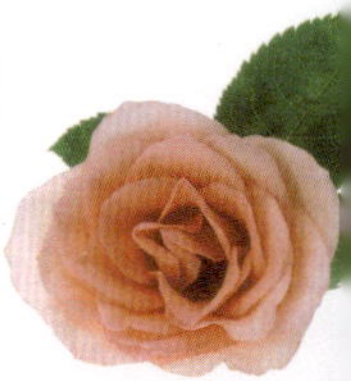

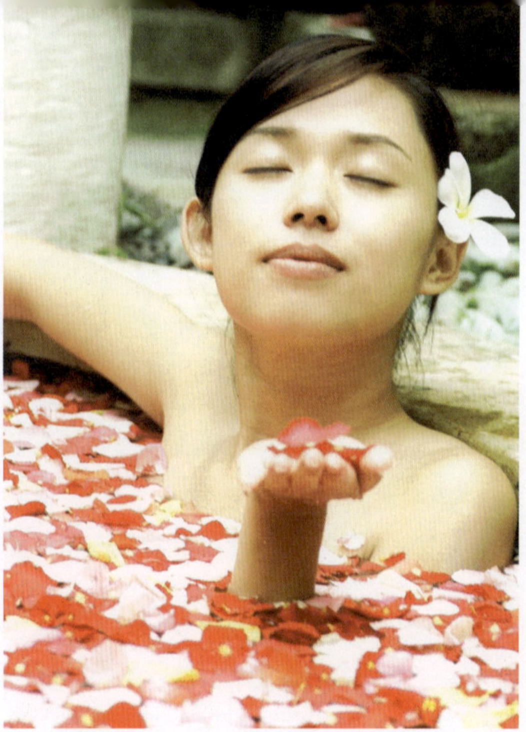

皮脂乳化，使皮肤显得光滑。而且在碱泉中沐浴之后体温容易放散，易产生清凉感，所以常有人称其为“冷水浴”。

8 硫磺泉

泉水中主要含硫化氢。当硫的成分触到皮肤后立即变为硫化碱，它能溶解角质软化皮肤。另外硫磺泉能杀灭疥、癣等皮肤病的寄生虫类。该泉水的扩张血管作用不仅对皮肤有效，对脑和心血管也有良好的效果。硫化氢作用于气管，支气管黏膜时可起到止咳祛痰的效果。所以有人称它为“祛痰浴水”。但要注意不可饮用，以免引起不良后果。

9 明矾泉

泉水中主要含硫酸铝的硫酸离子和铝离子。该泉水对皮肤和黏膜有消炎作用，可有效治疗湿疹和溃疡。除可用来沐浴之外，也可用来含漱或吸入。

10 放射性泉

放射性泉中含有氡、镭等成分。泉水一般都有一定的刺激性，特别对细胞分裂旺盛的组织易起控制作用。此外，对骨骼疾病和贫血也有一定的疗效，并且还能够增加白细胞的数量。

11 铁 泉

地热水中含有重碳酸低铁，当此水与空气接触即可产生氧化铁、红色沉淀物，使水呈现出红色。铁泉中的铁多是以离子形式存在的，饮用后易于被人体吸收利用。吸收后的铁可供呼吸酶和血红蛋白利用，也可贮存起来备用。

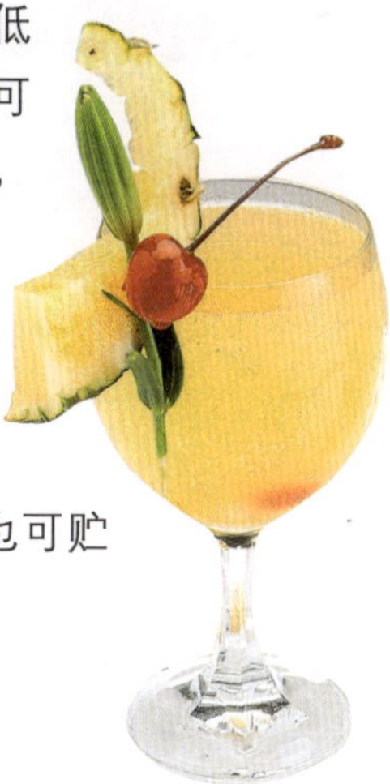

矿泉疗法的分类

矿泉疗法具体又可分为饮疗法、浴疗法、喷雾吸入疗法和含漱疗法等。

(1)饮疗法：根据患者具体情况选择合适的矿泉及饮用量，每天1～2次。每天的饮用量分小量(100～200毫升)、中量(300～400毫升)、大量(500～600毫升)、极量(700～1500毫升)。一般先从小量开始饮用。

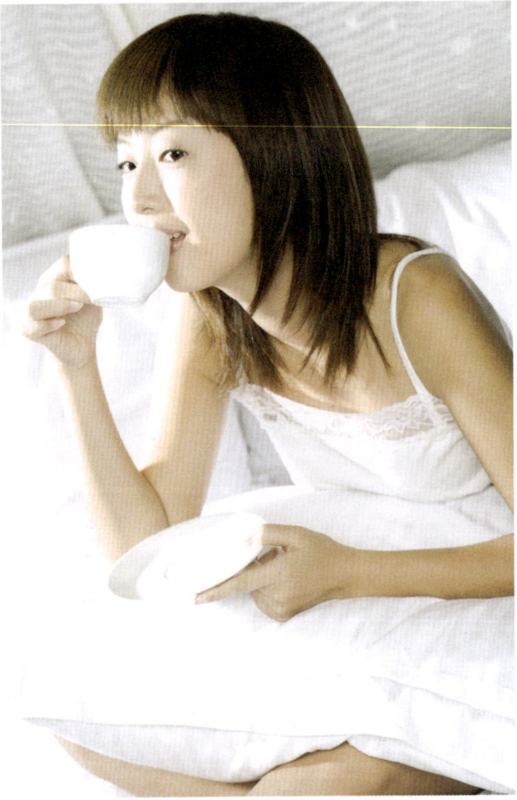

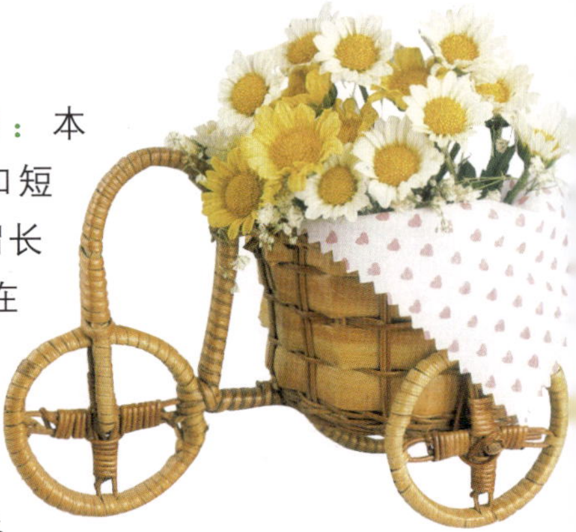

(2)浴疗法：本法又分长浴法和短浴法两种。所谓长浴法，是水温在35～37摄氏度，1次入浴1～6小时或10小时以上。所谓短浴法，是在水温38～39摄氏度，1次入浴10～20分钟，或水温在42摄氏度左右，入浴几分钟即出浴，休息片刻，再入浴，反复2～3次。此外，还可分手浴法、足浴法、全身浸浴法、半身浸浴法等。

(3)喷雾吸入疗法：用一般喷雾器，患者张口对准喷射出的雾状泉水汽流，嘴离喷出口约10～15厘米，作深呼吸。每天吸入1～3次，或每隔2～3小时吸入1次，每次吸入10～15分钟。呼吸困难者可每次吸入5分钟，10～15次为1个疗程。

(4)含漱疗法：取温热泉水盛入杯中漱口，每天3次，每次含漱2～3分钟，漱好后吐出，不需饮用。

禁忌证与注意事项

1 禁忌证

(1)肝硬化合并腹水，各种热性病，慢性肾炎，严重呕吐等。

（2）极度虚弱，急性炎症期，恶性肿瘤，严重心脏病，心动过速结核活动期，妇人妊娠、月经期、子宫出血等。

（3）重症高血压，严重急性消化道出血，各种原因引起的严重水肿等。

2 注意事项

（1）矿泉疗法是一项较为复杂的治疗方法。如选择矿泉、沐浴时间和温度，具体的饮水量等，都要因人因病而异，切不可把矿泉疗法看成一般的沐浴和饮水而草率行事，治疗前应去正规医院作系统全面的检查，然后针对不同的情况选择合适矿泉和具体治疗方法。

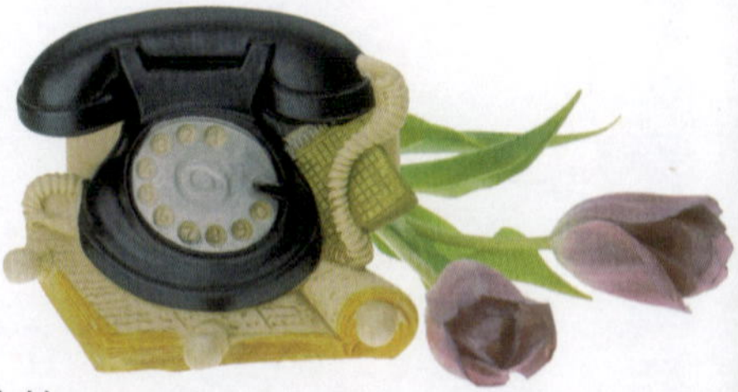

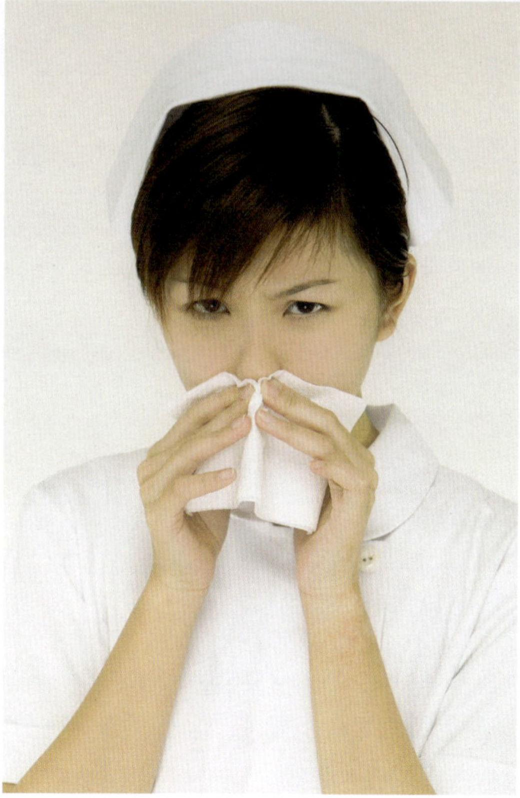

（2）用矿泉进行沐浴和饮用治疗初期（3～5天内），往往会在全身或局部出现一过性（一般数天）健康状态低下或病情加重的现象，称为矿泉反应。如全身症状主要表现为疲劳、睡眠不良、烦躁、眩晕、心悸、沉默、头昏、不快感、头痛以及皮疹、吐泻、偶尔发热、上呼吸道感染、哮喘发作等，局部症状主要表现为局部病灶疼痛加重、活动受限、局部肿胀等。矿泉反应强度和具体症状因泉质、泉温、患者体质不同而有所差异。如选用硫化氢泉、硫酸盐泉和进行温热浴时易出现风湿性疾病、慢性湿疹等，体质过敏者也易出现不良反应。反应症状轻微时，可服用或注射维生素C和肾上腺皮质激素；反应稍重时可暂停几天矿泉治疗，如反应较重或持续时间较长，则不属矿泉反应，而是说明患者不适合彩此疗法而使病情恶化，必须及时停止施用矿泉疗法，以免带来更严重的后果。

（3）患者到达目的地后，先适当休息几天，再开始浴疗。

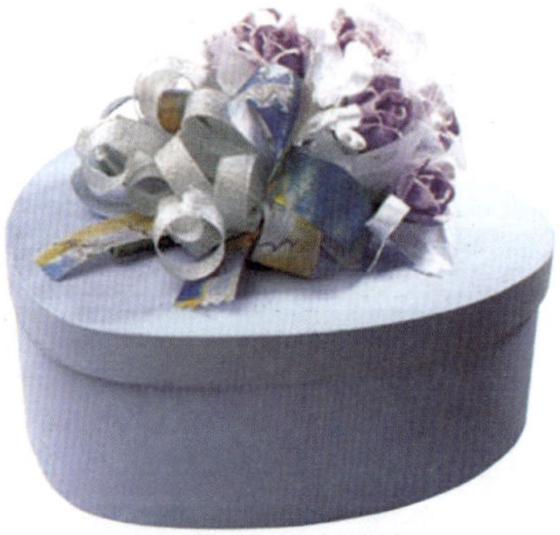

(4)因为空腹入浴易引起眩晕及恶心、虚脱，故浴疗前要进食，但不宜吃得过饱。

(5)入浴前要排解大小便及消除恐惧心理。

(6)应注意控制入治时间及浴温，宜从较短时间到较长时间，从较低温度到较高温度。

(7)用棉球塞住外耳道，以防浴水进入耳道引起中耳炎。

(8)心血管疾病患者或老年人，应先进行部分浴(1/2浴、3/4浴)，再进行全身浴。因为一下子将全身浸入浴池，会突然加重心脏负担，或使血压急剧升高，从而容易发生意外。

(9)治疗中如出现心慌、恶心、头晕等现象，应缓慢出浴，静卧休息片刻。入浴时，心前区应露出水面，以免出现胸闷、心慌等不适感。身体虚弱者不宜进行冷水淋浴。

(10)下列情况下应暂停治疗：一是恶心、过劳、心悸；二是暴怒后及彻夜失眠后；三是体温超过37摄氏度；四是妇女月经前1～2天及月经后3天内。

实践证明，矿泉疗法对于肠胃病的治疗有着显著的疗效。现在具体介绍几种常见肠胃病的矿泉疗法。

常见肠胃病的矿泉疗法

1 胃痉挛的矿泉疗法

(1)用单纯性温泉、食盐泉、重碳酸钠泉、硫磺温泉、氡泉沐浴。

(2)适量饮用重碳酸钠泉。

2 胃酸过少症的矿泉疗法

(1)用酸性泉、硫化氢泉、氡泉沐浴。

(2)饮用碳酸泉、食盐泉(冷饮)，重碳酸钠泉(少量冷饮)。

3 胃神经官能症的矿泉疗法

适量饮用单纯性温泉。

4 胃、十二指肠球部溃疡的矿泉疗法

(1)用单纯性温泉、食盐泉、重碳酸钠泉、硫磺温泉、氡泉沐浴。

(2)适量饮用单纯性温泉、重碳酸钠泉。